健康運動指導士試験 第3版

要点整理と実践問題

[監修] 稲次潤子
[編集] 上岡尚代　野田哲由　田辺達磨

JN051665

文光堂

● **監修**

稲次　潤子　　日本メディカルトレーニングセンター・日本スポーツ協会公認スポーツドクター

● **編集**

上岡　尚代　　了徳寺大学健康科学部准教授

野田　哲由　　了徳寺大学健康科学部教授

田辺　達磨　　了徳寺大学健康科学部助教

● **執筆者一覧**（執筆順）

野田　哲由　　了徳寺大学健康科学部教授

涌井佐和子　　順天堂大学スポーツ健康科学部先任准教授

上岡　尚代　　了徳寺大学健康科学部准教授

髙見　京太　　法政大学スポーツ健康学部教授

井上　哲朗　　国際武道大学体育学部教授

田辺　達磨　　了徳寺大学健康科学部助教

飯出　一秀　　環太平洋大学体育学部教授

池島　明子　　大阪体育大学体育学部教授

稲次　潤子　　日本メディカルトレーニングセンター・日本スポーツ協会公認スポーツドクター

友金　明香　　大阪体育大学体育学部准教授

橋本　和幸　　了徳寺大学教養部准教授

真野　芳彦　　仙台大学体育学部准教授

推薦のことば

1988年に開始された健康運動指導士の養成は30有余年を超え，この間に日本は超高齢社会を迎えました．さまざまな健康づくり事業が行われてきましたが，今や生活習慣病の予防，介護予防をはじめとして，健康に関する対策は「待ったなし」の現状にあります．新しい制度や施策が打ち出されると，それに伴いカリキュラムが改定され，テキストも数回にわたって改訂されてきました．模擬問題もまた然りです．

健康運動指導士の資格は，2006年に厚生大臣認定から「公益財団法人健康・体力づくり事業財団」認定に移りました．また養成校制度が始まり，初年度は26校でしたが，現在では83校に達しています．健康運動指導士は，一人ひとりの健康レベルの維持・増進を目指した，安全かつ効果的な運動プログラムの作成と指導を行う「個人の健康を支えるエキスパート」です．2020年7月1日現在で，18,047人が資格登録しています．

就職先は，健康増進施設(健康増進センター，フィットネスクラブなど)，病院・クリニック，高齢者福祉施設など広範囲にわたっており，さまざまな職種の人とチームを組んで仕事をすることが多くなってきています．「病気にならないように」「病気になっても，それ以上悪化しないように」という『予防』に対し，運動を楽しく支援できることが健康運動指導士の強みといえます．心身の健康に運動がよい影響を与えることがわかってきており，ますます健康運動指導士の活躍の場は広がっていくことでしょう．

さて，2020年5月20日～6月30日に実施された第144回健康運動指導士認定試験の全受験者の合格率は72.5％でした．この試験を突破するには，「健康運動指導士養成講習会テキスト（上・下巻）を読む→問題を解く→正答を確認する→再びテキストを読む」を繰り返すことが肝要です．

初版の内容をアップデートし，さらに改訂した本書（第3版）は，図表が多く，重要ポイントが穴埋め式で，試験対策として必要な知識がコンパクトにまとめられています．また，各節の最後に載っている実践問題を活用すれば，理解度をセルフチェックすることができます．テキストを読むことが勉強の基本であることはいうまでもありません．とはいえ，テキストは分厚く重いため，持ち歩きには不便です．そこで，本書をつねにバッグなどに入れておき，空き時間を活用して学んだ要点を整理するとよいでしょう．テキストと本書をうまく使いこなしてください．

養成校の在学生をはじめ，卒業後に受験する方，また養成講習会を受講した方にも，本書は大いに役立つと思います．養成校の約半数が入会している「健康運動指導士養成大学全国連絡協議会」副会長の私からも推薦いたします．

健康運動指導士を目指す皆さん，合格をお祈りいたします．

2020年9月 　　　　　　　　　　　　　　　　　　　　　　　　川崎医療福祉大学

文谷知明

序

　健康運動指導士は 1988（昭和 63）年に「第二次国民健康づくり対策（アクティブ 80 ヘルスプラン）」の一環として，健康づくりのための運動指導者養成事業としてスタートしました．以来すでに 30 年の歴史があり，全国で約 1 万 8 千人の健康運動指導士が登録されています．この 30 年の間にわが国は少子高齢化が急速に進み疾病構造も変化し，生活習慣病の予防が生涯を通じた個人の健康づくりだけでなく，膨大化する医療費の適正化のためにも重要な課題となっています．2008（平成 20）年から特定健診・保健指導制度が始まり，2013（平成 25）年には健康日本 21（第二次）とともに「プラス・テン」をメインメッセージとした「健康づくりのための身体活動基準 2013」が公表されました．高血圧や糖尿病，脂質異常症の治療薬も次々と新薬が開発されていますが，生活習慣病対策の基本となる食事や運動習慣の行動変容は，個々の人々にとって容易ではありません．そこには専門家の支援が不可欠で，多職種の保健医療関係者と連携しつつ安全で効果的な運動プログラム作成および実践指導計画の調整などの役割を担うものとして健康運動指導士が幅広い分野での活躍を期待されています．メタボリックシンドローム予備群やハイリスク者への運動・身体活動支援，ロコモティブシンドローム・介護予防のための運動指導，さらに呼吸器疾患，認知症やがんなども運動指導の対象として挙げられています．

　したがって，資格試験の問題も出題範囲が広く，医学や運動生理学などの専門知識が問われる内容となっており，健康運動指導士養成講習会のテキストも上下巻 750 ページを超えています．テキストをすべてしっかり読んで理解することは当然必要ですが，より効率よく勉強を進めるために，受験者はもちろん養成校などで指導にあたる先生方からも試験対策本を求める声が多く聞かれるようになりました．そこで健康運動指導士養成にあたっておられる先生方のご協力を得て養成講習会テキストに準拠した本書籍を発刊することになりました．内容はテキストに従い 15 章の構成とし，まずそれぞれの章に重要度を★の数でランク表示しました．各ページは図や表を多くして内容を把握しやすくするとともに，重要な数値や単語は〔　　〕を穴埋めしながら覚えられるよう問題形式としました．また専門用語や試験で特に重要なポイント・間違いやすいポイントはサイドメモに記載するなどの工夫をしました．各章の最後は実践問題と解答・解説となっています．

　本書をもとに重要なポイントを押さえて効率よく試験勉強を進め，健康運動指導士の資格を取得されるよう祈念いたします．

2020 年 9 月

日本メディカルトレーニングセンター

日本スポーツ協会公認スポーツドクター

稲次潤子

企画にあたって

『健康運動指導士試験：要点整理と実践問題　第3版』を手に取ってくださりありがとうございます．2018年の初版の発行以来，本書をご活用いただいた読者の方，授業用に導入されたという教員の方々から「非常に使いやすい」と，ありがたいコメントをいただいております．この場をお借りしてお礼を申し上げます．

　本書は健康運動指導士受験を目指す皆さんが，「試験勉強を行ううえで，ワークブックや問題集があれば助かる」との要望を受け，健康運動指導士養成大学全国連絡協議会会員の数名の先生にお声掛けさせていただき，出版が実現しました．各大学で，健康運動指導士の試験対策授業を手掛けている教員による試験対策本ですので，きっと皆さんの試験勉強を効率化してくれる一冊となるでしょう．今回の第3版発行は，（公財）健康・体力づくり事業財団の養成テキストの改訂に伴い，新しいテキストに準拠した内容に修正，加筆いたしました．新たに詳細な解説が加えられた部分や，テキストの改訂通り，新たな知見が加えられている部分があることから，健康運動指導士の試験対策にお使いの皆さんは，ぜひ最新版である第3版をご活用ください．

　本書を使って効率的に試験勉強するためには，各章の「中とびら」のページに目を通されることをお勧めします．中とびらのページには，各章の執筆者からのアドバイスとして「出題数」と「学習のポイント」が書かれています．本書の各章のページ数は，過去の出題数に対応したボリュームとなっていますので，本書のすべてのページを勉強することで出題数に応じた情報量を得ることができます．本文中には，重要なキーワードを穴埋めにしてあります．〔　　〕内に書き込んでキーワードを覚えていきましょう．各ページの本文左横にあるサイドメモには🖊と💡があります．🖊は本文の補足説明，💡は重点ポイントが書かれています．これらにも目を通すようにしましょう．

　本書には健康運動指導士が現場で指導するうえで重要な知識のポイントが集約されていますので，試験勉強の際に穴埋めを書き込んでおけば，現場で使用できるハンドブックとしてもお使いいただけます．

　本書の発刊に向けてご助言を頂戴いたしました川崎医療福祉大学の文谷知明先生，多忙な時間を割いて執筆いただきました先生方はじめ，多くの先生方に感謝申し上げます．

　本書を通じて，健康運動指導士を目指す皆さんのお役に立てれば幸いです．

2020年9月

了徳寺大学

上岡尚代

目次

第 I 章

健康管理概論

第Ⅰ章からの試験問題出題数は3問である.

小項目の「健康の概念と制度」「生活習慣病（NCD）概論と特定健診・保健指導」「介護予防概論」，それぞれから1問題と考えてよい.

学習のポイントは，

①第Ⅰ章（はじまり）なので総論（健康の概念，生活習慣病の定義，介護予防の理念）を理解すること.

②身体活動・運動疫学を理解すること.

③特定健診・保健指導，介護予防におけるポピュレーションアプローチとハイリスクアプローチを理解すること.

である.

問題も小項目内の複合的な組み合わせ（実践問題参照）が多く，テキストをしっかりと読んでおくことが大切である.

（野田哲由）

1 健康の概念と制度

WHO：世界保健機関.
1946年7月22日に国連
経済社会理事会が世界
保健機関の憲章を採択.
1948年に設立. 本部は
スイス・ジュネーブ.

ヘルスプロモーションの
3つの戦略（オタワ憲章）
・唱道
・能力の付与
・調停

❶ 健康の定義⇒1946年WHO憲章

健康とは，単に病気，あるいは虚弱でないというだけではなく，〔　①　〕的，精神的，〔　②　〕的に完全に良好な状態（well being）である.

❷ ヘルスプロモーション（健康づくり）

- 定義：人びとが自らの健康をコントロールし，改善することができるようにするプロセスである（1986年オタワ憲章）.
- 目標：健康は「人びとが幸せな人生を送るための大切な資源」⇒すべての人びとがあらゆる生活場面で健康を享受することのできる公正な社会の創造⇒個人の健康に対する努力と社会環境の整備の両方が重要.

	世界		日本
1950年代	感染症予防が主		
1974	ラロンド報告（カナダ） ⇨ラロンドの健康モデル		
1978	アルマ・アタ宣言 ⇨プライマリ・ヘルスケア→Health for all	1978	第一次国民健康づくり運動
1979	Healthy people（米国） ⇨個人の生活習慣の改善		
1986	オタワ憲章 ⇨ヘルスプロモーションの原点		
		1988	第二次国民健康づくり運動 （アクティブ80ヘルスプラン）
		2000	健康日本21 （第三次国民健康づくり運動）
		2002	健康増進法
2005	バンコク憲章 ⇨国際化社会におけるヘルスプロモーション		
2010	身体活動のトロント憲章 ⇨身体不活動を死亡の第4リスク 　9つの指針と4つの行動の枠組み		
		2013	健康日本21（第二次） ＊オタワ憲章のヘルスプロモーションの理念を取り入れている

図1　ヘルスプロモーション（健康づくり）の歴史

日本国憲法第25条：すべての国民は，健康で文化的な最低限度の生活を営む権利を有する. 国はすべての生活部面について，社会福祉，社会保障及び公衆衛生の向上及び増進に努めなければならない.

❸ 公衆衛生

- 組織された地域社会の努力を通して，疾病の予防，生命の延長，身体的・精神的健康と効率の向上を図る科学であり技術である（WHO）.
- 地域社会，国など社会一般の人びとの健康を保持，増進させるため，公私の機関によって行われる組織的な衛生活動⇒母子保健，老人保健，地域保健，学校保健，産業保健など.

解答　①肉体　②社会

一次予防とは？
多くの疾病に対する抵抗力を高めることを意図した非特異的一次予防と特定の疾病の発現防止を意図した特異的予防がある。
- 非特異的予防（健康増進）の対策例：健康教育，食生活改善，快適な住環境・職場の提供など。
- 特異的予防の対策例：予防接種，環境衛生の改善，職業病予防など。

おもな死因（2017年）
1位　悪性新生物
2位　心疾患
3位　脳血管疾患
4位　老衰

医療法：病院，診療所，助産所などの施設，構造，設備，医療要員などについて規制し，傷病者が科学的で適正な医療を受けることができる便宜を与えることを目的として組織され，運営するための法。

特定機能病院：一般の病院・診療所から紹介された高度先端医療を提供，開発などをする病院。

地域医療支援病院：紹介患者へ医療提供，施設などの共同利用，救急医療の実践を担う病院。

医師が診療所を開設する場合には届出が必要。

医師以外の人が病院・診療所を開設，2つ以上の病院の管理者となる，都道府県知事の許可が必要。

インフォームドコンセント：1981年「患者の権利に関するリスボン宣言」にて提案された。

④ 予防医学

- 予防医学（第一次予防）中心の公衆衛生施策。
- 健康日本21および健康日本21（第二次）とも〔　①　〕予防に重点をおいた施策。

一次予防	二次予防	三次予防
健康増進 特異的予防	早期発見 早期治療	能力低下防止 治癒およびリハビリテーション

⑤ 集団の健康指標

（粗）死亡率	一定期間内の死亡者数を単位人口に対する割合で示した指標 ＊異なった年齢構成の集団間での比較は意味をもたない
年齢調整死亡率	地域間の比較や同一集団の経年的変化，特定の年齢層に偏在する死因別死亡率を観察する場合〔＊基準集団→昭和60年モデルを用いる（年齢という交絡因子の排除）〕
乳児死亡率	生後1年未満の乳児死亡　＊地域別比較の健康水準を示す指標
生命表	死亡率，生存数，定常人口などの生命関数によって，集団の死亡リスクの時間経過を示すもの（＊平均寿命→0歳の平均余命）
健康寿命	健康上の問題で日常生活が制限されることなく生活できる期間 ＊2000年にWHOが世界各国の健康度を表す指標として発表 日本の算出方法では，活動制限なし，〔　②　〕的健康度，〔　③　〕の必要なしの3つの指標を用いている。（＊平均寿命－健康寿命＝非自立期間）

⑥ 医療保障制度：わが国の医療保険制度は？

- 国民すべてが本人または家族としてなんらかの医療保険に加入している〔　④　〕。
- 医療給付は医療機関にかかった費用を保険者が支払う現物給付，保険料に財源を求める⇒〔　⑤　〕保険方式。

⑦ 医療関係法規

- 〔　⑥　〕法：医療に従事する人びとの任務，免許，試験，業務，義務などについて定める法律（医師法，理学療法士及び作業療法士法など）。
- 業務独占：特定の業務に関して，特定の資格を有している人のみが従事可能で，資格を有しない場合は，その業務を行うことを禁止するもの（医師，歯科医師など）。
- 名称独占：資格を有しない人が資格の名称または紛らわしい名称を使用することを禁止するもの（保健師，介護福祉士，社会福祉士，管理栄養士など）。
- 医療施設：（医療法で医療施設を定義）病院とは医師または歯科医師が医業をなす場所で患者〔　⑦　〕人（床）以上の収容施設を有するもの。診療所とは患者19人（床）以下の収容施設。
- 病院の開設者は都道府県知事の許可が必要で，病院などの管理者（病院長，診療所長）は必ず〔　⑧　〕でなければならない。

⑧ インフォームドコンセント，守秘義務，個人情報保護法

インフォームドコンセント（説明と同意）は，患者が自分自身の病気と医療行為についての危険性と利益，またその他の医療行為の危険性と利益について十分な説明を受け，患者がそれを理解・同意し，受諾すること。

解答　①一次　②自覚　③介護　④国民皆保険制　⑤社会　⑥身分　⑦20　⑧医師

2 生活習慣病（NCD）概論と特定健診・保健指導

1996年に「生活習慣病」という呼称を用いるようになったが、それまでは「成人病」という呼称を用いていた。
成人病：1957年に提唱された行政用語。脳卒中、がん、心臓病など加齢に伴って罹患率、有病率が高くなる疾患群をいう。

リスク要因（WHO）
1位　高血圧
2位　〔　②　〕
3位　高血糖

❶ 生活習慣病の定義

〔　①　〕習慣、運動習慣、休養、〔　②　〕、飲酒などの生活習慣が、その発症・進行に関与する症候群⇒〔　③　〕次予防を重視した対策。

- WHOでは、非感染性疾患（NCD）という。2025年までに死亡率を25％減少させることを目標としている。

❷ リスク要因

- 栄養・食生活：適切な量と質の食事が基本。
- 身体活動・運動：行っている人はがんや循環器系疾患の発症リスクが低い（WHOでは身体活動不足を第4番目の危険因子としている）。
- 休養：心身の疲労、神経系、免疫系、内分泌系機能とのかかわり。
- 飲酒：肝障害、アルコール性心筋障害、がんなどとともに他者への暴力や飲酒運転事故などの社会問題がある。
- 〔　②　〕：がん、循環器疾患、COPDなどの呼吸疾患、受動喫煙の問題あり。

❸ 疫学の定義

明確に規定された人間集団のなかで出現する健康関連のいろいろな事象の頻度と分布およびそれらに影響を与える要因を明らかにして、健康関連の諸問題に対する有効な対策樹立に役立てるための科学。

❹ 疫学研究デザイン

疫学研究：身体活動・運動はすべての死因による死亡率の低下と関連し、心血管死、大腸がんと強い逆相関がある。Morrisらの研究、Framingham研究、ハーバード大卒業生研究、クーパー研究、久山町研究、東京ガス・スタディなどが挙げられる。

低			
エビデンス	Ⅰ　観察疫学研究	1. 記述式疫学研究	人間集団における疾病の疫学特性を人、場所、時間別に詳しく正確に観察し、訂正する方法
		2. 生態学的研究	分析の対象を地域または集団として、異なる地域や国の間で要因と疾病の関連の有無を検討する方法
		3. 横断研究	集団のある一時点での疾病の有無と要因の保有状況を同時に調査し、その関連の有無を検討する方法
		4.〔　④　〕研究	ある要因をもつ集団（曝露群）ともたない集団（非曝露群）を将来にわたって追跡し、両群の疾病の罹患率または死亡率を比較する方法
		5.〔　⑤　〕研究	症例群と対照群で比較し、過去にさかのぼって疾病の原因（曝露要因）を検討する方法
	Ⅱ　介入疫学研究	1. 個人割付介入研究	〔　④　〕研究や症例・対照研究によって疾病の因果関係の推理がなされた要因について、これを慎重に除去、適用するなどの介入をして個人・集団を一定期間観察し、疾病の増減を実験的に確かめる研究方法
		2. 集団割付介入研究	
高	Ⅲ〔　⑥　〕（メタ解析）		過去に行われた複数の独立した質の高い研究結果を統合して統計解析を行うこと

解答 ①食　②喫煙　③一　④コホート　⑤症例・対照　⑥メタアナリシス

曝露：問題となる因子に，特定の集団あるいは個人がさらされること．

❺ 疫学で用いられる指標

- 有病率：ある一時点において疾病を有している人の割合．
- 罹患率：ある一定期間に新たにどれだけの疾病者が発生したかを示す指標．
- 相対危険：危険因子に曝露した群の罹患率（死亡率）の，曝露していない群の罹患率（死亡率）に対する比．
- 寄与危険：危険因子に曝露した群の罹患率（死亡率）と曝露していない群の罹患率（死亡率）の差．
- 集団寄与危険（PAR）：一般集団の疾病頻度から非曝露群の疾病頻度を減じた値．
- オッズ比：オッズとは「見込み」のことである．ある事象が起きる確立 p の，その事象が起きない確立（1−p）に対する比を意味する．オッズ比が主に症例・対照研究において算出される．
- 交絡因子：要因と結果の関連の強さをゆがめる因子．
- 偏り（バイアス）：真の値より大きい，または小さいといった特定の傾向をもつ誤差をいう．症例・対照研究には選択バイアス，情報バイアス，交絡バイスなどの影響が研究結果に入りやすい．

特定健康診査：メタボリックシンドローム（内臓脂肪症候群）に着目した健診．

特定保健指導：初回は，医師，保健師，管理栄養士などが担う．継続的支援に，健康運動指導士などさまざまな医療職種が担う．

❻ 特定健診・保健指導

2008 年 4 月より始まった，40 〜 74 歳までの公的医療保険加入者全員を対象とした保健制度である（「高齢者の医療の確保に関する法律」第十八条，「国民健康保険法」第八十二条）．正式には「特定健康診査・特定保健指導」という．一般には「メタボ健診」といわれている．2013 年に一部改訂．

特定健康診査の結果から，生活習慣病の発症リスクが高く，生活習慣の改善による生活習慣病の予防効果が多く期待できる人に対して，生活習慣を見直すサポートをする，特定保健指導には，リスクの程度に応じて，対象者の保健指導の必要性ごとに「情報提供」，「〔　①　〕支援」，「〔　②　〕支援」に区分される．各保健指導プログラムの目標を明確化したうえで，サービスを提供する必要がある．

❼ ポピュレーションアプローチとハイリスクアプローチ

健康障害を引き起こす危険因子をもつ集団

ハイリスクアプローチ — 危険度がより高い人に対して，その危険度を下げるよう働きかけをして病気を予防する方法

ポピュレーションアプローチ — 集団全体に対して働きかける方法や環境整備

メリット・デメリット
- 方法論，対象が明確
- 対象者の数が少ない

メリット・デメリット
- 影響量が大きいが，効果を定量化しにくい

＊住民が運動しやすいまちづくり〔健康日本 21（第二次）の目標の 1 つ〕

解答 ①動機づけ　②積極的

3 介護予防概論

介護予防のポピュレーション戦略：高齢者が生きがいをもって活動的に暮らすことを地域全体で支えていく．ソーシャルサポート，ソーシャル・ネットワークが大事．

❶ 介護予防の定義

要介護状態になることをできるだけ防ぐ（遅らせる）こと，さらに，すでに要介護状態になってもその悪化をできるだけ防ぐこと．

❷ 予防重視への転換

2000年「介護保険制度」が開始され，5年ごとの見直しで，より「予防重視型」へ転換．
- 高齢者一人ひとりの生きがい，自己実現，QOL の向上．
- 「〔　①　〕寿命」の延伸：日常生活動作（ADL）に障害がなく健康で自立した生活を続ける期間．

❸ 生活習慣病予防と介護予防

💡 右図は重要．覚えよう！
- 介護予防における一次予防は，生活習慣病予防における一次予防と二次予防のレベルに対応する．

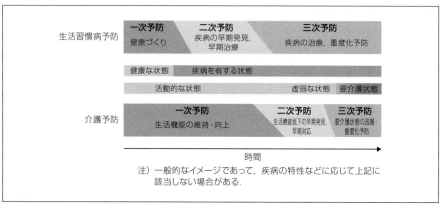

注）一般的なイメージであって，疾病の特性などに応じて上記に該当しない場合がある．

図2　生活習慣病予防および介護予防の「予防」の段階

❹ 介護予防の推進

💡 介護予防マニュアル〔厚生労働省（改訂版：平成24年3月）〕に目を通しておこう！

❶ 〔　②　〕事業：要介護の状態の発生をできる限り防ぐ（遅らせる）ことを目的に実施．ポピュレーションアプローチとしての一次予防事業とハイリスクアプローチとしての二次予防事業がある．

❷ 〔　③　〕：要介護状態にあってもその悪化をできる限り防ぐことを目的に実施．介護保険の改正（2006年4月）から要介護認定が6区分から7区分に変更．要支援1，要支援2が予防給付の対象⇒要介護状態の悪化の防止，非該当への改善を目指す．

❺ 介護予防の実践メニュー

- 〔　②　〕事業：「認知症予防」，「うつ病予防」，「閉じこもり予防」．
- 〔　③　〕：「〔　④　〕の機能向上」，「〔　⑤　〕改善」，「口腔機能の向上」．

解答　①健康　　②地域支援　　③予防給付　　④運動器　　⑤栄養

実　践　問　題

□1□ □2□ □3□ ①次のうち正しい組み合わせを選びなさい

    a. 健康日本21（第二次）では，オタワ憲章のヘルスプロモーションの理念を取り入れている

    b. バンコク憲章では，身体活動推進の取り組みとして，9つの指針と4つの行動の枠組みが示された

    c. ヘルスプロモーションは個人の努力が大切で，社会環境の整備はあまり重要でない

    d. WHOでは，身体不活動を死亡の第4リスクと位置づけている

      1. a, b   2. b, c   3. c, d   4. a, d

□1□ □2□ □3□ ②集団の健康指標で正しいものを選びなさい

    1. 地域間の比較や同一集団の経年的変化など，死因別死亡率を観察する場合には「粗死亡率」が用いられる

    2. 地域別比較のための健康水準を示す指標に「乳児死亡率」がある

    3. 健康寿命は0歳の平均余命を表す

    4. 一定期間内の死亡者数を単位人口に対する割合で示したものが「年齢調査死亡率」である

□1□ □2□ □3□ ③次のうち正しいものを選びなさい

    1. 病院とは，医師または歯科医師が医業をなす場所で患者10人以上の収容施設を有するものをいう

    2. 医師は名称独占資格である

    3. 保健師の資格のない人が保健師の業務を行うことは違法ではない

    4. 病院などの管理者，すなわち病院長，診療所長は医師でなくともよい

□1□ □2□ □3□ ④次のうち正しいものを選びなさい

    1. WHOでは2025年までにNCDの死亡率を10％減少させることを提言している

    2. 適切な量と質の食事は，生活習慣病予防の基本の1つである

    3. 身体活動・運動は生活習慣病の予防のみ有効で，高齢者の認知機能や運動機能などには有効でない

    4. 睡眠不足や睡眠障害は肥満，高血圧，糖尿病の発症には関係がない

□1□ □2□ □3□ ⑤次のうち正しい組み合わせを選びなさい

    a. Morrisらは，ロンドンの2階建てバスの運転手と車掌を比較して，身体活動量の多い仕事に従事している人は心臓病による突然死や心臓発作の発生率が低いという結果を明らかにした

    b. Cooper博士らによってトレッドミルテストで測定された体力と死亡率の関係が検討されたが，低体力群，中等度体力群，高体力群に死亡率の違いはなかった

    c. 身体活動が，結腸がんや子宮体がんのリスクを低下させることが明らかになっている

    d. 東京ガス・スタディにおいて，体力とがん死亡の関係が報告されているが，体力が低くなるにつれてがん死亡のリスクが低くなるという量反応関係が認められている

      1. a, b   2. a, c   3. b, c   4. c, d

⑥次のうち正しいものを選びなさい

1. 2008 年 4 月から開始した特定健診・保健指導はポピュレーションアプローチに位置づけられる
2. 健康日本 21（第二次）では，住民が運動しやすいようなまちづくりが重要とされており，これはハイリスクアプローチにあたる
3. 健康運動指導士は，保健指導では運動の実践的な指導力が求められるので運動指導の能力のみを高めればよく，ほかの食事改善や喫煙，飲酒などの知識は必要ない
4. 健康障害を引き起こす危険因子をもつ集団のうち，危険度がより高い人に対して，その危険度を下げるよう働きかけをして病気を予防する方法をハイリスクアプローチという

1 2 3 ⑦次のうち正しいものを選びなさい

1. 介護予防の取り組みには，本人の意欲に関係なく，サービス計画を作成し，提供すればよい
2. 介護予防は，高齢者の QOL を向上し，生きがいや自己実現達成に向けた支援を行うことである
3. 介護予防における一次予防は，生活習慣病予防における二次予防と三次予防のレベルに対応する
4. 介護予防は「地域支援事業」と「予防給付」の 2 つのみによって行われればよく，介護予防のための総合戦略は必要でない

1 2 3 ⑧次のうち正しいものを選びなさい

1. 介護予防のポピュレーションアプローチは，自治体と地域包括支援センターだけが行えばよい
2. 地域支援事業における介護予防は，ポピュレーションアプローチとしての一次予防事業のみで構成される
3. 要支援 1・2 の人への予防給付として，運動器の機能向上，栄養改善，口腔機能の向上の 3 種類の介護予防サービスがある
4. 介護予防は，平均寿命を延ばすための総合戦略である

解答

① 4 b はトロント憲章で示されたもので，バンコク憲章では国際化社会におけるヘルスプロモーションとして，5 つのプロセス①唱道，②投資，③能力形成，④規制と法制化，⑤パートナーが挙げられている．

② 2 0 歳の平均余命＝平均寿命．

③ 3 医師は業務独占資格であり，医師の資格がない人が医業をすることは禁じられている．

④ 2 睡眠不足や睡眠障害は肥満，高血圧，糖尿病の発症や悪化要因として報告されている．

⑤ 2 a：2 階建てバスで運動量の多い車掌のほうが座ったままの運転士より突然死や心臓病の発生のリスクが低いという結果が報告された．
b：体力の高い群の死亡率が中等度体力群，低体力群と比べて低いことが報告された．
d：体力が高くなるにつれてがん死亡のリスクは低くなるという量反応関係が認められている．

⑥ 4 1 はハイリスクアプローチ，2 はポピュレーションアプローチ，3 は運動指導能力はもちろん栄養や喫煙，飲酒などの多様な生活習慣の改善知識が必要である．

⑦ 2 介護予防の取り組みには，何よりも本人の意欲が重要である．本人の自己実現や生きがいの目標を定め，それに到達するために必要なサービスを選択することからスタートする．

⑧ 3 1 はさまざまな医療機関や健康増進関連施設など，ボランティア団体や NPO 団体が加わり，自助・共助・公助の 3 つをうまく機能させることが重要．2 は地域支援事業はポピュレーションアプローチとハイリスクアプローチをうまく組み合わせて展開することが重要．4 は平均寿命ではなく健康寿命．

第 II 章

健康づくり施策概論

第 II 章からの試験問題出題数は 3 問と多くはないが，健康づくり施策の歴史的変遷，健康日本 21（第二次），健康づくりのための身体活動基準2013 とアクティブガイド，など範囲が広い.

学習のポイントは，

①健康づくり施策の歴史的変遷の流れをつかむこと.

②健康日本 21（第二次）の主要な目標数値を覚えること.

③健康づくりのための身体活動基準 2013 における目標数字を必ず押さえること.

である.

健康日本 21（第二次）では，健康寿命の延伸や，NCD（non communicable disease：非感染性疾患）に加え，がん，心血管系疾患，糖尿病.COPD（慢性閉塞性肺疾患）などの発症・重症化予防，ロコモティブシンドローム（運動器症候群）予防を取り上げたこと，生活習慣病改善のための個人の努力目標だけでなく社会環境の改善が強調されている点が重要である.

（涌井佐和子）

わが国における健康づくり施策の歴史

1

健康増進法：健康増進の総合的な推進に関しての基本的な事項を定め，国民栄養の改善と健康の増進を図り，国民保健を向上させるために交付された法律で，健康日本21の法的基盤となった．

一般に老年人口割合（65歳以上／総人口×100）が7％を超えた社会を高齢化社会，21％を超えた社会を超高齢化社会と呼んでいる．

健康日本21（第二次）中間評価：健康日本21（第二次）の進捗を確認し着実に推進することを目的として，2017（平成29）年度より中間評価を行い，5つの基本的方向（本書「健康日本21（第二次）の内容」を参照）に基づいた具体的な目標53項目のとりまとめがなされた．評価は「a 改善している」「b 変わらない」「c 悪化している」「d 評価困難」の4段階で実施され，aのなかで現状のままでは最終評価までに目標到達が危ぶまれるものには*が付されている．全53項目のうち，「a 改善している」は32項目（60.4％）で，そのうちすでに目標に到達しているのは5項目（9.4％）であった．「b 変わらない」は19項目（35.8％），「c 悪化している」は1項目（1.9％）であった．また，「d 評価困難」が1項目（1.9％）あった．

1 わが国における健康づくりの沿革

1949（昭和24）年頃	戦後ベビーブーム（第一次ベビーブーム）
1964（昭和39）年	東京オリンピック
1978（昭和53）年	**第一次国民健康づくり対策** （1）生涯を通じての健康づくり，（2）健康づくり基盤整備（市町村保健センターなど），（3）健康づくりの啓発・普及（栄養所要量の普及）
1988（昭和63）年	**第二次国民健康づくり対策（アクティブ80ヘルスプラン）** （1）健診，保健指導体制の充実，（2）健康づくりの基盤整備など（健康科学センター，健康運動指導士），（3）健康づくりの啓発・普及（健康文化都市）
2000（平成12）年	**第三次国民健康づくり対策（健康日本21）** （1）一次予防を重視，（2）健康づくり支援環境を整備，（3）生活習慣病の具体的〔　①　〕設定とその成果の評価，（4）多様な実施主体による連携のとれた効果的な運動の推進
2002（平成14）年	健康増進法 健康づくりのための睡眠指針2014〜睡眠12箇条〜
2005（平成17）年	健康フロンティア戦略（「生活習慣病予防対策の推進」と「介護予防の推進」を柱とする10カ年戦略）
2006（平成18）年	改正介護保険法（〔　②　〕予防重視へ）
2007（平成19）年	新健康フロンティア戦略〜健康国家への挑戦
2008（平成20）年	すこやか生活習慣国民運動（「適度な運動」「適切な食習慣」「禁煙」の3分野に主眼をおいた健康日本21の傘下事業）
2011（平成23）年	健康日本21最終評価：日常生活における〔　③　〕は減少 〔　④　〕プロジェクト（「健康寿命をのばしましょう」をスローガンに，国民全体が人生の最後まで元気に健康で楽しく毎日が送れることを目標とした国民運動） スポーツ基本法制定
2013（平成25）年	第四次国民健康づくり対策〔健康日本21（第二次）〕
2014（平成26）年	老年人口（65歳以上）は総人口の〔　⑤　〕％
2018（平成30）年	健康日本21（第二次）中間評価

- **第一次国民健康づくり対策**：健康な人に対してはよりよい健康を確保し，高血圧・肥満などのいわゆる半健康人に対しては疾病の発症の防止に努めることにより，国民すべてが健康的な生活を送れるよう開始された対策．一次予防（健康増進，発症予防）よりもより二次予防（早期発見，早期治療）に重点をおいた施策ではあったが，新たな視点を導入したところに大きな意義をもつ．
- **第二次国民健康づくり対策**：それまでの二次予防の早期発見・早期治療，各種施設の拡充・強化に加え，疾病の発生予防や，積極的な健康増進に，よりいっそう重点をおいた施策．「アクティブ80ヘルスプラン」と称され，一人ひとりが80歳になっても身の回りのことができ，社会参加もできるような生き生きとした生活を送ることにより，明るく生き生きとした社会を形成しようとするものである．運動指導者の養成（健康運動指導士）も開始された．
- **第三次国民健康づくり対策**：「21世紀のわが国すべての国民が健やかで心豊かに生活できる活力ある社会とするためには，従来に増して，健康を増進し，発病を予防する一次予防に重点をおいた対策を協力に推進することにより，壮年期死亡の減少，認知症や健康寿命の延伸などを図っていく」ために，生活習慣病やその原因となる生活習

解答　①目標　②介護　③歩数　④スマート・ライフ　⑤26

慣など，人々の保健医療対策上きわめて重要な課題について具体的目標値を設定した．

❷ 健康を支え，守るための社会環境の整備に関する目標

項目	策定時	直近の実績値と中間評価（平成30年）		目標
①地域のつながりの強化（居住地域でお互いに助け合っていると思う国民の割合の増加）	（平成19年）（参考値）自分と地域のつながりが強い方だと思う割合 45.7%　（平成23年）（変更後）居住地域でお互いに助け合っていると思う国民の割合 50.4%	（平成27年）居住地域でお互いに助け合っていると思う国民の割合 55.9%	a	（平成34年度）〔　①　〕%
②健康づくりを目的とした活動に主体的にかかわっている国民の割合の増加	（平成18年）（参考値）健康や医療サービスに関係したボランティア活動をしている割合 3.0%　（平成24年）（変更後）健康づくりに関係したボランティア活動への参加割合 27.7%	（平成28年）健康づくりに関係したボランティア活動への参加割合 27.8%	b	（平成34年度）〔　②　〕%
③健康づくりに関する活動に取り組み，自発的に情報発信を行う企業登録数の増加	（平成24年）420社	（平成28年）3,751社	a	（平成34年度）3,000社
④健康づくりに関して身近で専門的な支援・相談が受けられる民間団体の活動拠点数の増加	（平成24年）民間団体から報告のあった活動拠点数 7,134	（平成27年）民間団体から報告のあった活動拠点数 13,404	a	（平成34年度）15,000
⑤健康格差対策に取り組む自治体の増加（課題となる健康格差の実態を把握し，健康づくりが不利な集団への対策を実施している都道府県の数）	（平成24年）11都道府県	（平成28年）40都道府県	a	（平成34年度）〔　③　〕都道府県

目標設定時平成34年度は令和4年度

解答　① 65　② 25　③ 47

健康日本21（第二次）（栄養・食生活分野）：QOLの向上および社会環境の質の向上のために，食生活，食環境の両者の改善を推進するという観点から，目標設定を行っている。

健康づくりのための食生活指針：2000（平成12）年に文部省（当時），厚生省（当時）および農林水産省の連携により，「食生活指針」が策定されている。2005（平成17）年には食生活指針を具体的な行動に結びつけ，何をどれだけ食べたらよいのかを示す「食事バランスガイド」が厚生労働省と農林水産省の共同で策定された。日本人の食事摂取基準は5年ごとに改定されており，その改定により一部が変更されている。

国民健康・栄養調査：健康増進法に基づいて「国民の健康の増進の総合的な推進を図るための基礎資料として，国民の身体の状況，栄養摂取量および生活習慣病の状況を明らかにするため」に，実施されている。

管理栄養士・栄養士：栄養士法の一部を改正する法律が2002（平成14）年に施行された。そのなかで，栄養指導業務を実施している管理栄養士を「栄養評価判定に基づいて適切な指導を行うための高度な専門的知識と技能をもち，傷病者に対する療養のための栄養指導を行う者」と定義しており，国家試験に合格した人が管理栄養士となる。

地域における栄養改善業務の推進：2008（平成20）年には地域における行政栄養士による健康づくりおよび栄養・食生活の改善ならびにその基本方針の通達が出された。

❸ 栄養・食生活，身体活動・運動，休養，飲酒，喫煙および歯・口腔の健康に関する生活習慣および社会環境の改善に関する目標

【栄養・食生活】

項目		策定時	直近の実績値と中間評価（平成30年）		目標
①適正体重を維持している者の増加（肥満（BMI 25以上），やせ（BMI 18.5未満）の減少）	20～60歳代男性の肥満者の割合	（平成22年）31.2%	（平成28年）32.4%	b	（平成34年度）28%
	40～60歳代女性の肥満者の割合	（平成22年）22.2%	（平成28年）21.6%		（平成34年度）19%
	20歳代女性のやせの者の割合	（平成22年）29.0%	（平成22年）20.7%		（平成34年度）〔 ① 〕%
②適切な量と質の食事をとる者の増加					
ア 主食・主菜・副菜を組み合わせた食事が1日2回以上の日がほぼ毎日の者の割合の増加		（平成23年度）68.1%	（平成28年度）59.7%	b	（平成34年度）〔 ② 〕%
イ 食塩摂取量の減少		（平成22年）10.6g	（平成28年）9.9g		（平成34年度）〔 ③ 〕g
ウ 野菜と果物の摂取量の増加	野菜摂取量の平均値	（平成22年）282g	（平成28年）276.5g		（平成34年度）〔 ④ 〕g
	果物摂取量100g未満の者の割合	（平成22年）61.4%	（平成28年）60.5%		（平成34年度）〔 ⑤ 〕%
③共食の増加（食事を1人で食べる子どもの割合の減少）	朝食 小学生 15.3% 中学生 33.7% 夕食 小学生 2.2% 中学生 6.0%（平成22年度）		朝食 小学生 11.3% 中学生 31.9% 夕食 小学生 1.9% 中学生 7.1%（平成26年度）	b	（平成34年度）減少傾向へ
④食品中の食塩や脂肪の低減に取り組む食品企業および飲食店の登録数の増加	食品企業登録数	（平成24年）14社	（平成29年）103社	a	（平成34年度）100社
	飲食店登録数	（平成24年）17,284店舗	（平成29年）26,225店舗		（平成34年度）30,000店舗
⑤利用者に応じた食事の計画，調理および栄養の評価，改善を実施している特定給食施設の割合の増加	（参考値）管理栄養士・栄養士を配置している施設の割合	（平成22年度）70.5%	（平成27年度）72.7%	a*	（平成34年度）80%

目標設定時平成34年度は令和4年度

解答 ①20　②80　③8　④350　⑤30

身体活動・運動の基準：健康日本21（第二次）を推進するため，2006（平成18）年の「身体活動・運動・体力の基準を示した「健康づくりのための運動基準2006」「健康づくりのための運動指針2006」が2013（平成25）年に「健康づくりのための身体活動基準2013」ならびに「健康づくりのための身体活動指針（アクティブガイド）」へ改定された.

アルコール対策：日本人は約半数に先天的なアルコール代謝酵素欠損があるといわれ，アルコール消費量は欧米諸国の40〜70％にとどまっているが，アルコール消費量は昭和20年以降急増していた.

飲酒に起因する健康障害：精神神経系，循環器系，消化器系，代謝系，生殖器系などさまざまな疾患がある.

アルコール関連問題：交通事故，労働災害，犯罪，家庭崩壊などの多くの社会問題を含んでいる. 近年では，未成年飲酒，妊婦の飲酒，キッチンドリンカー，高齢者の飲酒問題などの対策も求められている.

【身体活動・運動】

項目		策定時	直近の実績値と中間評価（平成30年）		目標
①日常生活における歩数の増加	20歳〜64歳	（平成22年）男性 7,841歩 女性 6,883歩	（平成28年）男性 7,769歩 女性 6,770歩	b	（平成34年度）男性〔 ① 〕歩 女性〔 ② 〕歩
	65歳以上	（平成22年）男性 5,628歩 女性 4,584歩	（平成28年）男性 5,744歩 女性 4,856歩		（平成34年度）男性〔 ③ 〕歩 女性〔 ④ 〕歩
②運動習慣者の割合の増加	20歳〜64歳	（平成22年）男性 26.3% 女性 22.9%	（平成28年）男性 23.9% 女性 19.0%	b	（平成34年度）男性 36% 女性 33%
	65歳以上	（平成22年）男性 47.6% 女性 37.6%	（平成28年）男性 46.5% 女性 38.0%		（平成34年度）男性 58% 女性 48%
③住民が運動しやすいまちづくり・環境整備に取り組む自治体数の増加		（平成24年）17都道府県	（平成28年）29都道府県	a	（平成34年度）〔 ⑤ 〕都道府県

目標設定時平成34年度は令和4年度

【休養】

項目	策定時	直近の実績値と中間評価（平成30年）		目標
①睡眠による休養を十分とれていない者の割合の減少	（平成21年）18.4%	（平成28年）19.7%	b	（平成34年度）15%
②週労働時間60時間以上の雇用者の割合の減少	（平成23年）9.3%	（平成28年）7.7%	a*	（平成32年）5.0%

目標設定時平成32年度，平成34年度はそれぞれ令和2年度，令和4年度

• わが国の睡眠障害者の割合は〔 ⑥ 〕人に1人.

【飲酒】

項目		策定時	直近の実績値と中間評価（平成30年）		目標
①生活習慣病のリスクを高める量を飲酒している者（1日当たりの純アルコール摂取量が男性〔 ⑦ 〕g以上，女性〔 ⑧ 〕g以上の者）の割合の減少		（平成22年）男性 15.3% 女性 7.5%	（平成28年）男性 14.6% 女性 9.1%	b	（平成34年度）男性 13% 女性 6.4%
②未成年者の飲酒をなくす	中学3年生	（平成22年）男子 10.5% 女子 11.7%	（平成26年）男子 7.2% 女子 5.2%	a	（平成34年度）0%
	高校3年生	（平成22年）男子 21.7% 女子 19.9%	（平成26年）男子 13.7% 女子 10.9%		（平成34年度）0%
③妊娠中の飲酒をなくす		（平成22年）8.7%	（平成25年）4.3%	a*	（平成26年）0%

目標設定時平成34年度は令和4年度

解答 ① 9,000　② 8,500　③ 7,000　④ 6,000　⑤ 47　⑥ 5　⑦ 40　⑧ 20

【喫煙】

項目	策定時		直近の実績値と中間評価（平成 30 年）		目標
①成人の喫煙率の減少（喫煙をやめたい者がやめる）	（平成 22 年）19.5%		（平成 28 年）18.3%	a*	（平成 34 年度）12%
②未成年者の喫煙をなくす	中学1年生	（平成 22 年）男子 1.6%　女子 0.9%	（平成 26 年）男子 1.0%　女子 0.3%	a	（平成 34 年度）0%
	高校3年生	（平成 22 年）男子 8.6%　女子 3.8%	（平成 26 年）男子 4.6%　女子 1.5%		（平成 34 年度）0%
③妊娠中の喫煙をなくす	（平成 22 年）5.0%		（平成 25 年）3.8%	a*	（平成 26 年）0%
④受動喫煙（家庭・職場・飲食店・行政機関・医療機関）の機会を有する者の割合の減少	（平成 20 年）行政機関 16.9%　医療機関 13.3%（平成 23 年）職場 64%（平成 22 年）家庭 10.7%　飲食店 50.1%		（平成 28 年）行政機関 8.0%　医療機関 6.2%（平成 28 年）職場 65.4%（平成 28 年）家庭 7.7%　飲食店 42.2%	a*	（平成 34 年度）行政機関 0%　医療機関 0%（平成 32 年）職場 受動喫煙のない職場の実現（平成 34 年度）家庭 3%　飲食店 15%

目標設定時平成 32 年度, 平成 34 年度はそれぞれ令和 2 年度, 令和 4 年度

【歯・口腔の健康】

項目	策定時	直近の実績値と中間評価（平成 30 年）		目標
①口腔機能の維持・向上（60 歳代における咀嚼良好者の割合の増加）	（平成 21 年）73.4%	（平成 27 年）72.6%	b	（平成 34 年度）80%
②歯の喪失防止				
ア　80 歳で 20 歯以上の自分の歯を有する者の割合の増加	（平成 17 年）25%	（平成 28 年）51.2%		（平成 34 年度）50%
イ　60 歳で 24 歯以上の自分の歯を有する者の割合の増加	（平成 17 年）60.2%	（平成 28 年）74.4%	a	（平成 34 年度）70%
ウ　40 歳で喪失歯のない者の割合の増加	（平成 17 年）54.1%	（平成 28 年）73.4%		（平成 34 年度）75%
③歯周病を有する者の割合の減少				
ア　20 歳代における歯肉に炎症所見を有する者の割合の減少	（平成 21 年）31.7%	（平成 26 年）27.1%		（平成 34 年度）25%
イ　40 歳代における進行した歯周炎を有する者の割合の減少	（平成 17 年）37.3%	（平成 28 年）44.7%	c	（平成 34 年度）25%
ウ　60 歳代における進行した歯周炎を有する者の割合の減少	（平成 17 年）54.7%	（平成 28 年）62.0%		（平成 34 年度）45%
④乳幼児・学齢期のう蝕のない者の増加				
ア　3 歳児でう蝕がない者の割合が 80% 以上である都道府県の増加	（平成 21 年）6 都道府県	（平成 27 年）26 都道府県	a	（平成 34 年度）23 都道府県
イ　12 歳児の 1 人平均う歯数が 1.0 歯未満である都道府県の増加	（平成 23 年）7 都道府県	（平成 28 年）28 都道府県		（平成 34 年度）28 都道府県
⑤過去 1 年間に歯科検診を受診した者の割合の増加	（平成 21 年）34.1%	（平成 28 年）52.9%	a	（平成 34 年度）65%

目標設定時平成 34 年度は令和 4 年度

・8020（ハチマルニイマル）運動：成人・高齢者に対する歯科保健対策.

❹ 健康日本21（第二次）の内容と特徴

【内容】

❶〔　①　〕の延伸と〔　②　〕の縮小．

❷主要な生活習慣病の〔　③　〕予防と〔　④　〕予防．

❸社会生活を営むために必要な機能の維持および向上．

❹健康を支え，守るための〔　⑤　〕環境の整備．

❺栄養・食生活，身体活動・運動，休養，飲酒，喫煙および歯・口腔の健康に関する
生活習慣および社会環境の改善．

【特徴】

❶NCD（non communicable disease：非感染性疾患）．

❷がん・心血管系疾患・糖尿病・COPD（慢性閉塞性肺疾患）などの発症・重症化予
防，〔　⑥　〕（運動器症候群）予防を取り上げた．

❸個人の努力目標に加え，社会環境の改善を強調．

🖎
非感染性疾患：WHOの
定義によると，不健康な食
事，運動不足，喫煙，な
らびに過度の飲酒などの
原因が共通しており，生活
習慣の改善により予防可
能な疾患のことを総称し
て「非感染性疾患（NCD）」
と位置づけている．

解答　①健康寿命　　②健康格差　　③発症　　④重症化　　⑤社会　　⑥ロコモティブシンドローム

社会生活を営むために必要な機能の維持・向上：こころの健康，次世代の健康，高齢者の健康が規定され，高齢者の健康では足腰に痛みのある高齢者の割合の減少やロコモティブシンドローム（運動器症候群）を認知している人の増加が新たな目標として加わった．

❺ 社会生活を営むために必要な機能の維持・向上に関する目標

	項目	策定時	直近の実績値と中間評価（平成30年）		目標
こころの健康	①自殺者の減少（人口10万人当たり）	（平成22年）23.4	（平成28年）16.8	a	自殺総合対策大綱の見直しの状態を踏まえて設定
	②気分障害・不安障害に相当する心理的苦痛を感じている者の割合の減少	（平成22年）10.4%	（平成28年）10.4%	b	（平成34年度）9.4%
	③メンタルヘルスに関する措置を受けられる職場の割合の増加	（平成19年）33.6%	（平成28年）56.6%	a*	（平成32年）〔 ① 〕%
	④小児人口10万人当たりの小児科医・児童精神科医師の割合の増加	（平成22年）小児医 94.4（平成21年）児童精神科医師 10.6	（平成28年）小児医 108.5（平成28年）児童精神科医師 12.9	a	（平成26年）増加傾向へ
次世代の健康	①健康な生活習慣（栄養・食生活，運動）を有する子どもの割合の増加				
	ア 朝・昼・夕の三食を必ず食べることに気をつけて食事をしている子どもの割合の増加	（平成22年度）小学5年生 89.4%	（平成26年度）小学5年生 89.5%	a*	（平成34年度）〔 ② 〕%に近づける
	イ 運動やスポーツを習慣的にしている子どもの割合の増加	（平成22年度）（参考値）週に3日以上 小学5年生 男子61.5% 女子35.9%（変更後）1週間の総運動時間が60分未満の子どもの割合 小学5年生 男子10.5% 女子24.2%	（平成29年度）1週間の総運動時間が60分未満の子どもの割合 小学5年生 男子6.4% 女子11.6%		（平成34年度）（参考値）増加傾向へ（変更後）減少傾向へ
	② 適正体重の子どもの増加				
	ア 全出生数中の低出生体重児の割合の減少	（平成22年）9.6%	（平成28年）9.4%	b	減少傾向へ
	イ 肥満傾向にある子どもの割合の減少	（平成23年）小学5年生 男子4.60% 女子3.39%	（平成28年）小学5年生 男子4.55% 女子3.75%		減少傾向へ
高齢者の健康	①介護保険サービス利用者の増加の抑制	（平成24年度）452万人	（平成27年度）521万人	b	（平成37年度）657万人
	②認知機能低下ハイリスク高齢者の把握率の向上	（平成21年）0.9%	（平成26年）3.7%	d	（平成34年度）〔 ③ 〕%
	③ロコモティブシンドローム（運動器症候群）を認知している国民の割合の増加	（平成22年）（変更前）17.3%（平成27年）（変更後）44.4%	（平成29年）46.8%	a	（平成34年度）〔 ④ 〕%
	④低栄養傾向（BMI 20以下）の高齢者の割合の増加の抑制	（平成22年）17.4%	（平成28年）17.9%	a	（平成34年度）〔 ⑤ 〕%
	⑤足腰に痛みのある高齢者の割合の減少（1,000人当たり）	（平成22年）男性218人 女性291人	（平成28年）男性210人 女性267人	a*	（平成34年度）男性200人 女性260人
	⑥高齢者の社会参加の促進（就業または何らかの地域活動をしている高齢者の割合の増加）	（平成20年）（参考値）男性64.0% 女性55.1%（平成24年）（変更後）男性63.6% 女性55.2%	（平成28年）男性62.4% 女性55.0%	b	（平成34年度）〔 ⑥ 〕%

目標設定時平成32年度，平成34年度はそれぞれ令和2年度，令和4年度

解答 ①100 ②100 ③10 ④80 ⑤22 ⑥80

MEMO

健康寿命の延伸と健康格差の縮小：健康日本21の最終評価で示された課題から，わが国における高齢化の進展や疾病構造の変化を踏まえ，生活習慣病の予防や，健康上の問題である日常生活が制限されることなく生活できる期間である健康寿命の延伸，および地域や社会経済状況の違いによる集団間の健康格差の縮小が，今回新たな目標として提示された．

生活習慣病の重症化予防の徹底：NCD の予防として，がんは年齢調整死亡率の減少と早期発見のためのがん検診の受診率の向上，心血管疾患は脳血管疾患と虚血性心疾患の発症と危険因子となる高血圧の改善，脂質異常症の減少と，これらの疾患による死亡率の減少，糖尿病は有病者の増加の抑制，重症化の予防，血糖値の管理，治療中断者の減少，長期の喫煙によってもたらされる肺の炎症性疾患である COPD は認知度の向上が目標として設定された．

❻ 健康寿命の延伸と健康格差の縮小および生活習慣病の重症化予防の徹底

	項目		策定時		直近の実績値と中間評価(平成30年)		目標
健康寿命健康格差	①健康寿命の延伸（日常生活に制限のない期間の平均の延伸）		（平成22年）男性70.42年 女性73.62年		（平成28年）男性72.14年 女性74.79年	a	（平成34年度）〔 ① 〕寿命の増加分を上回る〔 ② 〕寿命であること
	②健康格差の縮小（日常生活に制限のない期間の平均の都道府県格差の縮小）		（平成22年）男性2.79歳 女性2.95歳		（平成28年）男性2.00年 女性2.70年	a	（平成34年度）都道府県格差を縮小
がん	①75歳未満のがんの年齢調整死亡率の減少（10万人当たり）		（平成22年）84.3		（平成28年）76.1	a*	（平成27年）73.9
	②がん検診の受診率の向上	胃がん	男性36.6% 女性28.3%		男性46.4% 女性35.6%	a*	（平成28年）〔 ③ 〕% 胃がん，肺がん，大腸がんは当面40%
		肺がん	男性26.4% 女性23.0%		男性51.0% 女性41.7%		
		大腸がん	男性28.1% 女性23.9%		男性44.5% 女性38.5%		
		子宮頸がん	女性37.7%		女性42.4%		
		乳がん	女性39.1%		女性44.9%		
循環器疾患	①脳血管疾患・虚血性心疾患の年齢調整死亡率の減少（10万人当たり）	脳血管疾患	（平成22年）男性49.5 女性26.9		（平成28年）男性36.2 女性20.0	a	（平成34年度）男性41.6 女性24.7
		虚血性心疾患	男性36.9 女性15.3		男性30.2 女性11.3		男性31.8 女性13.7
	②高血圧の改善（収縮期血圧の平均値の低下）		（平成22年）男性138 mmHg 女性133 mmHg		（平成28年）男性136 mmHg 女性130 mmHg	a	（平成34年度）男性〔 ④ 〕mmHg 女性〔 ⑤ 〕mmHg
	③脂質異常症の減少	総コレステロール240 mg/dL以上の割合	（平成22年）男性13.8% 女性22.0%		（平成28年）男性10.8% 女性20.1%	b	（平成34年度）男性10% 女性17%
		LDLコレステロール160 mg/dl以上の割合	（平成22年）男性8.3% 女性11.7%		（平成28年）男性7.5% 女性11.3%		（平成34年度）男性6.2% 女性8.8%
	④メタボリックシンドロームの該当者および予備群の減少（糖尿病共通項目）		（平成20年度）1,400万人		（平成28年度）1,412万人		（平成27年度）〔 ⑥ 〕%減少
	⑤特定健康診査・特定保健指導の実施率の向上（糖尿病共通項目）	特定健康診査の実施率	（平成21年度）41.3%		（平成27年度）50.1%	a*	（平成29年度）平成25年度から開始した第2期医療費適正化計画に合わせ設定70%以上
		特定保健指導の実施率	（平成21年度）12.3%		（平成27年度）17.5%		（平成29年度）45%以上
糖尿病	①合併症（糖尿病腎症による年間新規透析導入患者数）の減少		（平成22年）16,274人		（平成28年）16,103人	b	（平成34年度）15,000人
	②治療継続者の割合の増加		（平成22年）63.7%		（平成28年）64.3%	b	（平成34年度）〔 ⑦ 〕%
	③血糖コントロール指標におけるコントロール不良者の割合の減少(HbA1cがJDS値8.0%（NGSP値8.4%）以上の者の割合の減少)		（平成21年）1.2%		（平成26年）0.96%	a	（平成34年度）1.0%
	④糖尿病有病者の増加の抑制		（平成19年）890万人		（平成28年）1,000万人	b	（平成34年度）〔 ⑧ 〕万人
COPD	① COPD の認知度の向上		（平成23年）25%		（平成29年）25.5%	b	（平成34年度）〔 ⑨ 〕%

目標設定時平成32年度，平成34年度はそれぞれ令和2年度，令和4年度

解答 ①平均 ②健康 ③50 ④134 ⑤129 ⑥25 ⑦75 ⑧1,000 ⑨80

2 健康づくりのための身体活動基準 2013（概要）とアクティブガイド

MEMO

「健康づくりのための身体活動基準 2013」と「健康づくりのための身体活動指針（アクティブガイド）」は，厚生労働省による健康日本 21（第二次）における身体活動・運動に関する目標を達成するためのツールとしての役割が強く期待されている．過去の身体活動疫学に関する研究を網羅的に収集・精読するシステマティックレビュー，死亡・発症リスクと身体活動・運動・体力との関係を客観的に分析したメタアナリシス（解析）の結果に基づいている．

健康づくりのための運動指針 2006（エクササイズガイド 2006）において，身体活動，運動，生活活動は以下の通りに定義された．
「身体活動」：安静にしている状態より多くのエネルギーを消費するすべての営みのこと．
「運動」：身体活動のうち，体力の維持・向上を目的として計画的・意図的に実施するもの．例：ジョギング，テニス，余暇時間や散歩のウォーキングなど．
「生活活動」：身体活動のうち，運動以外のものをいい，職業や家事活動上のものも含む．例：買い物，洗濯物を干す，通勤・営業の外回り，階段昇降，荷物運搬，農作業など．

❶ 身体活動基準 2013 の概要

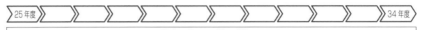

| 25年度 | | | | 34年度 |

| 健康日本 21（第二次） |

【主な目標】
・日常生活における〔　①　〕の増加
・〔　②　〕の割合の増加
・運動しやすいまちづくり・環境整備

- 身体活動（＝生活活動＋運動）全体に着目することの重要性から，「身体活動基準」という名称となった．
- 身体活動量の増加でリスクを低減できるものとして，従来の糖尿病・循環器疾患などに加え，がんやロコモティブシンドローム・認知症が含まれることを明確化した．
- 子どもから高齢者までの基準を検討し，科学的根拠のあるものについて基準を設定した．
- 保健指導で運動指導を安全に推進するために具体的な判断・対応の手順を示した．
- 身体活動を推進するための社会環境整備を重視し，まちづくりや職場づくりにおける保健事業の活用例を紹介した．

血糖・血圧・脂質に関する状況		身体活動（＝生活活動＋運動）		運動		体力（うち全身持久力）
健診結果が基準範囲内	65 歳以上	強度を問わず，身体活動を毎日〔　③　〕分（＝〔　④　〕メッツ・時／週）	今より少しでも増やす（全世代の方向性）	―	運動習慣を持つようにする	―
	18～64 歳	〔　⑤　〕メッツ以上の強度の身体活動を毎日〔　⑥　〕分（＝〔　⑦　〕メッツ・時／週）		〔　⑨　〕メッツ以上の強度の運動を毎週〔　⑩　〕分（＝〔　⑪　〕メッツ・時／週）		性・年代別に示した強度での運動を約〔　⑫　〕分間継続可
	18 歳未満	幼児運動指針「毎日〔　⑧　〕分以上，楽しく体を動かすことが望ましい		―		―
血糖・血圧・脂質のいずれかが保健指導レベルの者		医療機関にかかっておらず，「身体活動のリスクに関するスクリーニングシート」でリスクがないことを確認できれば，対象者が運動開始前・実施中に自ら体調確認ができるよう支援したうえで，保健指導の一環としての運動指導を積極的に行う．				
リスク重複者またはすぐ受診を要する者，いずれかが保健指導レベルの者		生活習慣病患者が積極的に運動をする際には，安全面での配慮がより重要になるので，まずかかりつけの医師に相談する．				

- 健康づくりのための身体活動指針（アクティブガイド）：身体活動・運動の重要性を，国民にわかりやすく伝えることを目的とした指針．
- メインメッセージ：「プラス・テン（＋10）」．
- 行動変容アプローチ：「気づく！」「始める！」「達成する！」「つながる！」．

| 解答 | ①歩数　②運動習慣者　③40　④10　⑤3　⑥60　⑦23　⑧60　⑨3　⑩60　⑪4　⑫3 |

3 健康日本 21（第二次）における社会環境の整備

MEMO

アクティブガイドは，身体活動基準で示された基準値のなかで，すべての年代に共通した基準として新しく示された．「今より毎日 10 分ずつ長く歩く」をベースにし，「プラス・テン（＋10）をメインメッセージとした．

① 健康日本 21 の最終評価報告書

❶身体活動に対する意識や態度の面で改善．❷運動習慣者の割合変化なし．❸日常生活における歩数は悪化．

② 地域社会環境と身体活動運動との関係を説明するモデル

〔　①　〕モデル（socio-ecological model）：人の行動に影響する要因は多段階層的であり，個人内レベル，個人間レベル，組織レベル，地域レベル，政策レベルなどがあるとする考え方．効果的な介入を行うためには多段階層的な要因への働きかけが必要である．

Walkable（歩きやすい環境）：世帯密度，混合土地利用度，道路の接続性などの都市環境は住民の身体活動と関連するという研究が増えている．

③ ソフト・ハード面での地域環境

〔　②　〕キャピタル：社会・地域における人びとの信頼関係や結びつきのこと．豊かな地域ほど，住民の主観的健康観が高く，死亡率は低い．

④ 健康日本 21（第二次）における地域社会環境に関する目標

策定時（平成 24 年）：17 都道府県⇒中間評価（平成 28 年）：29 都道府県⇒目標（平成 34［令和 4］年度）：〔　③　〕都道府県．

💡地域社会環境に関する目標：健康日本 21（第二次）の環境整備に関連して「住民が運動しやすいまちづくり・環境整備に取り組む自治体数の増加」が設定された．対策を実施している都道府県を増やすことが目標になっている．

⑤ 健康づくりのための運動指導者養成，健康増進施設認定制度の沿革

❶ 1988 年（昭和 63 年）より〔　④　〕に基づく厚生省令「健康づくりのための運動指導者の知識および技能の審査・証明事業の認定に関する規定」により健康・体力づくり事業財団が健康運動指導士，健康運動指導実践指導者の審査・証明事業を実施．

❷ 2006（平成 18）年より，健康・体力づくり事業財団独自事業となる．

❸健康運動指導士の定義：「保健医療関係者と連携しつつ安全で効果的な運動を実施するための運動プログラム作成および実践指導計画の調整などを行う役割を担う者」

❹健康増進施設認定制度：1988（昭和 63）年健康増進施設認定規定が制定される．認定規定として，「健康運動指導士又はこれと同等以上の能力を有する者」を配属していること．

- 健康増進のための運動を安全かつ適切に実践できる施設：〔　⑤　〕施設．
- 健康増進のための温泉利用および運動を安全かつ適切に実践できる施設：〔　⑥　〕施設．
- 温泉療養ではなく，一般の健康増進のための利用に対応する施設：〔　⑦　〕

解答　①社会生態学　②ソーシャル　③47　④地域保健法　⑤運動型健康増進　⑥温泉利用型健康増進　⑦温泉利用プログラム型健康増進

PDCA サイクル（plan-do-check-act cycle）は，事業を進めるうえでのさまざまな管理業務を円滑に進める方法の１つ．Plan（計画）→ Do（実行）→ Check（評価）→ Act（改善）の４段階を繰り返すことによって，業務を継続的に改善する．

施設．

- 認定の有効期間：10 年間．
- 施設〔　⑤　〕，〔　⑥　〕において，利用料金および交通費が所得税の医療費控除の対象となる場合がある．

❺健康づくり活動：環境支援アプローチ，総合的な健康づくり，健康づくり企画・運営者（PDCA サイクル）．

❻健康運動指導者普及啓発事業：（公財）健康・体力づくり事業財団が 2018 〜 2019 年度に実施する事業で，（1）健康運動指導士および健康運動実践指導者の資格取得のための受験者の増加に資するための普及啓発，（2）資格取得者の活動の場の拡大に資するための普及啓発，（3）社会的な認知度向上に資するための普及啓発，を行っている．

実 践 問 題

① 第一次国民健康づくり対策の記述で正しい組み合わせを選びなさい
- a. 生涯を通じての健康づくり
- b. 健康づくりの啓発・普及（栄養所要量の普及）
- c. 一次予防を重視
- d. 健康増進法
  - 1. a, b　　2. b, c　　3. c, d　　4. a, d

② 第二次国民健康づくり対策の記述で正しい組み合わせを選びなさい
- a. 健康づくりの基礎整備など（健康科学センター，健康運動指導士）
- b. 健康づくり基盤整備（市町村保健センターなど）
- c. 多様な実施主体による連携のとれた効果的な運動の推進
- d. 健康づくりの啓発・普及（健康文化都市）
  - 1. a, b　　2. b, c　　3. c, d　　4. a, d

③ 第三次国民健康づくり対策の記述で正しい組み合わせを選びなさい
- a. 改正介護保険法
- b. 生活習慣の具体的目標設定とその成果の評価
- c. 健康づくり支援環境を整備
- d. 健診，保健指導体制の充実
  - 1. a, b　　2. b, c　　3. c, d　　4. a, d

④ 健康づくりのための身体活動基準 2013 における身体活動（生活活動，運動）目標として正しい組み合わせを選びなさい
- a. 65 歳以上では 15 メッツ・時 / 週である
- b. 幼児における身体活動目標は示されていない
- c. 18 〜 64 歳では 23 メッツ・時 / 週である
- d. 18 歳未満では毎日 60 分以上楽しく体を動かすことが望ましい
  - 1. a, b　　2. b, c　　3. c, d　　4. a, d

⑤健康日本21（第二次）の目標に関する記述で正しい組み合わせを選びなさい

　　a. メンタルヘルスに関する措置を受けられる職場の割合を平成32（令和2）年までに100%にする

　　b. 認知機能低下ハイリスク高齢者の把握率を平成34（令和4）年までに10%にする

　　c. COPDの認知度を平成34（令和4）年度までに50%にする

　　d. ロコモティブシンドローム（運動器症候群）を認知している国民の割合を平成34（令和4）年度までに90%にする

　　　　1. a, b　　2. b, c　　3. c, d　　4. a, d

⑥健康日本21（第二次）の身体活動・運動分野目標で正しい組み合わせを選びなさい

　　a. 20〜64歳および65歳以上において運動習慣者の割合を15%増加する

　　b. 平成34（令和4）年度には住民が運動しやすいまちづくり・環境整備に取り組む自治体数が100%となることを目指す

　　c. 65歳以上では男性7,000歩，女性6,000歩を目指す

　　d. 20〜64歳では男性8,000歩，女性7,500歩を目指す

　　　　1. a, b　　2. b, c　　3. c, d　　4. a, d

⑦健康日本21（第二次）の栄養，食生活の目標に関する記述で正しい組み合わせを選びなさい

　　a. 20歳代女性のやせの者の割合を平成34（令和4）年度までに20%にする

　　b. 食塩摂取量を平成34（令和4）年度までに8gにする

　　c. 野菜の摂取量の平均値を平成34（令和4）年度までに300gにする

　　d. 20〜60歳代男性の肥満者の割合を平成34（令和4）年度までに20%にする

　　　　1. a, b　　2. b, c　　3. c, d　　4. a, d

解答

①1　第三次国民健康づくり対策において一次予防が重視されるようになった．健康増進法は，2002年に国民の健康維持と現代病予防を目的として制定された日本の法律である．

②4　市町村保健センターの基盤整備は第一次国民健康づくり対策として実施された．多様な実施主体による連携のとれた効果的な運動の推進は第三次国民健康づくり対策として実施された．

③2　健診，保健指導体制の充実は第二次国民健康づくり対策として実施された．2006年の改正介護保険法では介護予防が重視された．

④3　65歳以上では10メッツ・時/週である．幼児における身体活動目標は毎日60分以上楽しく体を動かすことが望ましいとなっている．

⑤1　COPDの認知度，ロコモティブシンドロームの認知度，ともに80%を目標としている．

⑥2　0〜64歳および65歳以上において運動習慣者の割合を約10%増加することが目標である．歩数の目標は20〜64歳では男性9,000歩，女性8,500歩となっている．

⑦1　野菜の摂取量を平成34（令和4）年度までに350gにすることが目標である．20〜60歳代では女性よりも男性における肥満者の割合が高く，平成34（令和4）年度までに28%にすることを目標としている．

〔参考文献〕

「健康日本21（第二次）」中間評価報告書．厚生科学審議会地域保健健康増進栄養部会，2018年

第 III 章

生活習慣病（NCD）

第Ⅲ章からの試験問題出題数は 10 問と最多出題数である.

小項目は 11 項目からなり，生活習慣病であるメタボリックシンドローム，肥満・肥満症，高血圧，脂質異常症，耐糖能異常・糖尿病，虚血性心疾患，がんの 7 項目からは各 1 問は出題されると考えてよい. その他のロコモティブシンドローム，運動器退行性疾患，呼吸器疾患，軽度認知障害・認知症も近年問題となっている疾患であり重要である.

学習のポイントは，

①各項の生活習慣病の定義，診断基準，発症リスク，生活習慣の修正項目，運動療法や食事療法の項目別に要点をチェックしておくこと.

②診断基準や，生活習慣の修正項目，運動療法・食事療法の数値を覚えること.

③図や表の注釈からの出題が多いのでチェックしておくこと.

である.

（上岡尚代）

メタボリックシンドローム

1

❶ メタボリックシンドローム（MetS）とは

内臓脂肪蓄積状態に高血糖，脂質代謝異常（高トリグリセリド血症，低 HDL コレステロール血症），高血圧などの心血管疾患の危険因子が重積した状態．肥満や運動不足を改善することで全般的な改善が期待される．

- 肥満（特に内臓脂肪蓄積や腹囲の大きい上半身肥満）が代謝異常との関連あり．
- シンドローム X：耐糖能異常，脂質代謝異常，高血圧症が合併し動脈硬化のリスクが高い病態．

💡 診断基準の数値を正確に覚えよう！

💡 HDL コレステロールは肝臓から体内の各所に運ばれたLDL コレステロールを回収し肝臓に戻す役割を担っているので「低値」が問題となる．

💡 メタボリックシンドロームの診断基準と特定保健指導におけるリスクの層別化ステップでは空腹時血糖の基準値が異なる！

❷ メタボリックシンドロームの診断基準

腹腔内脂肪蓄積		
ウエスト周囲径 （内臓脂肪面積が男女とも≧ 100 cm² に相当）	男性≧〔　①　〕cm 女性≧〔　②　〕cm	
上記に加え以下のいずれか 2 項目以上（男女とも）		
高トリグリセリド血症	かつ / または	≧〔　③　〕mg/dL
低 HDL コレステロール血症		<〔　④　〕mg/dL
収縮期血圧	かつ / または	≧〔　⑤　〕mmHg
拡張期血圧		≧〔　⑥　〕mmHg
空腹時血糖		≧〔　⑦　〕mg/dL

（メタボリックシンドロームの定義と診断基準．日本内科学会誌 94：794-809，2005）

- CT スキャンなどで〔　⑧　〕を行うことが望ましい．
- ウエスト周囲径は立位，軽呼気時，〔　⑨　〕レベルで測定する．脂肪蓄積が著明で臍が下方に偏位している場合は〔　⑩　〕と前上腸骨棘の中点の高さで測定する（図 1）．
- メタボリックシンドロームと診断された場合，糖負荷試験が勧められるが，診断には必須ではない．
- 高トリグリセリド血症，低 HDL コレステロール血症，高血圧，糖尿病に対する薬剤治療を受けている場合はそれぞれの項目に含める．

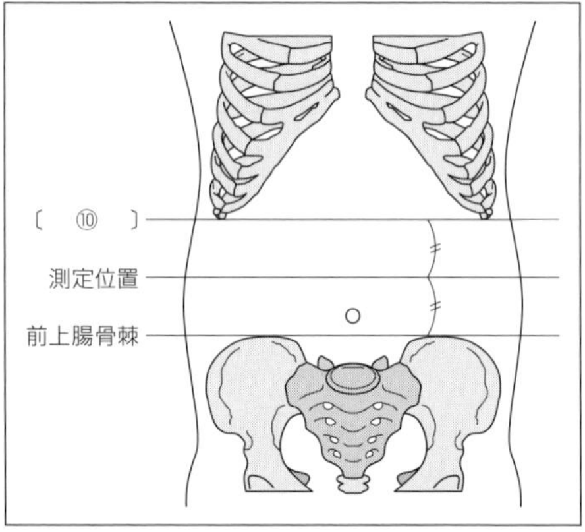

〔　⑩　〕
測定位置
前上腸骨棘

図 1　臍が下方に偏位している場合の測定位置

解答　①85　　②90　　③150　　④40　　⑤130　　⑥85　　⑦110　　⑧内臓脂肪量測定　　⑨臍
⑩肋骨弓下縁

❸ メタボリックドミノとは

複数の因子を時系列でとらえた概念. まるでドミノが倒れるように一連の流れで心疾患, 脳血管障害に進行していく.

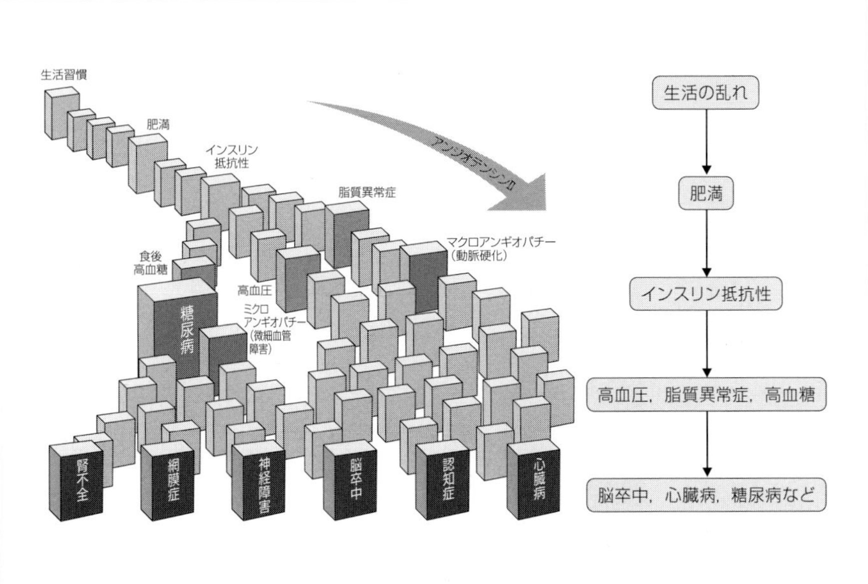

💡 生活習慣の乱れに始まり最終的に心血管疾患や糖尿病の細小血管障害を発症する一連の流れを理解する.

図2 メタボリックドミノ

❹ メタボリックシンドローム予防・改善と食事のポイント！

- 〔 ① 〕食とは, 生野菜, くだもの, 低脂質の乳製品, 全粒粉, 赤身の肉, 魚介類, 豆などの摂取を推奨した食事で, メタボリックシンドロームの改善を認める.
- エネルギー量の割に重量が小さい＝エネルギー密度が〔 ② 〕い食物を摂取すると, 満足感を得るまでに多くのエネルギーを摂取する.
- 地中海食とは, 〔 ③ 〕油, 魚介類, 野菜, くだもの, 赤ワインなどが糖尿病に合併する高トリグリセリド血症, 低HDLコレステロール血症に対する低脂肪食に代わる食事として推奨される.
- PFCバランス：低脂質エネルギー食（脂肪のエネルギー比率＜30％）は, 高脂質エネルギー食（脂肪のエネルギー比率≧40％）に比べ, LDLコレステロールの低下が大きく, トリグリセリドの低下, HDLコレステロール増加が小さい.

✏️
PFCバランス
P：たんぱく質
F：脂質
C：炭水化物

❺ メタボリックシンドロームの改善プログラム

メタボリックシンドローム改善のためには〔④ ～ 〕％の減量と維持が重要. 体重1kgの差に相当するエネルギー消費量の差が約〔 ⑤ 〕kcalとされる. 腹囲5cm（≒体重5kg）を減らして, その状態を維持するためには1日当たり〔 ⑤ 〕kcal×5＝250kcalの負のエネルギー出納を食事制限と活動量増加でつくればよい.

解答 ①DASH ②高 ③オリーブ ④5～10 ⑤50

❻ 特定保健指導におけるリスクの層別化ステップ〔標準的な健診・保健指導プログラム（2018年度版）〕

💡 診断基準と特定保健指導におけるリスク層別化ステップでは，血糖値基準が異なる，注意しよう！

40歳以上になってからの特定健診・保健指導の実施率を上げるだけでなく，若年期から適正体重維持が重要．40歳未満では血圧，血糖の有所見率が低い一方，肝機能，脂質代謝の有所見率は高い．

JDS値は糖尿病の診断に用いられるヘモグロビンA1c（HbA1c）の日本独自の表記方法（平成24年度まで）．

💡 基準値だけでなく保健指導レベルの分類や例外的対応も要注意！！

💡 服薬中の人や65〜74歳の人は，特定保健指導の層別が異なる点に注意！

65歳以上の者に保健指導を行う場合は，ロコモティブシンドローム，口腔機能低下および低栄養や認知機能低下，フレイルなどの予防に留意し，対象者の状況に応じた指導を行う．

STEP 1
腹囲とBMIで内臓脂肪蓄積のリスクを判定

1）腹囲	2）BMI	3）対象外
男性〔 ① 〕cm以上 女性〔 ② 〕cm以上	腹囲は基準範囲内でBMIは〔 ③ 〕kg/m² 以上	1）2）以外であれば保健指導の対象外

STEP 2
追加リスクの数を判定

血糖高値	脂質異常	血圧高値	質問票
空腹時血糖〔 ④ 〕mg/dL以上 または HbA1c〔 ⑤ 〕%以上	中性脂肪 150 mg/dL以上 または HDLコレステロール〔 ⑥ 〕mg/dL未満	収縮期血圧〔 ⑦ 〕mmHg以上 または 拡張期血圧〔 ⑧ 〕mmHg以上	＋ 喫煙歴あり 血圧 血糖 脂質異常 に関わる薬剤を服用

＊1 ヘモグロビンA1c（HbA1c）は過去1〜2ヵ月の〔 ⑨ 〕を反映しているため保健指導において有効．
＊2 空腹時血糖は必ずしも空腹時に採血が行えない場合もあるので〔 ⑩ 〕との両者を実施することが望ましい．
＊3 糖尿病が課題となっている医療保険者には〔 ⑩ 〕は必ず行うことが望ましい．
＊4 空腹時血糖とHbA1cを両方測定している場合は〔 ⑪ 〕の結果を優先して判定に用いる．
＊5 やむを得ず空腹時以外に採血を行い，HbA1cを測定しない場合は，食直後を除き，随時血糖により評価することを可とする．
＊6 空腹時とは絶食〔 ⑫ 〕時間以上，食直後とは食事開始時から〔 ⑬ 〕時間未満とする．
＊7 従来はJDS値を用いていたが2013年度からNGSP値を用いるようになった．

STEP 3
保健指導レベルの分類

STEP1で腹囲が基準以上 ＋ STEP2の追加リスク	追加リスク〔 ⑭ 〕以上	→積極的支援
	追加リスク〔 ⑮ 〕	→動機づけ支援
	追加リスク0	→情報提供
STEP1で腹囲は基準以内かつBMI 25以上 ＋ STEP2の追加リスク	追加リスク〔 ⑯ 〕以上	→積極的支援
	追加リスク〔 ⑰ 〕	→動機づけ支援
	追加リスク0	→情報提供
腹囲・BMI基準内	→情報提供	

STEP 4
例外的対応

- 降圧薬などを服薬中の人は保険者による特定保健指導の義務としない（ただし主治医の依頼，了解のもとに必要に応じて保健指導を行うこともある）．
- 65〜74歳の人は「積極的支援」の対象となった場合も「動機づけ支援」にする．
- 健診結果において管理されている疾病以外の項目が判定値を超えている場合は，本人を通じてかかりつけ医に情報提供することが望ましい．

解答 ①85 ②90 ③25 ④100 ⑤5.6 ⑥40 ⑦130 ⑧85 ⑨血糖値 ⑩HbA1c ⑪空腹時血糖 ⑫10 ⑬3.5 ⑭2 ⑮1 ⑯3 ⑰1または2

2 肥満・肥満症

💡 肥満全体の約5%程度が二次性・症候性肥満！
肥満の大半は原発性（単純性）肥満.

💡 BMIの計算で扱う身長は「cm」ではなく，「m」なので，165(cm)の場合は1.65 (m) (の2乗)とする.

✏️ このうち脂肪細胞の量的異常は睡眠時無呼吸症候群と整形外科疾患.

❶ 肥満の定義：体脂肪が過剰に蓄積した状態

- 分類：〔　①　〕性肥満（単純性肥満）と二次性・症候性肥満の2種類.
- 二次性・症候性肥満は〔　②　〕性肥満，先天性異常症候群に伴うものや，視床下部性肥満，薬物による肥満が含まれ，おもに原因疾患の治療が主体となる. 肥満全体の〔　③　〕％を占める. 肥満の大半は原発性である. 肥満の程度を表す指標には，体格指数である〔　④　〕が用いられる.

$$〔　④　〕＝体重（kg）/〔身長（m）〕^2$$

❷ 肥満に起因，関連する減量を要する健康障害

月火水腰の整体はここ

- ゲツ ⇒ 月経（げっけい）異常・妊娠合併症
- カ ⇒ 冠動脈（かんどうみゃく）疾患（心筋梗塞，狭心症など）
- スイ ⇒ 睡眠時（すいみんじ）無呼吸症候群
- コ ⇒ 高（こう）脂血症（脂質異常症）
- シ ⇒ 脂肪（しぼう）肝
- ノ ⇒ 脳（のう）梗塞（脳血栓症，一過性脳虚血発作）
- セイ ⇒ 整形外科（せいけいげか）疾患（変形性膝関節症，腰痛症）
- タイ ⇒ 耐糖能（たいとうのう）異常（2型糖尿病，耐糖能異常）

- コ ⇒ 高（こう）血圧
- コ ⇒ 高（こう）尿酸血症・痛風

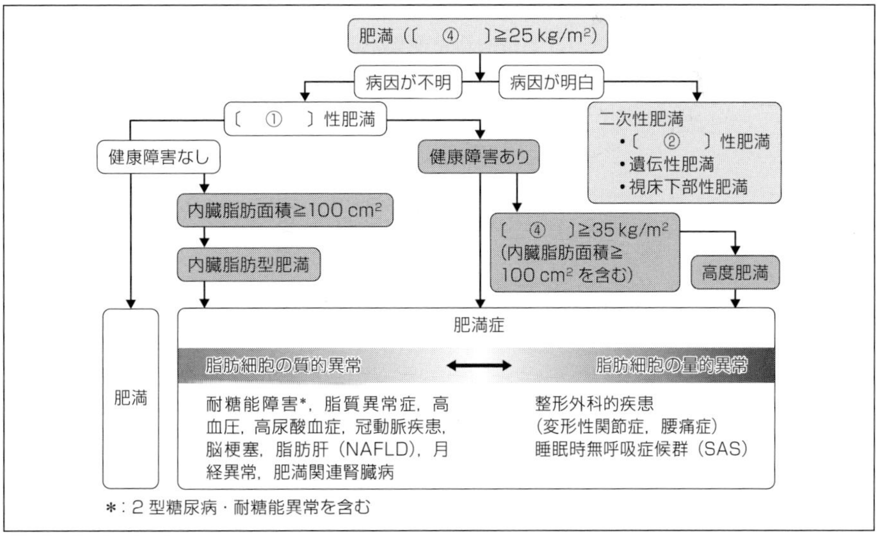

図3 肥満症診断基準

解答 ①原発　②内分泌　③5　④ body mass index（BMI）

ウエストサイズは
絶対覚える！

③ 内臓脂肪肥満の判定に用いられるウエスト周囲径

男性≧〔　①　〕cm，女性≧〔　②　〕cm が CT で測定した内臓脂肪面積≧ $100\,cm^2$ に対応する.

④ アディポカイン

アディポカインは脂肪細胞から分泌される生理活性たんぱく質であり，動脈硬化に促進的に働くものや抑制的に働くものがある.

動脈硬化に促進的			動脈硬化に抑制的	
TNF-α	HB-EGF	PAI-1	アディポネクチン	レプチン
インスリン受容体の伝達を阻害しインスリン抵抗性を起こす	血管の中膜を構成する平滑筋細胞を増殖する	血液凝固作用. 脳血栓や心筋梗塞のリスクを高める	骨格筋や肝細胞での糖の取り込みや脂肪酸の取り込みに関与	食欲の抑制，エネルギー消費量の増加をもたらし体脂肪量の調節に関与

図4　アディポカイン

⑤ 異常性脂肪蓄積

肝臓や骨格筋に脂肪が蓄積すると〔　③　〕が起こる可能性がある. 膵臓のランゲルハンス島（膵島）に脂肪が蓄積すると〔　④　〕の分泌不全，血管周囲では動脈瘤，動脈硬化が起こる可能性がある.

⑥ 減量目標の考え方

BMI 25 ～ 34.9 の肥満症では現体重の 3% 以上，BMI 35 以上の高度肥満症では現体重の 5 ～ 10% の減量を目標とする.

⑦ 運動療法の減量効果

【体重コントロールと身体活動量】

体重増加の予防	週 150 ～ 250 分（週 1,200 ～ 2,000 kcal）
減量	週 150 分以下では体重減少はわずか 週＞ 150 分で 2 ～ 3 kg 週 225 ～ 420 分で 5 ～ 7.5 kg
減量後の体重維持	週 200 ～ 300 分

減量後の体重維持には，週 200 ～ 300 分の身体活動が必要. それ以下であればリバウンドする可能性が高い.

⑧ 肥満の運動療法の適応と禁忌

中高年の肥満者は心血管疾患のリスクがあるため，メディカルチェックを受けたうえで中等度強度～低強度の運動から開始する.

【中等度強度の運動から始める場合の注意すべき点】

• 心筋梗塞などの心血管疾患の既往や胸痛などの自覚症状がある場合は〔　⑤　〕を施行する.
• 血圧〔　⑥　〕mmHg 以上の高血圧は服薬でコントロールしてから運動を開始させる.

解答　① 85　② 90　③代謝異常　④インスリン　⑤多段階運動負荷試験　⑥ 180/110

3 高血圧

❶ 高血圧とは

「血圧が高い」という症候を表す．高血圧によって起こる血管障害のために脳卒中などの脳血管疾患や心臓病，腎疾患など多くの疾病を引き起こしやすくなる．

- 分類：原因となる疾患がはっきりしない本態性高血圧と，腎，副腎などに高血圧の原因となる病変を有する二次性高血圧がある．
- 高血圧全体の約5%程度が二次性高血圧である．

💡 本態性高血圧は全体の90〜95%！

✍ 血圧測定は血圧計のカフを心臓の高さに巻き5分以上の安静座位で行う.

❷ 血圧測定

- わが国の高血圧治療ガイドラインでは収縮期血圧≧〔　①　〕mmHg，拡張期血圧≧〔　②　〕mmHg を高血圧と定義している．
- 日常生活の血圧を測定するには家庭血圧測定と〔　③　〕血圧測定が用いられる．
- 〔　④　〕高血圧：外来診察室などの医療環境では高血圧となるが，日常生活では正常となる．
- 〔　⑤　〕高血圧：外来診察室などの医療環境では正常であるが，日常生活では高血圧となる．

❸ 血圧レベルによる高血圧の分類

💡 診断基準を覚えておこう！

分類	診察室血圧（mmHg）		
	収縮期血圧		拡張期血圧
正常血圧	< 120	かつ	< 80
正常高値血圧	120〜129	かつ	< 80
高値血圧	130〜139	かつ/または	80〜89
Ⅰ度高血圧	140〜159	かつ/または	90〜99
Ⅱ度高血圧	160〜179	かつ/または	100〜109
Ⅲ度高血圧	≧ 180	かつ/または	≧ 110
（孤立性）収縮期高血圧	≧ 140	かつ	< 90

（日本高血圧学会高血圧治療ガイドライン作成委員会編：高血圧治療ガイドライン2019，ライフサイエンス出版，東京，2019）

解答　①140　②90　③24時間　④白衣性　⑤仮面

MetS：metabolic syndrome（メタボリックシンドローム）

CKD：chronic kidney disease（慢性腎臓病）

【診察室血圧に基づいた血管リスク層別化】

リスク層 ＼ 血圧分類	高値血圧 130～139/ 80～89 mmHg	Ⅰ度高血圧 140～159/ 90～99 mmHg	Ⅱ度高血圧 160～179/ 100～109 mmHg	Ⅲ度高血圧 ≧180/ ≧110 mmHg
リスク第一層 予後影響因子がない	低リスク	低リスク	中等リスク	高リスク
リスク第二層 年齢（65歳以上），男性，脂質異常症，喫煙のいずれかがある	中等リスク	中等リスク	高リスク	高リスク
リスク第三層 脳心血管病既往，非弁膜症性心房細動，糖尿病，蛋白尿のあるCKDのいずれか，または，リスク第二層の危険因子が3つ以上ある	高リスク	高リスク	高リスク	高リスク

JALSスコアと久山スコアにより得られる絶対リスクを参考に，予後影響因子の組合せによる脳心血管病リスク層別化を行った。

層別化で用いられている予後影響因子は，血圧，年齢（65歳以上），男性，脂質異常症，喫煙，脳心血管病（脳出血，脳梗塞，心筋梗塞）の既往，非弁膜症性心房細動，糖尿病，蛋白尿のあるCKDである。

CKD：慢性腎臓病

（日本高血圧学会高血圧治療ガイドライン作成委員会編：高血圧治療ガイドライン2019，ライフサイエンス出版，東京，2019）

❹ 初診時の管理計画

- 高血圧の治療目的は，合併症発症とそれによる死亡を抑制することである。そのため長期間の治療を患者自身が行う必要がある。
- 高血圧治療の基本は生活習慣の修正と，薬物療法であり，生活習慣の修正を一定期間行い，十分な効果が得られない場合には薬物療法が必要となる。

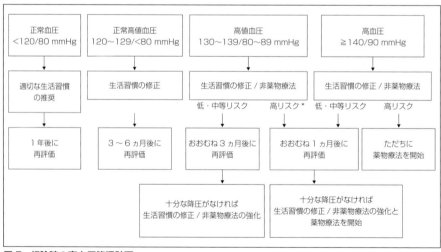

図5　初診時の高血圧管理計画

＊高値血圧レベルでは，後期高齢者（75歳以上），両側頸動脈狭窄や脳主幹動脈閉塞がある，または未評価の脳血管障害，蛋白尿のないCKD，非弁膜症性心房細動の場合は，高リスクであっても中等リスクと同様に対応する。その後の経過で症例ごとに薬物療法の必要性を検討する。

（日本高血圧学会高血圧治療ガイドライン作成委員会編：高血圧治療ガイドライン2019，ライフサイエンス出版，東京，2019）

MEMO

重篤な腎障害患者にはカリウムを含む野菜・くだものは勧めない.

軽症高血圧者は有酸素運動により降圧効果が期待できる.

飽和脂肪酸とはラード, バター, 肉類の脂肪など. 摂取量が多いとLDLコレステロールが増加し, 心筋梗塞のリスクが高まる.

健康日本21（第二次）の食塩摂取の目標値8g/日, 高血圧者の減塩は, 6g/日未満.

中等度の強度（10〜15回1セット）のレジスタンス運動は有酸素運動を補強する.

⑤ 高血圧者に対する生活習慣の修正項目

1. 食塩制限6g/日未満
2. 野菜・果物の積極的摂取*
   飽和脂肪酸, コレステロールの摂取を控える
   多価不飽和脂肪酸, 低脂肪乳製品の積極的摂取
3. 適正体重の維持：BMI（体重[kg]÷身長[m]²）25未満
4. 運動療法：軽強度の有酸素運動（動的および静的筋肉負荷運動）を毎日30分, または180分/週以上行う
5. 節酒：エタノールとして男性20〜30mL/日以下, 女性10〜20mL/日以下に制限する
6. 禁煙

生活習慣の複合的な修正はより効果的である.
*カリウム制限が必要な腎障害患者では, 野菜・果物の積極的摂取は推奨しない. 肥満や糖尿病患者などエネルギー制限が必要な患者における果物の摂取は80kcal/日程度にとどめる.
（日本高血圧学会高血圧治療ガイドライン作成委員会編：高血圧治療ガイドライン2019, ライフサイエンス出版, 東京, 2019）

⑥ 運動療法

- 運動強度：中等度の運動（心拍数〔 ① 〕/分程度を1日60分, 週4〜5日, あるいは1日30分, 週6日行う.
- 運動の種類：歩行, ジョギング, 水泳, サイクリングなどの有酸素運動.

⑦ 薬物療法

生活習慣の改善だけで十分な降圧が得られない場合は薬物療法を必要とする. 低リスク群では〔 ② 〕ヵ月, 中等リスク群では1ヵ月の生活習慣改善で目標降圧に達しない場合, 薬物療法が必要となる.

解答 ①110 ②3

4 脂質異常症

1 脂質異常症とは

脂質異常症とは，血液中の総コレステロール，LDL コレステロール，HDL コレステロール，トリグリセリド(中性脂肪)の異常値を示す病態であり心血管危険因子である．

2 リポたんぱく質

比重	リポたんぱく質の種類
軽い ↕ 重い	カイロミクロン（chylomicron：CM） 超低比重リポたんぱく（very low density lipoprotein：VLDL） 中間比重リポたんぱく（intermediate density lipoprotein：IDL） 低比重リポたんぱく（low density lipoprotein：LDL） 高比重リポたんぱく（high density lipoprotein：HDL）

3 脂質異常症：スクリーニングのための診断基準（空腹時）

HDL-C：HDL コレステロール
LDL-C：LDL コレステロール
TG：トリグリセリド（中性脂肪）
TC（total cholesterol）：総コレステロール

LDL コレステロール（LDL-C）	〔 ① 〕mg/dL 以上	高 LDL コレステロール血症（注2）
	〔② ～ 〕mg/dL	境界域高 LDL コレステロール血症（注1）
HDL コレステロール（HDL-C）	〔 ③ 〕mg/dL 未満	低 HDL コレステロール血症
トリグリセリド（TG）	150 mg/dL 以上	高トリグリセリド血症

（注1）LDL-C は Friedewald の式（TC － HDL-C － TG/5）を用いて算出する．
　　　（この式は TG が 400 mg 未満の場合に用いる）
（注2）・TG が 400 mg/dL 以上や食後採血では，non HDL-C（TC － HDL-C）を使用し，基準値は LDL-C に〔 ④ 〕mg/dL を加えた値とする．
　　　・〔⑤ ～ 〕時間以上の絶食を「空腹時」とする．ただし，水やお茶などカロリーのない水分の摂取は可とする．
　　　・スクリーニングで境界域高 LDL-C 血症を示した場合は，高リスク病態がないか検討し，治療の必要性を考慮する．

（日本動脈硬化学会編：動脈硬化性疾患予防ガイドライン 2012 年版，日本動脈硬化学会，東京，2012）

💡 図や表の注釈は要チェック！

4 脂質異常症の発症機序

❶生体内のコレステロールや TG は，1/3 が食事などの外因性で，残りの 2/3 は肝臓由来（内因性）である．

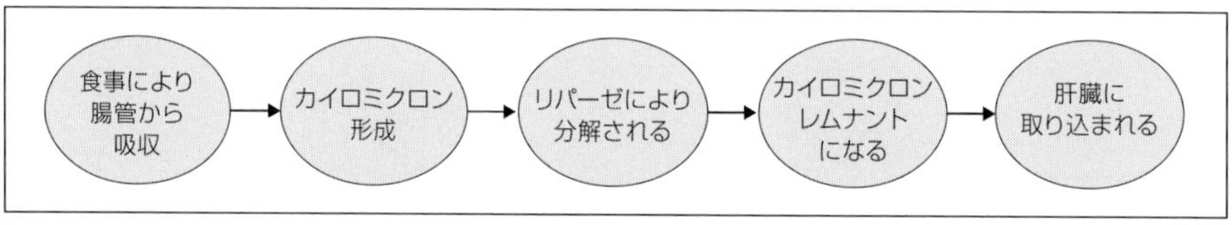

食事により腸管から吸収 → カイロミクロン形成 → リパーゼにより分解される → カイロミクロンレムナントになる → 肝臓に取り込まれる

図6

❷肝臓由来の VLDL は IDL を経てコレステロールに富む肝臓を主とした全身の組織に取り込まれる．

これらの代謝の過程でリポたんぱく質の産生亢進，分解・取り込みの低下により脂質異常症が起こる．

解答　① 140　② 120 ～ 139　③ 40　④ 30　⑤ 10 ～ 12

❺ 動脈硬化性疾患の危険因子

- 高 LDL コレステロール血症・低 HDL コレステロール血症は動脈硬化性疾患に関与する.

```
血中 LDL-C は血管内皮に侵入して酸化 LDL-C になる
        ↓
酸化 LDL-C がマクロファージに取り込まれ，泡沫細胞となってプラークを形成する
    ↓                      ↓
粥状硬化に進展する      HDL-C が血管に沈着したコレステロールを
                        引き抜き肝臓へ運ぶ
                              ↓
                        動脈硬化を抑制する
```

図7 動脈硬化に対する LDL-C と HDL-C の影響

- 高トリグリセリド血症は，血栓が生じやすい特徴があることから，コレステロールとは独立した心血管疾患の危険因子である.

❻ 脂質異常症の予防・治療における生活習慣の修正項目

適正体重の維持	標準体重＝身長（m）×身長（m）×22 を算出する 1 日のエネルギー摂取量は標準体重×25 ～ 30 を設定する はじめは，1 日〔 ① 〕kcal 減らすことから開始する エネルギー配分：脂肪〔② ～ 〕%，炭水化物〔③ ～ 〕% とする
適切な脂質の摂取	飽和脂肪酸の多い食品を避け，n-3 系多価不飽和脂肪酸を含む魚類の摂取を増やす．トランス脂肪酸を含む菓子類や加工食品を減らす
炭水化物の選択	GI 値の低い食事が望ましい．食物繊維 25 g/日以上
大豆，野菜摂取	大豆，大豆製品，野菜，くだものを十分にとる
食塩摂取	摂取量を〔 ④ 〕g/日未満に制限する
アルコール摂取	摂取量を〔 ⑤ 〕g/日以下に制限する
食習慣の改善	規則正しい食事，腹八分目，よく噛んで食べる，薄味を心がける，外食を控える

❼ 運動療法

運動強度	中強度以上を目標にする（中強度とは通常速度のウォーキングに相当）
運動量	30 分/日以上
運動頻度	できれば毎日（180 分/週以上），少なくとも週 3 日実施
運動の種類	速歩，スロージョギング，ベンチステップ運動などの有酸素運動を中心に行う

高齢者は，日常生活のなかで身体活動を増加することや，室内で座位などでも行える軽度のレジスタンス運動を行うことも有効である.

❽ ボルグスケール：主観的運動強度

104 ページ**表 1** を参照.

n-3 系多価不飽和脂肪酸：エイコサペンタエン酸（EPA）やドコサヘキサエン酸（DHA）など.

トランス脂肪酸を含む菓子：クッキー，ドーナッツ，菓子パンなど.

GI 値（グリセミック指数）：食事が摂取され炭水化物が糖に変わり血糖値を上昇させる能力の指標.

ベンチステップ運動：20 cm 程度の台に 1・2 でステップに上がり，3・4 で下りる運動のこと．時々ステップに上がる足を左右替えながら継続する.

脂質異常症者への指導では，運動療法以外にもこまめに歩くなど，できるだけ座ったままの生活を避ける.

解答 ① 250　② 20 ～ 25　③ 50 ～ 60　④ 6　⑤ 25

❾ 吹田スコア

動脈硬化性疾患の発症には脂質異常症だけでなく，年齢，性，喫煙，高血圧，糖尿病，慢性腎臓病などのリスクも関与する．そのため，個々の患者のリスクに応じた脂質管理が必要となる．「動脈硬化性疾患予防ガイドライン 2017 年版」では吹田スコアを用い，リスクの大きさにより管理目標を適用する．

❿ 吹田スコアを用いたリスク評価

2017 年まで使用されていた NIPPON DATA 80 は循環器疾患による死亡率予測であったのに対し，吹田スコア 2017 は冠動脈疾患の絶対リスクの予測となった．さらに吹田スコア 2018（本書掲載）はリスクの層別化フローチャートに従い，層別化リスクに基づく対策を導くものとなった．

危険因子①〜⑧の点数を合算する　　　　（点数）

①年齢 (歳)	35 〜 44	30
	45 〜 54	38
	55 〜 64	45
	65 〜 69	51
	≧ 70	53

| ②性別 | 男性 | 0 |
| | 女性 | -7 |

| ③喫煙*1 | 喫煙有 | 5 |

④血圧*2 (mmHg)	至適血圧	<120かつ<80	-7
	正常血圧	120〜129かつ/または80〜84	0
	正常高値血圧	130〜139かつ/または85〜89	0
	Ⅰ度高血圧	140〜159かつ/または90〜99	4
	Ⅱ度高血圧	160〜179かつ/または100〜109	6

（点数）

⑤ HDL-C (mg/dL)	<40	0
	40 〜 59	-5
	≧ 60	-6

⑥ LDL-C (mg/dL)	<100	0
	100 〜 139	5
	140 〜 159	7
	160 〜 179	10
	≧ 180	11

オリジナルの吹田スコアにはない追加リスク

| ⑦耐糖能異常 | あり | 5 |

| ⑧早発性冠動脈疾患家族歴*3 | あり | 5 |

①〜⑧の得点の合計 [　　　　] 点

＊1：禁煙者については非喫煙として扱う．冠動脈疾患のリスクは禁煙後 1 年でほぼ半減し，禁煙後 15 年で非喫煙者と同等になることに留意する．
＊2：高血圧で現在治療中の場合も現在の数値を入れる．
　　ただし高血圧治療の場合は非治療と比べて同じ血圧値であれば冠動脈疾患のリスクが高いことを念頭に置いて患者指導をする．
＊3：第 1 度近親者かつ発症時の年齢が男性 55 歳未満，女性 65 歳未満．

吹田スコアによる冠動脈疾患発症予測モデルを用いた評価

吹田スコア①〜⑧合計 40 以下	低リスク（2% 未満）
吹田スコア①〜⑧合計 41 〜 55	中リスク（2〜9%）
吹田スコア①〜⑧合計 56 以上	高リスク（9% 以上）

リスク管理区分別の脂質管理目標値

| 治療方針の原則 | 管理区分 | 脂質管理目標値（mg/dL） | | | |
		LDL-C	non HDL-C	TG	HDL-C
一次予防 まず生活習慣の改善を行った後，薬物療法の適用を考慮する	低リスク	<160	<190	<150	≧ 40
	中リスク	<140	<170		
	高リスク	<120	<150		
二次予防 生活習慣の是正とともに薬物療法を考慮する	冠動脈疾患の既往	<100 (<70)*	<130 (<100)*		

＊：家族性高コレステロール血症，急性冠症候群のときに考慮する．糖尿病でもほかの高リスク病態（非心原性脳梗塞，末梢動脈疾患（PAD），慢性腎臓病（CKD），メタボリックシンドローム，主要危険因子の重複，喫煙）を合併するときはこれに準ずる．
● 一次予防における管理目標達成の手段は非薬物療法が基本であるが，低リスクにおいても，LDL-C 値が 180 mg/dL 以上の場合は薬物治療を考慮するとともに，家族性コレステロール血症の可能性を念頭においておくこと．
● まず LDL-C の管理目標値の達成を目指し，その後の non HDL-C の管理目標値の達成を目指す．
● これらの値はあくまでも到達努力目標値であり，一次予防においては LDL-C 低下率 20 〜 30%，二次予防においては LDL-C 低下率 50% 以上も目標値となり得る．

（日本動脈硬化学会編：動脈硬化性疾患予防ガイドライン 2017 年版．日本動脈硬化学会，2017）

5 耐糖能異常・糖尿病

MEMO

糖尿病の発症には，遺伝子因子と環境因子が関与している．

2018（平成30）年度の特定健診から，やむを得ず空腹時以外に採血を行い，かつHbA1cを測定しない場合は食後3.5時間以上の随時血糖をもって検査を行うことが可能となった．

❶ 糖尿病とは

- 糖尿病は，〔　①　〕のランゲルハンス島〔　②　〕細胞から分泌されるインスリンの分泌低下および，インスリン〔　③　〕低下（インスリン抵抗性）による慢性の高血糖状態を主徴とする代謝疾患群である．
- 糖尿病は心血管疾患を合併するリスクが，非糖尿病の人の〔　④　〕倍高いといわれる．
- 糖尿病特有の微小血管障害には〔　⑤　〕，網膜症，神経障害が挙げられる．
- 中等度以上の高血糖により，〔　⑥　〕，多飲，多尿などの症状がみられる．
- 生活習慣病として患者数が急増しているのは〔　⑦　〕型糖尿病である．
- 糖尿病は多くの場合自覚症状に乏しい．

❷ 糖尿病と糖代謝異常の分類

- Ⅰ・1型：膵β細胞の破壊によるもの（インスリン欠乏に至る）．
- Ⅱ・2型：インスリン分泌低下を主体とするもの，インスリン抵抗性を主体とするものなどにより，相対的にインスリンが不足する．
- ⅢA：遺伝子によるもの（遺伝子異常）．
　 B：他の疾患，薬剤などによるもの．
- Ⅳ：妊娠糖尿病．

❸ 糖尿病の診断

75gブドウ糖経口糖負荷試験（OGTT）：耐糖能をみるために，ブドウ糖を溶かしたものを飲み糖負荷後1時間後，2時間後に採血を行い血糖値を測定する検査．

【慢性高血糖の確認】

- 検査：血糖値の初回検査結果が糖尿病型（空腹時血糖値≧126 mg/dL，75gブドウ糖経口糖負荷試験（OGTT）2時間値≧200 mg/dL，随時血糖値≧200 mg/dLのいずれかであれば別日に再検査し，再び糖尿病型であれば糖尿病と診断する．
- HbA1c：HbA1c≧〔　⑧　〕％であれば糖尿病型とする．

❹ 糖尿病治療

血糖値とHbA1cの双方が異常値であれば1回の検査で糖尿病と診断．

高齢（65歳以上）の糖尿病患者においては認知機能，基本的ADL，手段的ADL，併存疾病も考慮し，重症低血糖を防ぐことが重要．

- 糖尿病治療の目的は，〔　⑨　〕管理，禁煙に加え，血糖・血圧・血清脂質などの良好なコントロール状態の維持を通じて細小血管症と大血管症の発症進展を阻止し，健康な人と変わらないQOLを維持し健康寿命を確保することにある．
- 〔　⑩　〕は過去1，2ヵ月間の平均血糖値を反映する指標として糖尿病の診断に用いられるだけでなく，血糖コントロール指標としても汎用されている．反面，血糖値の日内変動などの変化が把握できないことや出血などで平均血糖値を正しく反映しないことに留意する必要がある．
- 血糖コントロール目標は，〔　⑪　〕，罹病期間，臓器障害，低血糖の危険性，サポート体制などを考慮して個別に設定する．

解答　①膵臓　②β　③感受性　④3　⑤腎症　⑥口渇　⑦2　⑧6.5　⑨体重
⑩HbA1c　⑪年齢

❺ 食事療法

【食事指導の基本的なポイント】

- 腹八分目.
- 食品の種類はできるだけ多くする.
- 脂肪は控えめに.
- 食物繊維を多く含む食品（野菜，海藻，きのこなど）をとる.
- 三食を規則正しく.
- ゆっくりよく噛んで食べる.
- 単純糖質を多く含む食品の間食を避ける.

【エネルギー摂取量】

- BMI と肥満の有無：BMI ≧〔　①　〕.
- 性，年齢，身体活動量，血糖コントロール状況，合併症の有無を考慮してエネルギー摂取量を設定する.
- 軽労作（デスクワークなど）：〔②　～　〕kcal/kg 標準体重.
- 中労作（立ち仕事など）：〔③　～　〕kcal/kg 標準体重.
- 重労作（力仕事など）：〔　④　〕kcal/kg 標準体重以上.

❻ 食品構成に関するポイント

- 炭水化物：エネルギー摂取量の〔⑤　～　〕%（150 g/日以上）を炭水化物から摂取する.
- たんぱく質：エネルギー摂取量の〔　⑥　〕%以下を目安とし，成人の場合体重1 kg 当たり，1.0 ～ 1.2 g（1 日約 50 ～ 80 g）とし，上記の残りを脂質から摂取する.
- 脂質：エネルギー摂取量の 20 ～ 30%を目安とし，25%を超える場合は〔　⑦　〕を減じるなどの脂肪酸組成に配慮する.
- 高コレステロール血症の合併症例：卵黄，魚卵を控え，動物性脂肪を控える.
- 高トリグリセリド血症の合併症例：飽和脂肪酸，砂糖・果糖・アルコールを控える.
- 持続性たんぱく尿の合併症例：〔　⑧　〕制限食を 0.8 ～ 1.0 g/kg 標準体重から開始.

❼ 運動療法に関するポイント

- 運動の即時効果：筋収縮の際，GLUT4 がグルコースの細胞外から細胞内への取り込みを促進して血糖値が低下する.
- 運動の種類：散歩，ウォーキング，ジョギング，ラジオ体操，自転車，水泳など.
- 生活習慣の改善：エレベーターを使わず階段を利用，自動車を使わず公共交通機関を利用.
- 運動強度：最大酸素摂取量（$\dot{V}O_2$max）の〔　⑨　〕%程度の中強度.
- 運動時の心拍数：50 歳未満は 100 ～ 120 拍/分，50 歳以降 100 拍/分以内.
- 運動頻度：歩行の場合，1 回 15 分～ 30 分，1 日 2 回（1 日 10,000 歩），週〔　⑩　〕回以上.
- 消費エネルギー：160 ～ 240 kcal/日.

MEMO欄:

BMI ＝ 体重（kg）/〔身長（m）〕^{2}

肥満者の場合は 20 ～ 25kcal/kg 標準体重として，体重減少を目指す.

エネルギー摂取量＝標準体重×身体活動量

GLUT4：グルコース輸送体のこと.

運動は全身の筋肉を使い，運動器に負担をかけない有酸素性運動が推奨される.

週に 2 ～ 3 回のレジスタンス運動と適切なたんぱく質摂取が，高齢糖尿病患者のサルコペニア予防・改善に重要.

解答 ① 25　② 25 ～ 30　③ 30 ～ 35　④ 35　⑤ 50 ～ 65　⑥ 20　⑦飽和脂肪酸
⑧たんぱく質　⑨ 50　⑩ 3

❽ 糖尿病運動療法を禁止・制限したほうがよい場合

- 糖尿病の代謝コントロールが極端に悪い場合（空腹時血糖値〔　①　〕mg/dL
  以上，または尿〔　②　〕中等度以上陽性）.
- 増殖網膜症による新鮮な〔　③　〕がある場合（眼科医と相談）.
- 腎不全の状態にある場合（血清クレアチニン値男性 2.5 mg/dL 以上，女性 2.0 mg/
  dL 以上）.
- 虚血性心疾患や心肺機能に障害のある場合（各専門医の意見を求める）.特に無痛
  性心筋虚血に注意が必要.
- 骨・関節疾患がある場合（専門医の意見を求める）.
- 急性感染症.
- 糖尿病壊疽.
- 高度の糖尿病自律神経障害.

（日本糖尿病学会：糖尿病治療ガイド 2014-2015, p45, 文光堂より引用）

❾ 糖尿病運動療法実施上の注意点

- 運動開始前に必ず準備運動を行い怪我の予防に努める.
- 運動療法実施は食後〔　④　〕時間が望ましいが実施可能な時間でよい.
- 足に病変がないことを確認のうえ，足のサイズに合った歩行用・運動用の靴を使用
  する.
- インスリン療法や，インスリン分泌促進薬で治療中の場合は〔　⑤　〕になりや
  すいことに注意する.グルコースや補食を持参する.
- 強度の強い運動ではインスリン拮抗ホルモンの分泌が増加し，血糖値を上昇させる
  ことがある.
- インスリン療法で治療中の場合，運動により四肢の筋肉の血流量が増加し，インス
  リン吸収が促進されて血糖降下作用が強くなるため，運動前の〔　⑥　〕へのイ
  ンスリン注射は避ける.
- インスリン療法で治療中の場合，運動中だけでなく運動後も低血糖が出現する危険
  性がある.あらかじめインスリン注射の減量を考慮する場合もある.
- 運動療法で消費したエネルギーだけ食事量を増やすのでなく，運動療法継続による
  インスリン〔　⑦　〕の改善が，血糖コントロールにおいて重要である点を理解
  する.

（健康運動指導士養成講習会テキスト上 p109-110 より抜粋）

❿ 薬物療法

- インスリン療法は効果のパターンから，超速効型，速効型,〔　⑧　〕型，これ
  らの混合型に分類できる.
- インクレチン関連薬には GLP-1 受容体作動薬と DPP-4 阻害薬（OHA）がある.
- GLP-1 とはグルカゴン様ペプチドで，小腸下部から分泌される.グルカゴンとは
  膵臓のランゲルハンス島〔　⑨　〕細胞から分泌されるホルモン.肝臓のグリ
  コーゲンを分解して血糖量を増加させる.
- GLP-1 は DPP-4 によってすぐに体内で失活するため，その阻害薬が開発された.
- 現在，わが国では DPP-4 阻害薬が最も多く使用されている.

解答　①250　②ケトン体　③眼底出血　④1　⑤低血糖　⑥大腿部　⑦抵抗性　⑧中間　⑨α

6 虚血性心疾患とリハビリテーション

1 虚血性心疾患とは

- 虚血性心疾患とは心筋の酸素需要が心筋酸素供給を上回るため，心筋が酸素欠乏に陥り心筋虚血が生じ，心機能が障害されるさまざまな疾患を包括したものである．
- 虚血性心疾患は突然死の原因となる疾患で，突然死の約3/4が〔　①　〕疾患である．
- 心筋への酸素供給は，主要な3本の〔　②　〕動脈からの冠血流量と動静脈酸素較差によって決定される．
- 心筋の酸素需要は心筋の収縮力，〔　③　〕数と心筋壁張力によって規定される．
- 虚血性心疾患の原因となる血管の粥状硬化は，内膜，中膜，外膜の3層のうちおもに〔　④　〕に起こる．

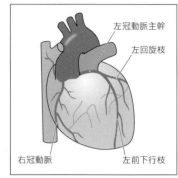

図8　心臓の冠動脈

動静脈酸素較差：心臓をはさむ動脈血と混合静脈血（種々の組織を経由し混合した静脈血）とのO₂の濃度の差のこと．安静時は動脈血O₂濃度が約18mL（血液100mL当たり），静脈血O₂濃度が約12mLであり，動静脈酸素較差は6mLとなる．

粥状硬化：動脈硬化のなかでも粥腫（コレステロールを含んだ塊，プラークとも呼ばれる）によって引き起こされるものを粥状硬化と呼ぶ．

労作性狭心症：労作など心筋酸素需要増大時に狭心症が生じるタイプ．
安静時狭心症：安静時など労作に無関係に狭心症が生じるタイプ．冠攣縮性狭心症ともいい，多くの場合，冠動脈が一過性にけいれんを起こして収縮し，虚血が起こる．

2 粥状硬化（アテローム性動脈硬化）形成から虚血性心疾患の自然歴

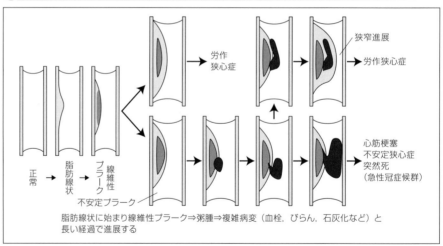

- 過食，運動不足，身体活動低下，喫煙などの生活習慣に加え高血圧，糖尿病，脂質異常症などの合併状態によって〔　⑤　〕細胞が高度に傷害されプラーク形成による狭窄や閉塞をきたす．
- 脂肪や炎症性細胞が〔　⑥　〕線維性被膜が厚い安定プラークの形成が進展して狭窄となると〔　⑦　〕狭心症の原因となる．一方，脂肪や炎症性細胞などが〔　⑧　〕不安定プラークは急性冠症候群の原因となる．

解答　①心血管　②冠（状）　③心拍　④内膜　⑤内皮　⑥少ない　⑦労作性　⑧多い

狭心症：心筋の一過性の虚血．30分以上持続することはない．狭心症では冠動脈の器質的狭窄（冠動脈硬化）または冠攣縮（一過性過収縮）により心筋虚血が可逆的かつ一過性に生じるため，心筋に壊死が生じることはない．

心筋梗塞：比較的太い冠動脈の血栓形成による閉塞．30分以上持続する．急性心筋硬塞発症前の冠動脈狭窄度は50％未満の軽度狭窄病変から発症する．睡眠などの安静時や，食事や入浴など軽労作時でも発症する．

タイプA行動パターン：短気，野心的，競争心が強く協調性に乏しいなどの行動特性は急性心筋梗塞の危険因子となる．

HDL-Cは虚血性心疾患の発症率に逆相関する．non HDL-C（TC-HDL-C）は冠動脈疾患の発症，死亡を予想し得る有用な指標である．

適正体重：BMI 22

RM：repetition maximum（最大反復回数）

❸ 冠危険因子

年齢と性差，家族歴	男性は〔 ① 〕歳から，女性は〔 ② 〕歳から虚血性心疾患による死亡率や発症率が高まる．〔 ③ 〕性より〔 ④ 〕性のリスクが高く，若年発症の家族歴も発症の危険因子となる
喫煙習慣	禁煙後〔⑤ 〜 〕年で虚血性心疾患や脳卒中のリスクが約1/3に減少する
高血圧	高血圧と心疾患の関連性は強く，降圧療法により脳卒中発症リスクは4割減，心筋梗塞発症リスクは3割低減する
糖尿病	糖尿病患者では，非糖尿病患者に比較して虚血性心疾患の頻度が2〜3倍に増加する 特に〔 ⑥ 〕性でリスクが高い 心筋梗塞後の死亡率も糖尿病患者では，非糖尿病患者に比べて高く，予後も悪い
脂質異常症	LDLコレステロール，総コレステロール，non HDLコレステロール，中性脂肪が高いほど，またはHDLコレステロールが低いほど虚血性心疾患の発症率が高くなる
肥満	肥満は虚血性心疾患の独立した危険因子である
精神保健	ストレスが虚血性心疾患の危険因子であり，〔 ⑦ 〕行動パターンは急性心筋梗塞発症の危険因子である
メタボリックシンドローム	メタボリックシンドロームを構成する個々の危険因子は軽度でも重複により動脈硬化性疾患のリスクが増大する
慢性腎臓病	腎障害（微量アルブミン尿，たんぱく尿など）かつ／あるいは，腎機能低下（推算糸球体濾過量［eGFR］<60 ml/分/1.73 m² が3ヵ月以上続く状態と定義され，動脈硬化の重要なリスクである．

❹ 心筋梗塞二次予防のための一般療法

食餌療法①血圧管理	減塩1日〔 ⑧ 〕g未満 1日純アルコール摂取量を〔 ⑨ 〕gに
食餌療法②脂質管理	体重を適正［標準体重＝身長（m）×身長（m）×22］に保つ 脂肪の摂取量を総エネルギーの〔 ⑩ 〕％以下に制限する
食餌療法③体重管理	BMIを18.5〜24.9 kg/m²の範囲に保つようエネルギー摂取とエネルギー消費のバランスを考慮し指導する
食餌療法④糖尿病管理	糖尿病を合併する患者ではHbA1c 7.0未満を目標に体格や身体活動量を考慮して適切なエネルギー摂取量を決定し，管理する
運動療法	運動負荷試験に基づき1回最低〔 ⑪ 〕分，週〔⑫ 〜 〕（できれば毎日），歩行・走行・サイクリングなどの有酸素性運動を行う 日常生活のなかの身体活動（通勤時の歩行，家庭内外の仕事）を増す 〔⑬ 〜 〕RM程度のリズミカルな抵抗運動と有酸素運動をほぼ同程度に行う 中等度ないし，高リスク患者は施設における運動療法が推奨される
禁煙指導	喫煙歴を把握し喫煙歴があれば弊害を説明，禁煙指導・支援を図る 受動喫煙の弊害も説明，生活・行動療法も指導する
陽圧呼吸療法	心筋梗塞後の睡眠時無呼吸症候群に持続陽圧呼吸療法が有効である
飲酒管理	多量飲酒を避ける
うつ，不安症，不眠症	心筋梗塞の患者のうつ，不安症，不眠症へのカウンセリング，社会，家庭環境の評価を行う
患者教育	心筋梗塞患者は退院までに生活習慣の修正，服薬方法など再発防止の知識についての教育を受ける．患者本人，家族は心筋梗塞・狭心症の急性症状を理解し，適切な対処がとれるよう教育を受ける

（心筋梗塞二次予防に関するガイドライン2011年改訂版．循環器病の診断と治療に関するガイドライン2010年度合同研究班報告．2013）

解答　①45　②55　③女　④男　⑤2〜4　⑥女　⑦タイプA　⑧6　⑨30　⑩25　⑪30　⑫3〜4　⑬10〜15

❺ 運動処方の内容

- 安全で有効に運動を行うためには決して過剰な運動にならないように注意する．
- 運動強度に心拍数を用いる場合は，運動負荷試験による最大運動時の心拍数や心肺運動負荷試験の無酸素性域値を参考に運動強度を決める．

- 自覚症状での処方は，主観的運動強度(RPE)の〔　①　〕(楽である)〜〔　②　〕(ややきつい) 相当が推奨され，14 を超えないようにする．
- レジスタンストレーニングは 10 〜 15 reps の強度で週 3 回補足的に行う．
- 運動強度は疾患の重症度を考慮して強度を選択する．
- RPE による処方は本人の主観に左右されるため，適切な運動強度の判定に〔　③　〕を利用する．

❻ 心血管リハビリテーションプログラム

トークテスト：RPE による処方は本人の主観に左右されるため，運動中の患者と会話し少し息が切れる程度を確認するトークテストを利用する．

【対象者】

急性心筋梗塞，狭心症，開心術後，慢性心不全，末梢動脈閉塞性疾患，大血管疾患．

【禁忌】

急性心筋梗塞超急性期（〔　④　〕日以内），不安定狭心症，左主幹部病変，コントロール不良の心不全，コントロールされていない不整脈，急性大動脈解離，狭窄性弁膜症など．

【ポイント】

❶急性期（発症後〔⑤　〜　〕日）：発症から離床まで．食事・排泄・入浴などの身の回りのことが安全にできるようにすることと二次予防教育の開始．

❷前期回復期（発症後 1 週間から約〔　⑥　〕ヵ月）：身体活動範囲を拡大し，良好な身体的・精神的状態をもって職場や社会に復帰する．

❸後期回復期（約〔⑦　〜　〕ヵ月程度）：1 〜 2 週に 1 回程度の外来運動療法に加え冠危険因子の是正や生活習慣の改善などの教育が重要となる．

❹維持期（生涯）：社会復帰後生涯にわたり継続される運動耐容能の維持や再発予防のための自己管理が重要となる．

解答　①11　②13　③トークテスト　④2　⑤4〜7　⑥3　⑦3〜6

7 ロコモティブシンドローム

MEMO

❶ ロコモティブシンドロームとは

おもに加齢による〔　①　〕の障害のため，〔　②　〕能力の低下をきたして要介護状態になっていたり，要介護状態になる危険の高い状態をいう.

❷ 移動能力を低下させる３つの疾患

〔　③　〕，〔　④　〕，〔　⑤　〕（順不同）

❸ ロコモティブシンドロームの診断方法

【ロコモ度テスト：立ち上がりテスト】

ロコモ度テスト：立ち上がりテストは両脚または片脚で決まった高さから立ち上がり脚力を調べるテスト.

40cm の台に浅く腰かけ，両手を胸の前に組んで反動をつけずに両脚で立ち上がる

70°　40cm

片脚で同様に立ち上がる

膝は軽く曲げてもOK

可能

不可能　立ち上がりテスト実施不可能と記載

不可能　両脚テスト

可能　片脚テスト

40→30→20→10 cm の順に同様に立ち上がる

40 cm　30 cm　20 cm　10 cm

両脚で立てた最も低い台が結果となる

片脚で立てた最も低い台が結果となる

解答　①運動機能　②移動　③④⑤骨粗鬆症　変形性関節症　脊柱管狭窄症

【ロコモ度テスト：2ステップテスト（2ステップ値を求めるテスト）】

・測定距離：開始時のつま先から終了時のつま先までの距離．

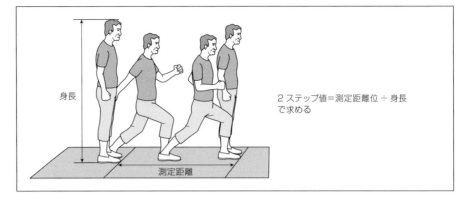

2ステップ値＝測定距離位÷身長
で求める

身長

測定距離

【ロコモ25】

運動器に関する25項目の質問に回答し，1項目につき0～4点のどれかを選び25項目の総和を算出する．得点が高いほど自覚的困難を有する．16点は特定高齢者相当としている．

④ ロコモーショントレーニング（ロコトレ）

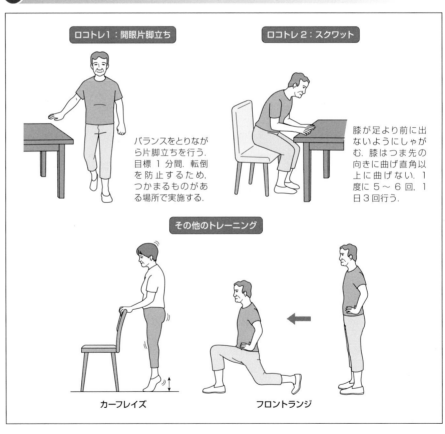

ロコトレ1：開眼片脚立ち

バランスをとりなが
ら片脚立ちを行う．
目標1分間．転倒
を防止するため，
つかまるものがあ
る場所で実施する．

ロコトレ2：スクワット

膝が足より前に出
ないようにしゃが
む．膝はつま先の
向きに曲げ直角以
上に曲げない．1
度に5～6回，1
日3回行う．

その他のトレーニング

カーフレイズ

フロントランジ

その他のトレーニング
は，上記2つのロコトレ
では物足りない人に勧め
られる．

8 運動器退行性疾患

MEMO

❶ 運動器退行性疾患とは

変形性膝関節症，変形性脊椎症，骨粗鬆症などが原因となり，〔　①　〕の原因疾患となる可能性がある疾患のこと.

- 変形性関節症（OA）・変形性脊椎症（脊椎OA）：変形性関節症・変形性脊椎症は老化性退行変化を基盤とした軟骨の変性および骨性増殖を本態としてこれらの変化に伴い関節痛・〔　②　〕をきたす疾患.
- 診断には画像診断と診断基準による評価を用いる.

ESR：erythrocyte sedimentation rate（赤血球沈降速度）
RF：rheumatoid factor（リウマトイド因子）
SFOA：synovial fluid signs of osteoarthritis〔変形性関節症の滑液の性質（清明，粘性，あるいは白血球数 < 2,000/μL）〕

表1　膝関節の突発性変形性関節症（OA）の分類基準（1986年）

臨床および臨床検査所見	膝関節痛および，以下9項目中5項目以上が該当すること 1. 年齢 > 50　　6. 熱感なし 2. こわばり < 30分　7. ESR < 40 mm/時 3. 捻髪音　　8. RF < 1：40 4. 骨圧痛　　9. SFOA 5. 骨腫大　　〔感度92%，特異性75%〕
臨床およびX線所見	膝関節痛および，以下3項目中1項目以上が該当すること 1. 年齢 > 50　　3. 捻髪音＋骨棘 2. こわばり < 30分　〔感度91%，特異性86%〕
臨床所見	膝関節痛および，以下6項目中3項目以上が該当すること 1. 年齢 > 50　　4. 骨圧痛 2. こわばり < 30分　5. 骨腫大 3. 捻髪音　　6.〔　③　〕なし 6項目中4項目該当の場合〔感度84%，特異性89%〕

（米国リウマチ学会による膝・股関節OA分類基準）

表2　股関節の変形性関節症の分類基準（1991年）

股関節痛および次に示す3項目のうち2項目以上が該当すること 1. ESR < 20 mm/時 2. 大腿あるいは寛骨臼骨棘のX線所見 3. 関節裂隙狭小のX線所見

（米国リウマチ学会による膝・股関節OA分類基準）

❷ 変形性関節症・変形性脊椎症の有病率・危険因子

*：これらは，無症候性の者を含む，レントゲン画像により得られたもの.

- 変形性膝関節症の有病率は男性より女性が多く，男性42.0%，女性で61.5%である*.
- 変形性脊椎症の有病率は女性より男性が多く，男性80.6%，女性で64.6%である*.
- 年齢および肥満は変形性膝関節症の危険因子である.
- 半月板切除は変形性膝関節症の危険因子である.

❸ 骨粗鬆症の有病率・危険因子

- 腰椎の骨粗鬆症の有病率は男性3.4%，女性19.2%である.
- 大腿骨頸部の骨粗鬆症の有病率は男性12.4%，女性26.5%である.
- 大腿骨頸部骨折の有病者数は男性より女性のほうが多い.
- 椎体骨折の有病率は，70歳代女性で30%，80歳代では40%を超え，男性ではその1/3である.
- 低骨密度により，骨折の相対危険度は1.5倍増加する.
- 既存椎体骨折により，新規椎体骨折の相対危険度は4倍増加する.
- 喫煙により，骨折の相対危険度は1.25倍増加する.
- 1日純アルコール量40gのアルコール摂取により，骨折の相対危険度は1.38倍増加する.

（健康運動指導士養成講習会テキスト上 p129-130 より抜粋）

解答　①要介護　②運動障害　③熱感

- ステロイド使用により，骨折の相対危険度は 1.71 ～ 2.63 倍増加する．
- 親が大腿骨頸部骨折の場合，大腿骨頸部骨折の危険度は 2.3 倍増加する．
- 運動習慣は大腿骨頸部骨折の危険度を 20 ～ 40％低下させる．
- BMI の増加により，大腿骨頸部骨折の危険度は 0.93 に減少する．
- カルシウム補助薬摂取により椎体骨折の危険度は 0.77 に減少する．

④ 変形性膝関節症・変形性脊椎症の運動指導

以下の理由から，運動指導はエビデンスレベル・有効性ともに高い．

OARSI：Osteoarthritis Research Society International（国際変形性関節症学会）

- 変形性関節症・変形性脊椎症の運動指導については OARSI により治療ガイドラインが公表されている．
- 減量は 14 論文中 75％以上が有効としている．
- 筋力向上は 23 論文中 100％ が有効としている．
- 患者教育は 17 論文中 100％が有効としている．

変形性関節症による人工膝関節，人工股関節が入っている高齢者の指導上の注意点と対応．

【人工膝関節】

- 膝の過屈曲を避ける（坐面の高さを調節）．
- 膝を床に直接つける動作を避ける（おしり歩きを取り入れる）．
- 膝関節への負担を避ける（適正体重の維持や杖の使用）．

【人工股関節】

- 股関節の内転，内旋動作を避ける（靴ひもを結ぶなど ADL 動作の指導）．
- 股関節への負担を避ける（適正体重の維持や杖の使用）．

⑤ 骨粗鬆症予防の運動指導

- 骨粗鬆症予防の運動療法により骨密度上昇効果について高いエビデンスがあるが骨折抑制のエビデンスはまだ少ない．
- 低強度の運動プログラムでも骨折予防が可能なことが示唆された．

表3　OARSI 治療ガイドライン

	＜ 25%	25%～	50%～	75%～	100%
Ia	超音波(1/6)	コンドロイチン硫酸 (3/9)	NSAIDs ＋ H₂ 阻害薬 (5/9) グルコサミン硫酸 (7/12) ディアセリン (2/3) 鍼灸治療 (6/10)	NSAIDs（17/18) HA 関節内注射 (9/11) ステロイド関節内注射 (11/13) 外用 NSAIDs (9/11) 減量 (13/14) 足底板 (12/13) 装具 (8/9)	COX-2 阻害薬 (13/13) NSAIDs ＋ PPI (10/10) オピオイド (9/9) 筋力強化 (23/23) 患者教育 (17/17)
Ib	レーザー (1/7) 電気治療 (1/9)		関節鏡視下デブリドメン (5/8) 関節洗浄 (3/5)		
Ⅲ					人工関節置換 (16/16) 骨切り術 (11/11)
Ⅳ	経口ステロイド (0/2)		膝関節穿刺 (2/3)		膝関節固定術 (3/3)

NSAIDs：非ステロイド性抗炎症薬，胃酸の分泌抑制薬：H₂ 阻害薬（ヒスタミン H₂ 受容体拮抗薬），PPI（プロトンポンプ阻害薬），HA：ヒアルロン酸．

（健康運動指導士養成講習会テキスト上 p128）

9 慢性閉塞性肺疾患，運動誘発性喘息

MEMO

COPD : chronic obstructive pulmonary disease

スパイロメトリーによる肺機能検査では，一秒率（FEV₁）と肺活量（VC）が求められる．COPDは閉塞性疾患であるため，FEV₁が低下する．

❶ 慢性閉塞性肺疾患（COPD）とは

〔　①　〕を主とする有害物質を長期に吸入曝露することによって生じた肺の炎症性疾患である．肺（呼吸）機能検査では〔　②　〕の値が低下（閉塞性の機能低下）を示し，進行性である．

❷ COPDの診断

慢性に〔　③　〕，喀痰，体動時呼吸困難がみられる．気管支拡張薬吸入後の呼吸機能検査で一秒率が〔　④　〕％未満であればCOPDと診断する．

表4　COPDの病期分類

病期	気流閉塞の程度	定義
Ⅰ期	軽度	%FEV₁ ≧ 80%
Ⅱ期	中等度	50% ≦ %FEV₁ < 80%
Ⅲ期	高度	30% ≦ %FEV₁ < 50%
Ⅳ期	きわめて高度	%FEV₁ < 30%

❸ COPD患者における運動の効果（目的）

- 身体不活動による呼吸困難の悪循環を断ち切る．
- 呼吸困難の軽減．
- 運動耐用能の改善．
- 運動関連QOL，ADLの改善．

❹ COPD患者に対する運動療法実施のための評価項目

【必須の項目】

ゴロアワセ あ，フィールド走れ新婚さん

- ア　⇒　握（あく）力
- フィールド　⇒　**フィールド**歩行試験（6分間歩行，シャトルウォーキング）
- ハ　⇒　肺（**はい**）機能検査（スパイロメトリー）
- シ　⇒　身体（**しんたい**）所見（フィジカルアセスメント）
- レ　⇒　胸部**レ**ントゲン
- シン　⇒　心（**しん**）電図
- コン　⇒　安静時・労作時呼吸困難（**こん**なん）
- サン　⇒　経皮的酸素（**さんそ**）飽和度（SpO₂）

解答　①タバコ煙　②一秒率　③咳　④70

⑤ COPD における運動療法の適応

- 呼吸器症状があり COPD の臨床診断がなされている.
- 標準的な治療により病態が安定している.
- COPD により機能的な制限がある.
- 運動療法の施行を妨げる因子や不安定な合併症がない.
- 患者に積極的な実施意欲がある.
- 十分なインフォームドコンセントが得られている.

(健康運動指導士養成講習会テキスト上 p133-134 より抜粋)

運動療法は病期, 年齢, 呼吸機能にかかわらず適応となる.

⑥ COPD における運動療法の内容

- 呼吸トレーニングは, 気道内圧を上昇させ呼気時間が延長, 機能的残気量が減少する〔　①　〕呼吸あるいは, 腹式呼吸.
- 換気の改善や排痰を目的とした呼吸介助.
- 〔　②　〕の可動域トレーニングとともに〔　②　〕や周辺の筋, 関節の柔軟性を改善する目的で行うリラクセーション.
- 排痰手技は自動的に行う〔　③　〕(強制呼出呼吸)や, 他動的に行う〔　④　〕(胸郭を圧迫する方法).
- 全身持久力トレーニングは疾患の重症度, リスク, 継続しやすさを考慮し大きな筋群を一定のリズムで動かして一定時間以上続ける.
- 筋力トレーニングは下肢の筋力強化を中心に上肢の強化も行う.

⑦ COPD における運動療法実施上の注意事項

SpO_2：経皮的酸素飽和度

- Borg CR-10 スケール（呼吸困難や下肢疲労感などを 0 ～ 10 で表す）や, パルスオキシメーターで SpO_2 を測定するなどのモニタリングを行う.
- 運動時の心拍数は〔　⑤　〕拍/分以下が望ましい.
- 息切れの増加, 咳や喀痰の増加, 膿性痰の出現, 胸部症状の出現・増強など身体所見を運動療法開始前に実施する. 症状増悪があれば運動療法は禁忌となる.
- 骨粗鬆症の併存を高率に認めるため, 圧迫骨折の発症に注意を払う.
- 息こらえを伴う等尺性運動は避ける.

⑧ COPD における運動療法中止基準

CR-10 スケール 7 とは「とても強い」を表す.

❶ 呼吸困難：〔　⑥　〕スケール 7 ～ 9.
　その他の自覚症状：胸痛, 動悸, 疲労, めまい, ふらつき, チアノーゼ.
❷ 心拍数：年齢別最大心拍数の〔　⑦　〕％（肺性心を伴う COPD では 65 ～ 70％）.
❸ 呼吸数：毎分 30 回以上.
❹ 血圧：高度に〔　⑧　〕期血圧が下降したり〔　⑨　〕期血圧が上昇したとき.
❺ SpO_2：〔　⑩　〕％ 未満になったとき.

(日本呼吸ケア・リハビリテーション学会ほか編：呼吸リハビリテーションマニュアル—運動療法, 第 2 版, 照林社, 2012)

解答　①口すぼめ　②胸郭　③ハフィング　④スクイージング　⑤120　⑥ボルグ CR-10　⑦85
　　　　⑧収縮　⑨拡張　⑩90

MEMO

EIA：exercise induced asthma

実際の運動では短距離走の繰り返しや中距離走で起きやすい．

吸入 β_2 刺激薬：気管支拡張薬とも呼ばれ，気道を広げる効果がある．発作を和らげる短時間作用型と，発作を予防する長時間作用型がある．

❾ 運動誘発性喘息（EIA）

- 運動誘発性喘息とは，運動の数分後に喘息発作や気管支収縮が生じること．最大心拍数 80％以上となるような激しい運動を〔 ① 〜 ② 〕分間行うことで発作が誘発されやすい．
- COPD はおもに喫煙を原因とする〔 ③ 〕の慢性炎症性気道疾患であるのに対し，気管支喘息ではさまざまな環境アレルゲンが関与することが多く，〔 ④ 〕を主体とする慢性炎症性気道疾患である．
- 喘息患者の多くは，運動終了の数分後から一過性の気管支収縮をきたし，〔 ⑤ 〕分以内に自然回復する．

❿ EIA に対する運動実施上の注意点

- 急に乾燥した冷たい外気を吸い込むと発作を起こすため，十分なウォーミングアップを行い，ゆっくり外気に慣れさせる．
- マスクを着用する．
- 吸入 β_2 刺激薬などの薬剤を運動前に吸入することで気管支収縮を抑制できる．
- 軽い運動で EIA が誘発される場合は長期的な管理の見直しが必要．

解答 ①3 ②8 ③好中球主体 ④好酸球 ⑤60

10 がん（悪性新生物）

MEMO

💡 がんの罹患数と部位別死亡率では順位が異なる.

📖 2011 年のがん患者数（罹患数）の総計は 85 万人.

❶ わが国のがん罹患者数の動向

- がんは，わが国の死亡原因の第 1 位を占め，全死亡の約 3 割である.
- 年齢調整死亡率では，がんの罹患は 1980 年代以降増加している一方で，がんの死亡は 1990 年代半ばをピークに減少傾向に転じている.
- 部位別にみると，男性では〔　①　〕，胃，大腸，前立腺の罹患数が多く，女性では〔　②　〕がんと〔　③　〕がんの増加傾向が続いている.

❷ わが国のがん対策：がん対策基本法の基本的施策

- がん予防および早期発見の推進.
- がん医療の均霑化（きんてん）の促進.
- 研究の推進.

❸ がん検診の基本的要件

❶患者数が多く重大な死亡原因であること.
❷検診を行うことで死亡が確実に減少すること.
❸検診を行う検査方法があること.
❹検査が安全であること.
❺検査の精度が高いこと.
❻発見されたがんについて早期治療が存在すること.
上記要件を満たす 5 種のがんについて検診を実施している.

- 胃がん検診：胃部レントゲン検査（約 10%が要精密検査と判定される）.

📖 コルポスコープ：子宮頸部粘膜表面を腟内拡大鏡により拡大して観察する検査.

- 子宮がん検診：子宮がんには子宮頸がんと子宮体がんの 2 種類がある．検診の対象になるのは子宮頸がんであり，子宮頸部粘膜の細胞診（約 1%が要精密検査と判定される）を 2 年に 1 回実施する．精密検査には，コルポスコープや組織診を行う.
- 肺がん検診：胸部レントゲン検査（約 3%が要精密検査と判定される）および，〔　④　〕400 あるいは 600 以上の喫煙者を対象に喀痰細胞診が行われる（約 1%が要精密検査と判定される）．精密検査は胸部 CT 検査や気管支鏡検査を行う.

📖 〔　④　〕＝1 日の喫煙本数×喫煙年数

- 乳がん検診：乳房レントゲン検査＝〔　⑤　〕，および視触診（約 8%が要精密検査と判定される）．40 歳以上の女性を対象として 2 年に 1 回実施される.
- 大腸がん検診：便潜血検査（約 7%が要精密検査と判定される）．精密検査は大腸内視鏡検査で直腸から盲腸までのがんやポリープを確認する.

解答 ①肺　②③大腸　肺（順不同）　④ブリンクマン指数　⑤マンモグラフィ

飲酒は
日本酒 1合
ビール大瓶 1本
焼酎や泡盛 1合の 2/3
ウィスキー・ブランデー
ダブル 1杯
ワインボトル 1/3 程度

④ 日本人のためのがん予防法（2016）

喫煙	タバコは吸わない．他者のタバコの煙を避ける
飲酒	飲む場合は純アルコール量換算で 1 日約〔 ① 〕g まで
食事	食事はバランスよく 食塩は 1 日男性 8.0 g 未満，女性 7.0 g 未満 野菜やくだもの 1 日〔 ② 〕g 以上 飲食物を〔 ③ 〕状態でとらない
身体活動	毎日〔 ④ 〕分程度の歩行に加え，週 1 回程度の活発な運動
体形	男性は BMI 21 ～ 27，女性は 21 ～ 25 に維持する
感染	肝炎ウイルス感染の有無を知り治療措置をとる

（国立がん研究センターがん対策情報センター：がん情報サービス「日本人のためのがん
予防法」2016 年 8 月更新）

⑤ がん患者における運動

症候	注意点
高度の貧血	改善するまで日常生活以外の運動を延期
免疫不全	〔 ⑤ 〕数が安全な範囲に回復するまで公共ジムや，公共プールを避ける
造血幹細胞移植後	移植後〔 ⑥ 〕が経過するまで公共ジム，公共プールでの運動を避ける
高度の疲労感	1 日 10 分程度の軽い運動にとどめる
放射線治療中	治療部位の皮膚がプールの塩素に触れるのを避ける
カテーテル留置	細菌感染のリスクを避けるためプール，海，湖などは避ける カテーテルが抜けるため，留置部位のトレーニングは避ける
コントロール 不良の合併症	運動プログラムについて主治医に相談する
末梢神経障害や失調	筋力低下や平衡覚減弱により患肢をコントロールできないため，歩行やトレッドミルよりリクライニング式バイクのほうがよい

解答　① 23　② 400　③熱い　④ 60　⑤白血球　⑥ 1 年

11 軽度認知障害・認知症

認知症の分類別に
その特徴の違いを覚え
よう！

❶ 認知症とは

65歳以上高齢者のうち14.6%は認知症とされ，認知症の7～8割は「アルツハイマー型認知症」「脳血管性認知症」および，これらの「混合型」である.

❶アルツハイマー型認知症

- 最も有病率が高い.
- 原因は〔　①　〕因子と環境因子に分けられる.
- 環境因子のほうがより大きくかかわっている.

❷脳血管性認知症

- 認知症の15～20%を占める.
- 脳梗塞，脳血栓症，脳塞栓症，脳出血，くも膜下出血による脳血管障害が原因となる.
- 原因疾患となる危険因子には「運動不足」「肥満」「食塩摂取」「飲酒」「喫煙」の生活習慣と「高血圧」「脂質異常症」「糖尿病」「心疾患」があり生活習慣を見直すことが予防につながる.

EPA：エイコサペンタエン酸
DHA：ドコサヘキサエン酸

【発症に影響を与える（予防に有効と考えられる）因子】

〔　②　〕の摂取	1日1回以上〔　②　〕を摂取している人に比べ，ほとんど食べていない人は，危険が5倍となる.〔　②　〕に含まれるEPAやDHAによる効果と考えられている
〔　③　〕の摂取	野菜やくだものの摂取が多いとアルツハイマー型認知症の発症率が低い ビタミンE，ビタミンC，βカロテンの摂取が予防に有効と考えられている
ワインの摂取	ワインの摂取をしている人はアルツハイマー型認知症の発症率が低い
〔　④　〕活動	〔　④　〕活動を頻繁に行う人はアルツハイマー型認知症の危険度が低い
対人的な接触頻度	対人的接触頻度が低い人は発症リスクが8倍高い 夫婦同居，子どもと週1回以上会う人に比べ独居で閉じこもりがちの人は認知症の発症率が高い
運動習慣	運動を行い活動量の高い人は低い人に比べ認知機能低下リスクが低い 中年期に週2回以上の定期的運動やレジャーでの身体活動をしていた人は認知症発症リスクが抑制される

知的活動：テレビ・ラジオの視聴，新聞・本・雑誌を読む，トランプ・チェスなどのゲーム.

MCI：mild cognitive impairment

❷ 軽度認知障害（MCI）

- 認知症ではないが正常ともいい難い軽度の認知機能低下を有する状態は，「軽度認知障害」と呼ばれ，認知症を発症するリスクが高い. その反面，38.5%のMCI高齢者は5年後に正常な認知機能へと回復するという報告もある.
- アルツハイマー型認知症は，正常な老化過程とは異なる前駆的期間が存在する. 正常な認知機能を有する高齢者のアルツハイマー型認知症への移行率は1～2%であるのに対し，MCI高齢者のアルツハイマー型認知症への移行率は〔⑤　～　〕%であり，MCIはアルツハイマー型認知症の前駆症状として重要な介入期間である.

ストレッチ，筋力トレーニング，有酸素性運動，コグニサイズなどの脳活性化運動の継続により，ウェクスラー成人知能検査で改善が認められ，脳萎縮領域が減少することが確認された.

解答 ①遺伝的　②魚　③野菜やくだもの　④知的　⑤10～15

❸ 認知症予防に関する運動介入

【対象】

MCI 高齢者.

【方法】

ウォーキング, 旅行, 料理, パソコンなど高齢者がやってみたいと挙げているものはモチベーションを保ちやすい.

- ACSM（アメリカスポーツ医学会）が推奨するウォーキングプログラム：1日30分間の早歩きを週5回行うことを目標としている. 有酸素運動は脳血流増大, 認知症発症の遅延, 身体能力維持に効果が期待できる.
- 運動介入により, 単語想起テスト, 認知機能テスト（MMSE）が有意に記録が向上したという報告がある.
  ・ストレッチング.
  ・筋力トレーニング.
  ・有酸素性運動.
  ・脳活性化運動：100から7を引く, つぎに9を引くなどの計算など.
- 脳容量：MRIと解析ソフトを用いた脳容量測定は早期認知症の診断に有用とされるが, 健康講座による運動実施群と非実施群の比較において非運動実施群では脳萎縮の割合が高まり, 運動実施群との交互作用が認められている.

運動介入により, 認知症の脳萎縮の割合が少なくなることを示している.

MMSE：Mini Mental State Examination

実 践 問 題

1 2 3 ①メタボリックシンドロームについて正しいものを選びなさい
1. 高血糖, 高トリグリセリド血症, 高HDLコレステロール血症, 高血圧などの因子が重積した病態である
2. 肥満, 特に下半身に脂肪の蓄積したタイプの肥満が重要な因子とされている
3. 予防には地中海食が有効とされる
4. 理想体重まで減量をしなくては改善効果がみられない

1 2 3 ②メタボリックシンドロームの診断基準について正しいものを選びなさい
1. ウエスト周囲径：男性 ≧ 90 cm, 女性 ≧ 85 cm
2. 空腹時血糖：≧ 110 mg/dL
3. 血圧：収縮期血圧 ≧ 160 mmHg, かつ / または拡張期血圧 95 mmHg
4. トリグリセリド（中性脂肪）：≧ 200 mg/dL

1 2 3 ③メタボリックシンドロームの診断基準について正しいものを選びなさい
1. HDLコレステロール：≧ 40 mg/dL
2. ウエスト周囲径は立位で軽吸気時, 臍レベルで測定する
3. ウエスト周囲径の基準値は, 内臓脂肪面積 ≧ 100 cm^2 に相当する
4. メタボリックシンドロームと診断された場合, 糖負荷試験は必須である

④特定保健指導におけるリスク層別化について正しいものを選びなさい
1. STEP 2 では空腹時血糖 ≧ 100 mg/dL で追加リスクとなる
2. STEP 3 では内臓脂肪蓄積のリスク判定を行う
3. 75 歳以上の人については「積極的支援」の対象となった場合でも「動機づけ支援」とする
4. HbA1c 検査は過去 6 ヵ月の血糖値を反映する

⑤肥満について正しいものを選びなさい
1. 一次性・原発性肥満は先天性異常症候群に伴うものである
2. 二次性・症候性肥満は肥満全体の約 5％程度である
3. 二次性・症候性肥満とは病気などの原因がないのに起こる肥満である
4. 薬物による肥満を原発性肥満という

⑥肥満に起因・関連する減量を要する健康障害で，脂肪細胞の量的異常を選びなさい
1. 睡眠時無呼吸症候群（SAS）
2. 脳梗塞
3. 月経異常
4. 耐糖能障害

⑦異所性脂肪蓄積によりインスリン分泌不全の原因となるものはどれか
1. 膵島の脂肪蓄積
2. 血管周囲の脂肪蓄積
3. 骨格筋の脂肪蓄積
4. 皮下脂肪の蓄積

⑧アディポカインのうち動脈硬化に抑制的に働くものを選びなさい
1. TNF-α
2. HB-EGF
3. PAI-1
4. アディポネクチン

⑨肥満に対する運動療法の減量効果について正しいものを選びなさい
1. 減量後の体重維持には週 100 ～ 150 分の身体活動が有効とされる
2. 週 > 150 分の身体活動で 2 ～ 3 kg の減量
3. 体重増加の予防には週 50 ～ 100 分の身体活動が有効とされる
4. 週 170 ～ 200 分の身体活動で 5 ～ 7.5 kg の減量

⑩高血圧について正しいものを選びなさい
1. 外来診察室という特殊な医療環境では，血圧が反応的に上昇する状態を仮面高血圧という
2. 本態性高血圧とは腎，副腎，その他に高血圧を起こす原因となる病変がある高血圧のことをいう
3. 二次性高血圧は高血圧全体の 90 ～ 95％を占める
4. 収縮期と拡張期が異なる分類に属する場合には高いほうの分類に組み入れられる

⑪日本高血圧学会治療ガイドラインに示されている高血圧の分類で正しいものを選びなさい
1. 高血圧の分類において，Ⅰ度高血圧とは 160 〜 169 かつ / または 90 〜 99 mmHg
2. 高血圧の分類において，Ⅰ度高血圧とは 130 〜 139 かつ / または 85 〜 89 mmHg
3. 高血圧の分類において，Ⅰ度高血圧とは 140 〜 159 かつ / または 90 〜 99 mmHg
4. 高血圧の分類において，Ⅰ度高血圧とは 160 〜 169 かつ / または 100 〜 109 mmHg

⑫診察室血圧に基づいた血管リスク層別化において中等リスクを示すものを選びなさい
1. 糖尿病以外の 2 個の危険因子があり血圧は 150/95 mmHg
2. 3 個以上の危険因子があり血圧は 165/109 mmHg
3. 予後影響因子はないが血圧が 155/99 mmHg
4. 糖尿病以外の 2 個の危険因子があり血圧は 160/100 mmHg

⑬高血圧者の運動療法について正しいものを選びなさい
1. 軽度のアイソトニック運動では拡張期血圧が上昇する
2. 週 4 回以上の高強度運動が必須である
3. 歩行は 1 日に 8,000 歩程度が望ましい
4. レジスタンス運動は行ってはならない

⑭高血圧者に対する生活習慣の修正項目のうち正しいものを選びなさい
1. 飽和脂肪酸摂取量増加
2. 塩分は 6 g/日未満
3. BMI 20 未満への減量
4. 高強度のレジスタンス運動を中心に毎日行う

⑮脂質異常症のスクリーニングのための診断基準について正しいものを選びなさい
1. LDL コレステロールが 120 mg/dL の場合は境界型高 LDL コレステロール血症に該当する
2. トリグリセリドが 120 mg/dL の場合は高トリグリセリド血症に該当する
3. LDL コレステロールが 130 mg/dL の場合は高 LDL コレステロール血症に該当する
4. HDL コレステロールが 45 mg/dL 未満の場合は高 HDL コレステロール血症に該当する

⑯冠動脈疾患絶対リスク評価チャートについて正しいものを選びなさい
1. STEP 1 では性別，喫煙の有無，拡張期血圧，総コレステロール値（TC）で該当する部分をチェックする
2. 絶対リスクは，年齢層が変わらない限り変化しないので 10 年に 1 回再評価しておくとよい
3. 糖尿病や CKD 患者などの高リスク状態ではこのチャートは使用できない
4. STEP 2 では低 HDL コレステロール血症，冠動脈疾患の既往歴，耐糖能異常のいずれかがあるかをチェックする

☐1 ☐2 ☐3 ⑰以下のうち最も比重の高いリポたんぱくを選びなさい
1. IDL
2. VLDL
3. HDL
4. LDL

☐1 ☐2 ☐3 ⑱脂質異常症の予防・治療における生活習慣の修正項目について正しいものを選びなさい
1. 適切な脂質の摂取として飽和脂肪酸の多い食品を摂取するようにする
2. 食塩の摂取量は，10 g/日未満に制限する
3. 炭水化物の摂取はグリセミック指数（GI 値）の低い食事が望ましい
4. 適正体重の維持のために，1 日の摂取エネルギーを 400 kcal 減らすことから開始する

☐1 ☐2 ☐3 ⑲脂質異常症の運動療法について正しいものを選びなさい
1. 運動強度はボルグスケールで 14 〜 15 が望ましい
2. 運動量・頻度は 180 分/週が望ましい
3. 運動強度は 70% $\dot{V}O_2$max 程度が望ましい
4. 運動の種類はレジスタンス運動が望ましい

☐1 ☐2 ☐3 ⑳糖尿病について正しいものを選びなさい
1. 糖尿病は多くの場合早期から自覚症状を有する
2. 糖尿病の微小血管障害は腎不全，白内障，神経障害などである
3. 生活習慣病として患者数が急増しているのは 1 型糖尿病である
4. 糖尿病はインスリンの分泌低下やインスリン抵抗性による慢性高血糖状態を主徴とする

☐1 ☐2 ☐3 ㉑糖尿病の診断について正しいものを選びなさい
1. HbA1c ≧ 4% であれば糖尿病型とする
2. 75 g ブドウ糖負荷試験とはブドウ糖を溶かした液を飲んで 6 時間後の血糖値を評価する
3. 空腹時血糖値≧ 126 mg/dL であれば糖尿病型とする
4. 随時血糖値≧ 130 mg/dL であれば糖尿病型とする

☐1 ☐2 ☐3 ㉒糖尿病患者に対する運動療法について正しいものを選びなさい
1. 筋収縮は GLUT4 がグルコースの細胞外から細胞内への取り込みを促進して血糖値が上昇する
2. 運動強度は最大酸素摂取量の 75% 程度で実施する
3. 運動時の心拍数は 50 歳以上では 130 拍/分以内にとどめる
4. 運動の種類は，ウォーキング，自転車，水泳など全身の筋肉を使い運動器に負担をかけない種目が望ましい

㉓糖尿病患者に対する食事について正しいものを選びなさい
1. 軽労作の場合，エネルギー摂取量は 15 〜 20 kcal/kg 標準体重が望ましい
2. 重労作の場合，〜 50 kcal/kg 標準体重が望ましい
3. エネルギー摂取量の 50 〜 60％を炭水化物から摂取することが望ましい
4. エネルギー摂取量の 10％をたんぱく質から摂取することが望ましい

㉔虚血性心疾患について正しいものを選びなさい
1. 突然死の約 1/5 は心血管疾患による
2. 虚血性心疾患とは心筋の酸素過剰の状態である
3. 心筋への酸素供給は主要な 3 本の冠状動脈からの冠血流量と動静脈酸素較差によって決定される
4. 虚血の原因となる粥状動脈硬化症は，主に血管の外膜に起こる

㉕冠危険因子について正しいものを選びなさい
1. タイプ A 行動パターンは急性心筋梗塞症の危険因子である
2. 禁煙後 20 年で虚血性心疾患や脳卒中のリスクが 1/3 に減少する
3. 心筋梗塞後の死亡率では，糖尿病患者では非糖尿病患者に比べて低く，予後もよい
4. 肥満のみでは冠動脈疾患の独立した危険因子にはならない

㉖心筋梗塞二次予防のための一般療法について正しいものを選びなさい
1. 血圧管理の目的では，1 日の塩分量を 10 g 未満に管理する
2. 脂質管理の目的では，脂肪の摂取量を総エネルギーの 5％以下に制限する
3. 運動療法として抵抗運動は行わない
4. 心筋梗塞後の睡眠時無呼吸症候群には持続陽圧呼吸療法が有効である

㉗ロコモティブシンドロームについて正しいものを選びなさい
1. ロコモティブシンドロームの原因となる三大疾患は骨粗鬆症，変形性関節症，脊柱管狭窄症である
2. ロコモティブシンドロームとは神経の障害を意味する用語である
3. 心血管疾患のおもな原因とされる
4. 加齢による運動機能の低下はロコモティブシンドロームに含まれない

㉘ロコチェックに含まれるものを選びなさい
1. 1 時間続けて歩けない
2. 階段を降りるのに手すりが必要である
3. 10 kg 程度の買い物をして持ち帰るのが困難である
4. 片脚立ちで靴下がはけない

㉙ロコモ度テストについて正しいものを選びなさい
1. 2 ステップ値は，最大 2 歩幅÷身長で求められる
2. 立ち上がりテストでは，両腕を胸の前で組んで台に深く座った姿勢からスタートする
3. 立ち上がりテストでは，40 cm の台から片脚で立てなかった場合テストは終了となる
4. 2 ステップテストは，踵から踵までの距離を最大 2 歩幅とする

㉚ロコトレに含まれるものを選びなさい
1. ベンチプレス
2. チンニング
3. カーフレイズ
4. デッドリフト

㉛変形性関節症・変形性脊椎症の有病率・危険因子について正しいものを選びなさい
1. 変形性膝関節症の有病率は女性よりも男性のほうが高い
2. 変形性脊椎症の有病率は男性より女性のほうが高い
3. 年齢（加齢）は変形性膝関節症の危険因子には入らない
4. 半月板切除は変形性膝関節症の危険因子である

㉜骨粗鬆症の有病率・危険因子について正しいものを選びなさい
1. 椎体骨折の有病率は男性が女性の 1.5 倍である
2. 既存椎体骨折により新規椎体骨折の相対危険度が 4 倍増加する
3. 大腿骨頸部骨折の有病者数は女性より男性のほうが多い
4. 低骨密度により骨折の相対危険度は 4 倍増加する

㉝変形性膝関節症，変形性脊椎症および骨粗鬆症の運動療法の効果について正しいものを選びなさい
1. OARSI 治療ガイドラインにおいて減量のエビデンスレベルはⅠaで高いエビデンスがある
2. 運動による骨密度上昇効果についてはエビデンス（根拠）が少ない
3. OARSI 治療ガイドラインにおいて筋力強化のエビデンスレベルはⅢである
4. 低強度な運動プログラムでは骨折予防の効果はない

㉞COPD の病期分類のうち正しいものを選びなさい
1. Ⅰ期：% $FEV_1 \geq 90\%$
2. Ⅱ期：$50\% \leq \%\ FEV_1 < 80\%$
3. Ⅲ期：$10\% \leq \%\ FEV_1 < 50\%$
4. Ⅳ期：% $FEV_1 < 10\%$

㉟COPD 患者に対する運動療法実施のための評価項目のうち必須項目に含まれるのを選びなさい
1. BMI
2. スパイロメトリー
3. 50 m 走
4. 長座位体前屈検査（柔軟性）

㊱COPD について正しいものを選びなさい
1. COPD は肺活量が低下する疾患である
2. COPD 患者では気管支拡張薬を吸入すれば一秒率が 70% 以上に回復する
3. タバコ煙を主とする有害物質の長期にわたる吸入曝露が原因となる
4. 慢性疾患であるが，進行性の疾患ではない

☐1☐2☐3 ㊲COPD 患者の運動療法について正しいものを選びなさい
1. 運動療法は病期や年齢が高まると適応から外れる
2. SpO_2 が 95％未満になったら運動療法を中止する
3. 呼吸トレーニングは口すぼめ呼吸が効果的である
4. 病態が安定していない場合も注意しながら運動療法を実施する

☐1☐2☐3 ㊳COPD の運動療法中止基準について正しい組み合わせを選びなさい
a. 呼吸困難の場合ボルグ CR-10 のスケールが 7 〜 9
b. 呼吸数が毎分 25 回以上
c. SpO_2 が 80％未満となったとき
d. 高度に収縮期血圧が下降し, 拡張期血圧が上昇したとき
　1. a, b　　2. b, c　　3. c, d　　4. a, d

☐1☐2☐3 ㊴わが国のがん患者数の動向について正しいものを選びなさい
1. がんは, わが国の死亡原因の第 4 位を占め, 全死亡の 10％である
2. 年齢別のがんによる死亡のピークは, 男性では 55 〜 59 歳である
3. 年齢別のがんによる死亡のピークは, 女性では 65 〜 69 歳である
4. 男女別がん部位別死亡数で女性の第 1 位は大腸である

☐1☐2☐3 ㊵がん患者数のうち男性で最上位となっているものを選びなさい
1. 前立腺がん
2. 胃がん
3. 肺がん
4. 大腸がん

☐1☐2☐3 ㊶がん検診について正しいものを選びなさい
1. ブリンクマン指数とは 1 日の喫煙本数×喫煙年数で求められる
2. 大腸がんの検診では全対象者に大腸内視鏡検査が実施される
3. 乳がんの検診では精密検査にコルポスコープが実施される
4. 胃がん検診では約 3％が要精密検査と判定される

☐1☐2☐3 ㊷日本人のためのがん予防法について正しいものを選びなさい
1. 肝炎ウイルス感染の有無を知り治療措置をとる
2. 飲食物を冷たい状態でとらない
3. BMI は男女とも 20 以下を心がける
4. 毎日 120 分程度の歩行に加え週 3 回程度の活発な運動を行う

☐1☐2☐3 ㊸がん患者における運動療法について正しいものを選びなさい
1. 白血球数が安全な範囲に回復するまで公共ジムや公共プールの利用は避ける
2. カテーテルを留置している部位は筋力向上のために重点的にトレーニングを行う
3. 1 日に 60 分以上の運動を積極的に行い, 体力を高めることが重要である
4. 高度の貧血がある場合は転倒に注意をしながらジョギングなどの運動を行う

| 1 | 2 | 3 | ㊹認知症について正しいものを選びなさい

1. 認知症のなかで最も有病率が高いのは脳血管性認知症である
2. アルツハイマー型認知症の原因は運動不足，肥満，食塩の摂取，飲酒，喫煙の生活習慣，高血圧，脂質異常症，糖尿病や心疾患などがある
3. アルツハイマー型認知症の発症には対人接触頻度が関係している
4. アルツハイマー型認知症の原因は遺伝的因子と環境因子に分けることができるが，遺伝的因子のほうが大きく発症にかかわっている

| 1 | 2 | 3 | ㊺脳血管性認知症について正しいものを選びなさい

1. 認知症のなかで最も有病率が高い
2. 生活習慣の見直しでは予防はむずかしい
3. MCI は脳血管性認知症の前駆症状である
4. 脳血管障害が原因となる

| 1 | 2 | 3 | ㊻アルツハイマー型認知症の発症に影響を与える因子について正しいものを選びなさい

1. 1日1回肉類を摂取した人に比べ，ほとんど食べていない人は発症の危険度が5倍になる
2. テレビ，ラジオの視聴頻度，新聞，本，雑誌を読む頻度が高い人は，体力が低下し発症の危険度が高まる
3. 野菜やくだものの摂取が多い人は少ない人に比べ発症の頻度が高い
4. 運動を行い活動量の高い人は低い人に比べ発症の頻度が低い

| 1 | 2 | 3 | ㊼MCI について正しいものを選びなさい

1. MCI とは，認知症と診断されているが比較的症状の進行が緩やかなものをいう
2. MCI とは，一度認知症と診断されたが治癒したものをいう
3. MCI とは，認知症ではないが正常ともいい難い軽度認知機能低下を有するものをいう
4. MCI とは，回復の見込みのない重度認知症をいう

解答

①3　1：HDL コレステロールは低値が問題となる.
2：肥満は特に内臓型で上半身に脂肪が蓄積したタイプの肥満が重要な因子とされている.
3：オリーブ油，魚介類，野菜，くだもの，赤ワインなどの豊富な地中海食の摂取が予防に有効とされる.
4：改善のためには理想体重に至らなくとも5～10%の減量とその維持が重要である.

②2　1：ウエスト周囲径は男性≧85 cm，女性≧90 cm.
2：診断基準の空腹時血糖≧110 mg/dL（特定保健指導のリスク層別化においては空腹時血糖≧100 mg/dL）.
3：血圧：収縮時血圧≧130 mmHg，かつ/または拡張期血圧≧85 mmHg.
4：トリグリセリド（中性脂肪）≧150 mg/dL.

③3　1：HDL コレステロールは低値が問題となり<40 mg/dL が診断基準となる.
2：ウエスト周囲径は立位で軽呼気時，臍レベルで測定する.
3：CT で内臓脂肪測定を行うことが望ましいが，簡易に腹囲測定を行うことで内臓脂肪の蓄積を評価することができる．ウエスト周囲径の基準は，男女とも内臓脂肪面積≧100 cm²に相当する.
4：メタボリックシンドロームと診断された場合は糖負荷試験が勧められるが，診断には必須ではない.

④1　1：特定保健指導のリスク層別化においては空腹時血糖≧100 mg/dL（診断基準の空腹時血糖≧110 mg/dL）.
2：STEP3 では保健指導レベルを分類する.
3：75歳以上ではなく65歳以上75歳未満の人については「積極的支援」の対象となった場合でも「動機づけ支援」とする.
4：HbA1c 検査は過去1～3ヵ月の血糖値を反映した血糖値コントロールの指標.

⑤2　一次性・原発性肥満は病気などの原因がないのに起こる肥満であり，肥満の大半を占める．二次性・症候性肥満は肥満全体の約5%程度であり内分泌性肥満，先天性異常症候群に伴うもの，視床下部性肥満，薬物による肥満が含まれおもに原因疾患の治療

が主体となる.

⑥ 1　肥満に起因・関連する減量を要する健康障害で，脂肪細胞の質的異常は「耐糖能障害」「脂質異常症」「高血圧」「高尿酸血症」「冠動脈疾患」「脳梗塞」「脂肪肝」「月経異常」「肥満関連腎臓病」であり，量的異常は「整形外科的疾患（変形性膝関節症，腰痛症）」と「睡眠時無呼吸症候群（SAS）」である.

⑦ 1　2：血管周囲の脂肪蓄積では動脈硬化が起こる.
　　　3：骨格筋の脂肪蓄積では代謝異常が起こる.
　　　4：皮下脂肪の蓄積では代謝異常が起こる.

⑧ 4　アディポカインには動脈硬化に促進的に働きインスリン抵抗性をきたす TNF-α，PAI-1，HB-EGF などと，動脈硬化に抑制的に働くレプチンやアディポネクチンなどがある.

⑨ 2　体重増加の予防には週 150 ～ 250 分の身体活動が必要となる. 減量には週＞150 分の身体活動で 2 ～ 3 kg の減量，週 225 ～ 420 分の身体活動で 5 ～ 7.5 kg の減量が可能である. 減量後の体重維持には週 200 ～ 300 分以上の身体活動が必要となる.

⑩ 4　1：外来診察室という特殊な医療環境で血圧が反応的に上昇する状態は白衣性高血圧という. 仮面高血圧は，診察室血圧は正常であるが家庭など診察室外の血圧が高血圧状態にあるものをいう.
　　　2：本態性高血圧は，高血圧の 90％以上を占め，その原因となる疾患がつかめないものをいう.
　　　3：二次性高血圧は全体の 5％程度で，腎，副腎，その他に高血圧を起こす原因となる病変がある高血圧をいう.
　　　4：収縮期血圧と拡張期血圧はそれぞれ独立した危険因子であるため，収縮期血圧と拡張期血圧が異なる分類に属する場合は高いほうの分類に組み入れられる.

⑪ 3　日本高血圧学会高血圧治療ガイドラインによる I 度高血圧は 140 ～ 159 かつ / または 90 ～ 99 mmHg である.

⑫ 1　糖尿病以外の 2 個の危険因子があり血圧は 150/95 mmHg は中等リスクに含まれる.

⑬ 3　1：軽度のアイソトニック運動では収縮期血圧上昇はわずかで拡張期血圧は低下する.
　　　2：週 2 ～ 3 回の中等度強度の運動が効果的である.
　　　4：レジスタンス運動は有酸素運動の降圧効果を補強する可能性がある.

⑭ 2　高血圧者の生活習慣修正では塩分は 6 g 未満である.

⑮ 1　1：境界型高 LDL コレステロール血症：120 ～ 139 mg/dL.
　　　2：高トリグリセリド血症：150 mg/dL 以上.
　　　3：高 LDL コレステロール血症：140 mg/dL 以上.
　　　4：HDL コレステロールは低値が問題であり，45 mg/dL は正常値.

⑯ 3　1：STEP 1 では性別，喫煙の有無，TC に加え，収縮期血圧で該当する部分をチェックする.
　　　2：絶対リスクは，危険因子の変化や加齢で変化するので少なくとも 1 年に 1 回再評価を行う.
　　　3：糖尿病や CKD 患者などの高リスク状態ではこのチャートは使用できない.
　　　4：冠動脈疾患の既往歴ではなく家族歴.

⑰ 3　HDL コレステロールは高比重リポたんぱくのことで最も比重が高い.

⑱ 3　飽和脂肪酸を少なく，食塩は 6 g/日未満で，GI 値の低い食事に，まずは 250 kcal 減らすことから開始するなどの修正項目が挙げられる.

⑲ 2　1：運動強度はボルグスケールで 11 ～ 13 程度が望ましい.
　　　3：運動強度は 50％ $\dot{V}O_2$max 程度が望ましい.
　　　4：速歩，スロージョギングなどが望ましい.

⑳ 4　糖尿病には膵 β 細胞破壊を特徴とする 1 型と，インスリン分泌低下やインスリン抵抗性により慢性高血糖状態を主徴とし，生活習慣病として患者が急増している 2 型糖尿病がある. 多くの場合，早期には自覚症状に乏しい. 糖尿病の微小血管障害には糖尿病性腎症・網膜症・神経障害がある.

㉑ 3　HbA1c≧6.5％，空腹時血糖値≧126 mg/dL，随時血糖値≧200 mg/dL，75g ブドウ糖負荷 2 時間値≧200 mg/dL を糖尿病型とする.

㉒ 4　1：筋収縮は GLUT4 がグルコースの細胞外から細胞内への取り込みを促進して血糖値が低下する.
　　　2：運動強度は最大酸素摂取量の 50％程度で実施する.
　　　3：運動時の心拍数は 50 歳以上では 100 拍/分程度までにとどめる.

㉓ 3　1：軽労作の場合，エネルギー摂取量は 25 ～ 30 kcal/kg 標準体重が望ましい.
　　　　　中労作の場合，エネルギー摂取量は 30 ～ 35 kcal/kg 標準体重が望ましい.
　　　2：重労作の場合，エネルギー摂取量は～ 35 kcal/kg 標準体重が望ましい.
　　　4：エネルギー摂取量の 50 ～ 60％を炭水化物，20％をたんぱく質，残りを脂質から摂取することが望ましい.

㉔ 3　1：突然死の約 3/4 が心血管疾患による.
　　　2：虚血性心疾患とは心筋の酸素需要が心筋酸素供給を上回るため心筋が酸素欠乏に陥る状態をいう.
　　　3：心筋への酸素供給は主要な 3 本の冠状動脈からの冠血流量と動静脈酸素較差により決定される.
　　　4：虚血の原因となる粥状硬化症は，おもに血管内膜に起こる.

㉕ 1　冠危険因子には年齢や性別，喫煙習慣，高血圧，糖尿病，脂質異常症，肥満，精神保健（タイプ A 行動パターンなど），メタボリックシンドローム，慢性腎臓病などが挙げられる.

㉖ 4　1 日の塩分は 6 g 未満，脂肪の摂取量は総エネルギーの 25％以下，運動療法として 10 ～ 15 RM のリズミカルな抵抗運動を行う. 有酸素運動をほぼ同頻度で行う. 心筋梗塞後の睡眠時無呼吸症候群には持続陽圧呼吸療法が有効である.

㉗ 1　ロコモティブシンドロームとは加齢による運動機能の低下による移動能力の障害のことであり，要介護の原因となり得る. 移動能力を障害する三大疾患は骨粗鬆症，変形性関節症，脊柱管狭窄症である.

㉘ 4　ロコチェックは，①片脚立ちで靴下がはけない，②家の中でつまずいたり滑ったりする，③横断歩道を青信号で渡り切れない，④階段を上るのに手すりが必要である，⑤15 分くらい続けて歩けない，⑥2 kg 程度の買い物をして持ち帰るのが困難である，

⑦家のやや重い仕事が困難であるの7項目である.

㉙ 1　2：深く座った姿勢→浅く座った姿勢.
　　3：立ち上がりテストでは，40 cmの台から片脚で立てなかった場合，両脚での立ち上がりのテストを行う.
　　4：つま先からつま先までの距離.

㉚ 3　ロコトレは，開眼片脚起立，スクワットに加えカーフレイズとフロントランジが紹介されている.

㉛ 4　1：変形性膝関節症の有病率は男性より女性のほうが高い.
　　2：変形性脊椎症の有病率は女性よりも男性のほうが高い.
　　3：変形性膝関節症の危険因子には，年齢（加齢）や半月板切除などが含まれる.

㉜ 2　1：椎体骨折の有病率は70歳代女性が30％，80歳代女性が40％であり，男性が女性の1/3以下と考えられている.
　　2：既存椎体骨折により骨折の相対危険度は4倍増加する.
　　3：大腿骨折の有病率は男性より女性が多い.
　　4：低骨密度により骨折の相対危険度は1.5倍増加する.

㉝ 1　OARSI治療ガイドラインにおいては，減量，筋力強化，患者教育は最もエビデンスレベルが高くⅠaである.骨粗鬆症予防の運動効果で最も報告が多くエビデンスレベルが高いのは骨密度上昇効果である.在宅高齢者に対し低強度な運動プログラムを行った結果，骨折予防が可能であったという報告がある.

㉞ 2　COPDの病期分類は，
　　Ⅰ期：%FEV$_1$≧80％（軽度），
　　Ⅱ期：50％≦%FEV$_1$<80％（中等度），
　　Ⅲ期：30％≦%FEV$_1$<50％（高度），
　　Ⅳ期：%FEV$_1$<30％（きわめて高度）である.

㉟ 2　COPD患者に対する運動療法実施のための評価項目のうち必須事項は，握力，フィールド歩行試験（6分間歩行やシャトルウォーキング），肺機能検査，身体所見，胸部レントゲン検査，心電図，安静時・労作時呼吸困難，SpO$_2$などである.

㊱ 3　COPDはタバコ煙を主とする有害物質の長期にわたる吸入曝露が原因となる慢性閉塞性肺疾患で，進行性の疾患である.肺機能検査では一秒率（FEV$_1$）が低下する.気管支拡張薬使用後のFEV$_1$が70％未満であればCOPDと診断される.

㊲ 3　1：COPD患者の運動療法は病期にかかわらず適応となる.
　　2：SpO$_2$が90％未満になったら運動療法を中止する.
　　3：呼吸トレーニングは気道内圧を上昇させ呼気時間が延長，機能的残気量が減少する口すぼめ呼吸や腹式呼吸が効果的である.
　　4：COPD患者の運動療法は標準的な治療により病態が安定している症例が適応となる.

㊳ 4　呼吸数が毎分30回以上，高度に収縮期血圧が下降，拡張期血圧が上昇となったときもCOPDの運動療法中止基準となる.
　　b：25 → 30回/分.
　　c：SpO$_2$ 80％→ 90％未満.

㊴ 4　がんは，わが国の死亡原因の第1位で全死亡に対する割合は28.5％である.年齢別のがんによる死亡のピークは男性では65〜69歳で，女性では55〜59歳である.男女別がん部位別死亡数は男性で1位が肺，女性では1位が大腸である.

㊵ 2　男性のがん患者数最上位は胃がんである.

㊶ 1　1：ブリンクマン指数とは1日の喫煙本数×喫煙年数で求められ，400あるいは600以上の対象者に喀痰細胞診が実施される.
　　2：大腸がんの検診では全対象者に便潜血検査が行われ，精密検査で大腸内視鏡検査が実施される.
　　3：コルポスコープは子宮頸がんの精密検査として実施される.
　　4：胃がん検診では約10％が要精密検査となる.

㊷ 1　肝炎ウイルス感染の有無を知り治療措置をとる.

㊸ 1　2：カテーテル留置部位は避ける.
　　3：1日10分程度の軽い運動にとどめる.
　　4：高度の貧血がある場合は改善するまで日常生活以外の運動を延期する.

㊹ 3　認知症のなかでも有病率が高いのはアルツハイマー型認知症である.アルツハイマー型認知症の原因は遺伝的因子と環境因子に分けることができるが環境因子のほうが大きく発症にかかわっている.また，アルツハイマー型認知症の発症には，対人接触頻度や知的活動頻度，ワインや魚類，野菜やくだものの摂取頻度，適度な運動の実施などが発症に関係している.脳血管性認知症の原因は運動不足，肥満，食塩の摂取，飲酒，喫煙の生活習慣，高血圧，脂質異常症，糖尿病や心臓病などがある.

㊺ 4　1：認知症の15〜20％.
　　2：生活習慣が発症に影響を与える.
　　3：MCIはアルツハイマー型認知症の前駆症状である.

㊻ 4　アルツハイマー型認知症の発症に影響を与えるのは，テレビ，ラジオの視聴頻度や新聞，本，雑誌を読むなどの知的活動の頻度，対人接触頻度，ワインや魚類，野菜やくだものの摂取頻度，身体活動量が挙げられ，いずれも頻度が高い人に比べ低い人に認知症の発症リスクが高いとされている.

㊼ 3　MCIとは，mild cognitive impairmentの略語で，認知症ではないが正常ともいい難い軽度の認知機能低下を有する状態のこと.

重要度
★★★★★

第 IV 章

運動生理学

第IV章からの試験問題出題数は8問である.

呼吸・循環器系，脳・神経系，骨格筋系，内分泌系，免疫能および環境と運動とのかかわりを概説している.

学習のポイントは，

①専門用語を正しく理解しておかなければならないが，単に用語を暗記するのではなく，仕組みや働きと合わせて覚えること.

②それぞれの指標が，運動やトレーニングによって，増加するのか減少するのかなどを整理しておくこと.

である.

いずれの系も大切ではあるが，呼吸・循環器系，脳・神経系，骨格筋系については，ほかの章を理解する際に必要となるため，特に重要である.

（髙見京太）

1 呼吸・循環器系と運動

① 呼吸機能のパラメータ

名称	説明
一回換気量 tidal volume（TV）	1 回の呼吸で出入りする空気の量（体積）
呼吸数 breathing frequency（fb）	1 分間当たりの呼吸の回数
毎分換気量 minute ventilation	1 分間当たりの〔　①　〕（換気量）
毎分呼気量 volume expiration（$\dot{V}_E$）	呼気で測った毎分換気量
毎分吸気量 volume inspiration（$\dot{V}_I$）	吸気で測った毎分換気量
肺胞換気量 alveolar ventilation（V_A）	ガス交換に有効に使える換気量
酸素需要量 oxygen requirement（OR）	運動に必要とされる酸素の量
酸素摂取量 oxygen uptake（$\dot{V}O_2$）	1 分間当たりに体内に取り込んだ酸素の量
酸素借 oxygen deficit	運動開始時に〔　②　〕性エネルギー供給機構によって補われた酸素需要量の不足分
酸素負債 oxygen debt	運動終了後に，運動開始時の〔　③　〕の返済のための酸素摂取量
運動後過剰酸素消費 excess post-exercise oxygen consumption（EPOC）	酸素借の返済分に加えて，体温上昇やホルモン増加などによる代謝亢進などによる，運動後の過剰な酸素摂取量の総量
換気閾値 ventilatory threshold（VT）	漸増的に負荷を上げた際に，運動強度の増加以上に換気が増大する点
乳酸閾値 lactate threshold（LT）	血中乳酸濃度が安静値から急増し始める点
最大酸素摂取量 maximal oxygen uptake（$\dot{V}O_2$max）	疲労困憊となり運動が続けられなくなるときの 1 分間当たりの酸素摂取量
最高酸素摂取量 （$\dot{V}O_2$peak）	疲労困憊となっても，〔　④　〕がみられないときや，1 つしか基準を満たさなかった場合の酸素摂取量

毎分呼気量と毎分吸気量はほぼ一致する.

有効換気量＝肺胞換気量

酸素借＜酸素負債

・VT は LT とよく一致する.
・LT は疲労や無酸素性エネルギー産出量の指標.

💡運動時の換気調節機構
・体液性調節と神経性調節がある.
・体温上昇や学習・記憶も関与する.

② 運動時の換気調節機構の過程

- 種々の受容器または上位中枢から延髄にある呼吸中枢への入力.
- 呼吸中枢での入力の統合と呼吸パターンの決定.
- 呼吸中枢から呼吸筋への出力.

解答 ①呼吸量　②無酸素　③酸素借　④レベリングオフ

❸ 最大酸素摂取量を決める要因

以下が複数みられたとき，最大酸素摂取量とする.

❶負荷を上げても酸素摂取量が増加しない（レベリングオフ）.

❷呼吸交換比が 1.0 〜 1.2 以上.

❸最大心拍数（〔　①　〕－年齢）近くに達している.

❹運動のリズムが規定に合わなくなる.

❹ 運動トレーニングが呼吸機能および最大酸素摂取量にもたらす影響

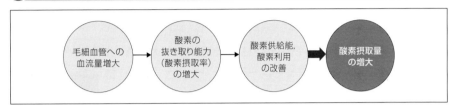

❺ 心臓の構造と心筋の収縮

・心臓は左右の腔に分かれ，腔は心房と心室に分かれる.

・心房と心室の間には，心室に向かってのみ開く一方向性の房室弁がある.

・心臓を拍動させる固有のリズムは，〔　②　〕から出てヒス束を経てプルキンエ線維へ続く刺激伝導系により伝えられる.

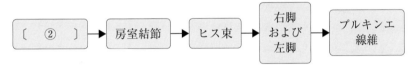

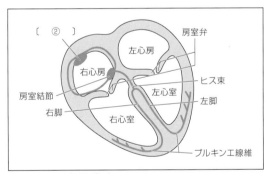

図1　心臓の刺激伝導系

❻ 運動時の心拍数を調節する自律神経およびホルモン

【神経系調節】

	伝達物質	調節
心臓交感神経	ノルアドレナリン	〔　②　〕，房室結節，心房，心室
心臓副交感神経	アセチルコリン	〔　②　〕，房室結節，心房

【液性調節】

副腎髄質から分泌されるカテコールアミン（ノルアドレナリン，アドレナリン，ドーパミン）が，心臓交感神経活動と同様の作用をもつ.

解答　①220　②洞房結節

❼ 一回拍出量を調節する静脈還流量と心筋収縮力

> 一回拍出量＝心室の拡張期に心室内に充満する血液量－収縮後に心室に残る血液量

【スターリングの心臓の法則】

心室に充満する血液量に応じて発生する力が決まる.

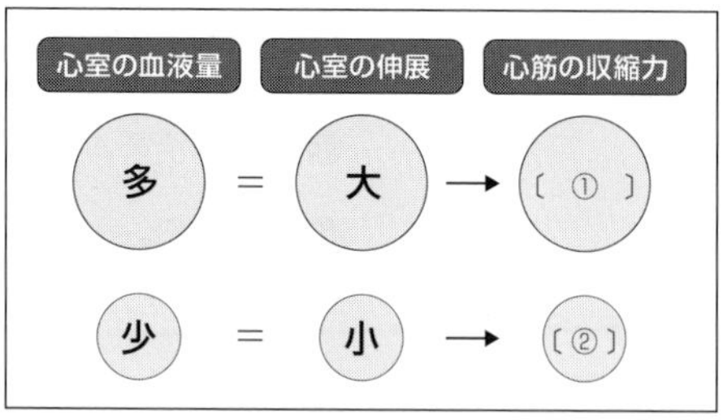

図2　スターリングの心臓の法則

【ノルアドレナリン（交感神経），カテコールアミン（副腎髄質）】

交感神経により放出されるノルアドレナリンと副腎髄質からのカテコールアミンが心筋の収縮力を上げて ESV を少なくする.

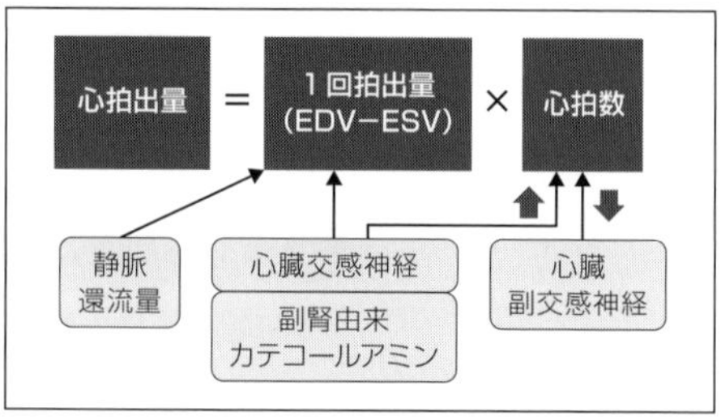

EDV：end-diastolic volume（心室拡張終期容量）
ESV：end-systolic volume（心室収縮終期容量）

図3　心拍出量にかかわる要因

❽ 動脈から静脈までの脈管系の分類と各機能

- 血管：血液を通す導管.
- 大動脈：血圧と血流の平滑化.
- 細動脈：末梢組織の血流量を調整.
- 毛細血管：組織と血液の間の物質交換の場.
- 静脈：血液の貯留.

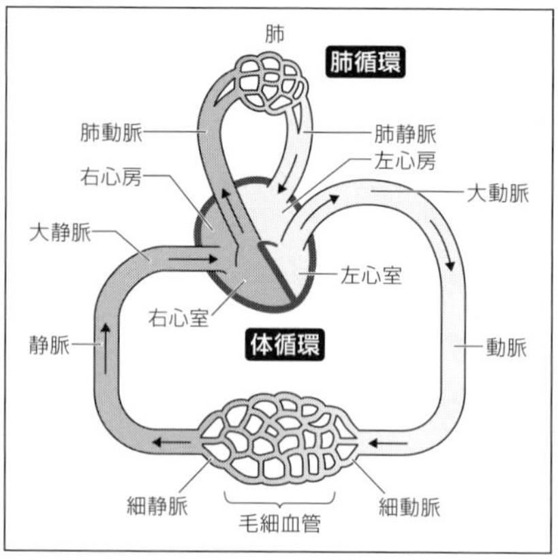

💡 大動脈の伸展性が低下すると高血圧や心血管疾患のリスクを高める.

図4　体循環と肺循環

❾ 動脈血圧，心拍出量，総末梢血管抵抗の関係

> 平均（動脈）血圧＝心拍出量×〔　③　〕

💡 血管内を流れる血流量は，血圧差に比例し，血管抵抗に反比例する.

- 動脈血圧は心臓の拍動に同期して変動する.
- ❶心臓の収縮期の最も高い血圧：収縮期血圧（最高血圧）.
- ❷心臓の拡張期の最も低い血圧：拡張期血圧（最低血圧）.
- ❸収縮期血圧と拡張期血圧の間の差：脈圧.
- ❹1拍動における血圧変化の代表値：平均血圧.

💡 最終的には心拍出量と末梢血管抵抗が要因で動脈血圧が変化する.

- 血圧は時刻，年齢，運動，姿勢，精神ストレス，環境温，脱水などさまざまな要因によって変化する.

解答　①強　②弱　③末梢血管抵抗

❿ 運動時の血流再配分と血流調節

運動を開始すると, 抵抗血管（細動脈）における血管径が収縮・拡張する.

・心拍出量の大部分を活動筋へ向かわせる.
・運動に直接関与しない腎臓や腹部内臓の血流量は減少させる.

非活動組織の血管では, 交感神経性血管収縮作用と血管内皮由来の血管収縮因子により著しい血流減少が起こる. 一方骨格筋では, 血管内皮由来の血管拡張因子や活動筋中の代謝物が交感神経性血管収縮作用を遮断し, 強力な局所性血管拡張作用をもたらす.

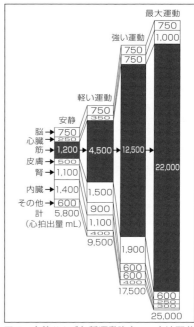

図5 安静および各種運動強度での血液配分の変化
(Chapman CB, Mitchell H：The physiology of exercise. Sci Am 212(5)：88-96, 1965)

⓫ 運動と血圧応答

安静時, 運動時にかかわらず, 圧受容器反射が常時血圧を監視している.

	収縮期血圧	拡張期血圧	平均血圧
静的運動時	上昇	上昇	上昇
動的運動時	上昇	低下傾向	わずかに上昇

⓬ 動静脈酸素較差

$$酸素摂取量＝心拍出量×〔①〕$$

動静脈酸素較差とは, 心臓をはさむ動脈血と混合静脈血との酸素の差.

運動強度の増加で,

┏━▶動脈血酸素濃度：不変

┗━▶静脈血酸素濃度：活動筋が酸素を使うことから〔②〕する.

活動筋の〔③〕や筋線維の酸化代謝能力などが動静脈酸素較差に影響する.

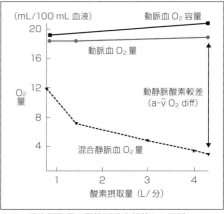

図6 酸素摂取量と動静脈酸素較差との関係
(Åstrand PO, et al：オストランド運動生理学, 朝比奈一男ほか訳, 大修館書店, 東京, 107-136, 1982 より引用改変)

解答 ①動静脈酸素較差　②低下　③毛細血管表面積

2 脳・神経系と運動

細胞体の突起のうち，1本だけ長く伸びたものを軸索という．

① 脳・神経系の基本的構成

神経系は，情報を伝達する〔　①　〕（ニューロン neuron）と，〔　①　〕を束ねたり栄養を供給する神経膠細胞（neuroglia）からなる．

ニューロンは，ほかのニューロンおよび感覚器や筋，腺などさまざまな器官に接続する．

- シナプス：ニューロンとニューロンの接合部．
- 神経支配：ニューロンがニューロン以外の器官に接続すること．

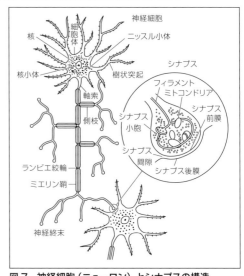

図7　神経細胞（ニューロン）とシナプスの構造
（川上正光ほか編：脳の働きと独創，朝倉書店，東京，1980）

② 神経系の区分

神経系は，脳と脊髄からなる中枢神経系と，中枢神経系から出て，身体各部位を支配する末梢神経系とに分けられる．

表1　ヒトの神経系の区分

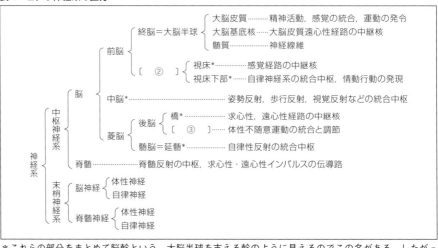

＊これらの部分をまとめて脳幹という．大脳半球を支える幹のように見えるのでこの名がある．したがって脳は，大脳半球，脳幹，小脳の3部位によって構成される．

（大築立志：神経系の構造—運動を指令し調節する機構．教養としてのスポーツ・身体運動，東京大学身体運動科学研究室編，東京大学出版会，東京，2000）

電気などで軸索の途中を人工的に刺激してもインパルスを発生できる．

解答　①神経細胞　②間脳　③小脳

❸ 大脳の区分

脳の表面の凹凸構造の陥凹部を溝（こう），凸部を回（かい）という．溝の特に深く大きいものを裂（れつ）という．溝や裂によって肉眼的解剖学的に領域が区分される．これを葉（よう）という．左右の大脳半球は大脳縦裂によって隔てられている．各大脳半球は前頭葉，頭頂葉，後頭葉，側頭葉，辺縁葉の5葉に区分される．

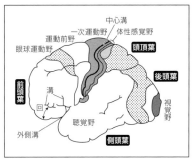

図8　大脳皮質の区分

❹ 運動単位

- α運動ニューロンは，最終的に〔　①　〕に運動指令をする．
- 運動ニューロンと骨格筋線維との接合部はシナプスの一種であるが，特別に〔　②　〕と呼ばれる．

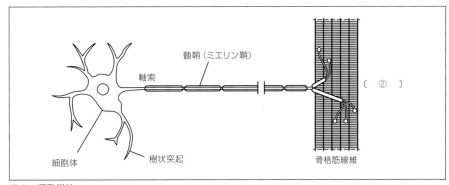

図9　運動単位

❺ 大脳皮質における運動制御

大脳皮質の随意運動に関連する領域は，役割により一次運動野と運動連合野とに分けることができる．

【一次運動野】

- 軸索伝導速度をもとに，速動型錐体細胞（早く強い力）と緩徐型錐体細胞（ゆっくりあるいは定常的で微細な調節）が存在する．
- 支配領域に体部位局在性がある．

【運動連合野】

- 運動前野は一次運動野よりもやや顔よりに位置し，高次の情報処理を受け持つ．
- 補足運動野は，複雑な時間構成を必要とする動作，記憶をもとに行われる動作，動作の学習時に活動が高まる．
- 運動前野と補足運動野に帯状皮質運動野と合わせて〔　③　〕と呼ぶ．

α運動ニューロンとそれに接続する骨格筋線維は運動の最小単位ということで「運動単位（motor unit）」と呼ばれる．

通常の随意運動は大脳皮質から発した司令が，脊髄の運動ニューロンに伝わって発現する．

運動連合野は一次運動野以外の領野をまとめたものであり，運動前野と補足運動野などがある．

解答　①骨格筋　　②運動終板　　③高次運動野

Ia と α 運動ニューロンが伸張．反射短潜時成分の反射弓．

❻ 伸張反射

骨格筋を外力で〔　①　〕すると，〔　①　〕された筋が収縮する〔　②　〕を伸張反射という．

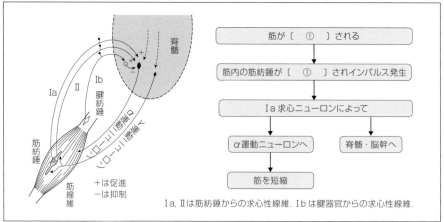

図 10　骨格筋と脊髄との連絡　　　　　　　　（真島秀信：生理学，改訂第 18 版，文光堂，東京，1986）

- 錘内筋線維を支配する γ 運動ニューロンが活動すれば，筋が〔　①　〕されたのと同じ効果を Ia 求心ニューロンに及ぼす．
- 随意運動の遂行中には α 運動ニューロンと同時に γ 運動ニューロンが働いて，α 運動ニューロンの活動により錘内筋線維のたるみを補償し，筋〔　①　〕に対する感度をつねに保つ．

❼ 脊髄における運動制御

脊髄の灰白質には，〔　③　〕や感覚の神経核があり，感覚情報を脳幹や視床に伝えたり，脳からの司令を筋肉に伝える働きを担う．感覚神経は脊髄の背側から後根を通って脊髄に情報を伝え，筋肉に〔　③　〕の命令を出す α 運動ニューロンは前角に存在する．

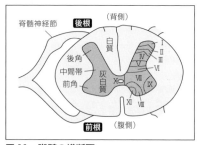

図 11　脊髄の横断面

❽ 脳幹における運動制御

💡脳幹は，中脳，橋，延髄，間脳から構成されている．

グループ	通る場所	伝導路	役割
内側 運動制御系	脳幹内の内側 →脊髄の腹側を下行 →脊髄内の内腹側に到達	網様体脊髄路 被蓋脊髄路 前庭脊髄路	姿勢や近位筋群の協調的な運動制御
外側 運動制御系	脳幹内の外側 →脊髄の背側を下行 →背外側灰白質に到達	赤核脊髄路 一次運動野からの外側皮質脊髄路	上下肢の遠位筋群の運動，精緻な運動

解答　　①伸張　　②反射　　③運動

自律神経系反射は3種に
大別される.
①内臓-内臓反射：排尿
反射など.
②体性-内臓反射：体温
調節反射など.
③内臓-体性反射：呼吸
反射など.

❾ 自律神経系の基本的な構成と調節機構

動物の生存にとって最も基本的な呼吸，循環，消化，代謝，体温調節，排泄などの機能は〔　①　〕が担っている.

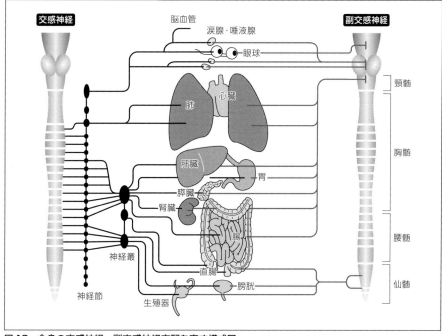

図12　全身の交感神経，副交感神経支配を表す模式図

（Horn JP, et al：The autonomic motor system and the hypothalamus. Kandel ER, et al eds, Principles of Neural Science, 5th ed, Appleton and Lange, Connecticut, 1056-1078, 2013 より改変）

- 自律性支配：意思の関与なしに身体内部諸器官の活動を一定に保つ性質.
- 二重支配：内臓器官の多くが交換神経と副交感神経によって二重に支配されている性質.
- 拮抗支配：二重支配の作用が互いに拮抗的であること.
- トーヌス：多くの自律神経遠心性線維が常時自発性に活動していること.

トーヌスの増減によって
内臓の機能が持続的に調
節を受ける.

❿ 運動トレーニングに伴う脳・神経系の諸機能における変化

高齢者において有酸素性運動能力と〔　②　〕の大きさに有意な正の相関があることが報告されている.日常的な有酸素性運動が，心臓循環系を刺激し，脳の血液循環も促進され，海馬の新生細胞数，ひいては容積と関連すると考えられている.

解答　①自律神経系　　②海馬

3 骨格筋系と運動

❶ 骨格筋の構造

筋の両端の筋外膜，筋周膜，筋内膜が伸びて腱を形成している．

滑り説：筋収縮は，太いミオシンフィラメントの頭部がATPを分解しながら，細いアクチンフィラメントと結合・解離を繰り返して滑り込むことにより起こると考えられている．

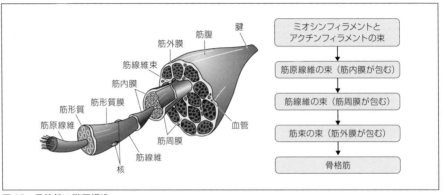

図13　骨格筋の階層構造
(Hunter GR：Muscle physiology. In：Beachle TR, et al ed, Essentials of strength training and conditioning, 3-13, Human Kinetics, Campaign, 2000)

❷ 骨格筋が収縮する仕組み（興奮収縮連関）

筋線維内には，エネルギー源であるアデノシン三リン酸（ATP）がつねにほぼ一定量存在する．したがって，筋収縮をオンにしたり，オフにしたりするのはATPの量的変化ではなく，カルシウムイオン（Ca^{2+}）の〔　①　〕変化であり，筋小胞体とT-小管が働いている．

❸ 筋線維タイプの分類と特徴

【分類】

	遅筋：ST	速筋：FT	
代謝特性	SO 線維	FOG 線維	FG 線維
支配する運動神経	・細胞体：小 ・興奮閾値：低 ・神経支配比：小	・細胞体：大 ・興奮閾値：高 ・神経支配比：大	
ATPase 染色	タイプ I	タイプ II a	タイプ II b

サイズの原理：筋力発揮を行った場合，ST線維から動員され，筋力発揮のレベルの増大とともにFT線維が動員される．

ST：遅筋（slow twitch）
FT：速筋（fast twitch）
SO線維：slow twitch oxidative fiver
FOG線維：fast twitch oxidative glycoltic fiver
FG線維：fast twitch glycoltic fiver

【特徴】

収縮速度	遅い	速い	
収縮力	弱い	強い	
形態	細い	太い	
代謝的	有酸素性能力が高い （疲れにくい）	ある程度 高い有酸素性能力	解糖系代謝能力が高い （疲れやすい）

解答 ①濃度

④ 筋の神経支配比

1個の運動神経とそれが支配する筋線維の集団を運動単位と呼び，1つの運動単位に含まれる筋線維の数を神経支配比という．
- 微細な運動調整が必要な筋：神経支配比〔　①　〕．
- 一気に大きな筋力を発揮する筋：神経支配比〔　②　〕．

⑤ 筋の収縮様式

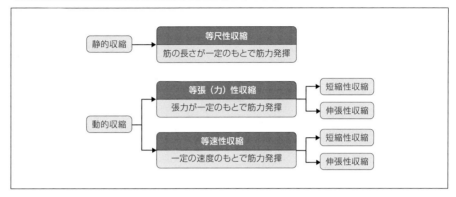

⑥ 筋の発揮するパワーは力–速度関係で決定される

パワーは大きな負荷をどれだけ高速で動かせるかを示す指標ともいえる．

$$\text{パワー} = \text{力} \times 〔　③　〕$$

⑦ 運動時の中枢性疲労と末梢性疲労

持続時間が長く，反復回数が多いほど，中枢性の疲労の影響が大きい．

末梢性疲労：筋自体の疲労　＜　中枢性疲労：中枢神経系における信号の伝達機能の低下や抑制

⑧ 疲労要因

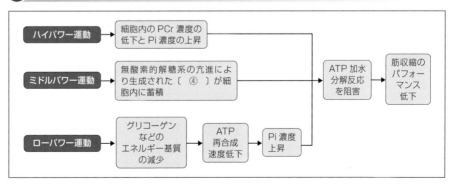

左欄（MEMO）:

- 負荷を持ち上げるとき：短縮性（コンセントリック）動作．
- 負荷を下ろすとき：伸長性（エキセントリック）動作．

静的収縮：static contraction
動的収縮：dynamic contraction
等尺性収縮：isometric contraction
等張（力）性収縮：isotonic contraction
等速性収縮：isokinetic contraction
短縮性収縮：concentric contraction
伸張性収縮：eccentric contraction

パワー＝仕事÷時間
パワー＝（力×距離）÷時間
パワー＝力×（距離÷時間）
パワー＝力×速度

Pcr：クレアチンリン酸
Pi：無機リン酸

解答　①小　②大　③速度　④水素イオン

MEMO

9 筋収縮のエネルギー供給機構

筋収縮の直接のエネルギー源はATPであり，ATPがアデノシン二リン酸（ADP）と無機リン酸（Pi）に分解されるときに細胞が利用可能な大きな自由エネルギーを発生する．

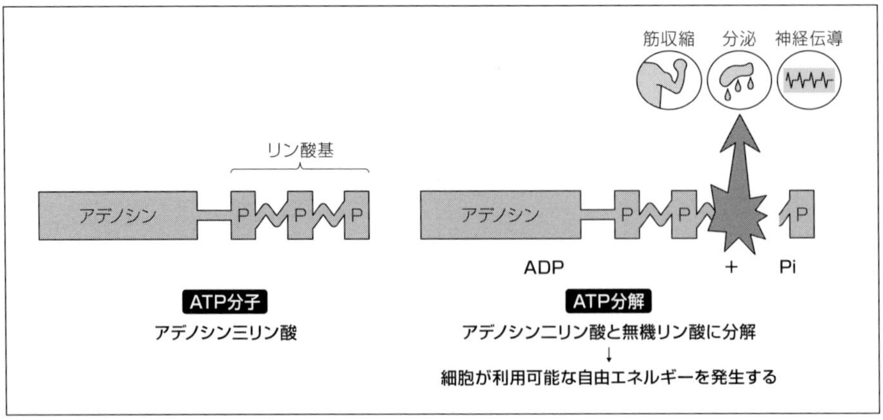

図14　筋収縮の直接のエネルギー源

3つのエネルギー供給機構は，それぞれ独立して働くのではなく，細胞内の代謝環境に応じて，化学的平衡が保たれるよう，相互に作用しながら働く．

【3つのエネルギー供給機構】

❶ATP再生機構（ATP-CP系またはCr-PCr系）：ADPと〔　①　〕とから素早くATPを再合成する．

❷無酸素的解糖系（乳酸系）：筋線維内に貯蔵されたグリコーゲンや血中から取り込んだ〔　②　〕を〔　③　〕まで分解する過程でATPを合成する．蓄積した〔　③　〕は，乳酸脱水素酵素の働きで乳酸になり筋線維の外に排出される．

❸有酸素系（酸化系）：無酸素的解糖系で生じた〔　③　〕や脂質の分解で生じた脂肪酸がミトコンドリアに取り込まれ，トリカルボンサイクル（TCAサイクルまたはクレブスサイクル），電子伝達系という反応経路によって，二酸化炭素（CO_2）と水に分解される．この反応過程の進行に酸素が必要とされるが，無酸素的解答系の約18倍のATPを合成できる．

10 筋肉痛

一般にいう筋肉痛は遅発性筋痛．

❶早発性筋痛：ミドルパワーの運動において，速筋線維から排出される乳酸，水素イオン，アデノシンなどにより，筋内の侵害受容器を刺激して「痛み」や「だるさ」といった筋感覚を生じること．

❷遅発性筋痛：伸張性筋活動の繰り返しにより筋線維細胞膜や細胞骨格系に微細な損傷が生じ，その周辺に，運動後の翌日から2日後にかけて発生する炎症反応による筋痛のこと．

11 筋肥大と筋萎縮

日常生活レベルの筋活動を続けても30歳以降になると加齢に伴って骨格筋は萎縮する．

❶労作性筋肥大：高強度の運動やレジスタンストレーニングの継続により骨格筋が肥大し，〔　④　〕が増大すること．

❷廃用性筋萎縮：不活動，除負荷，ギプス固定などにより筋の活動が低減したり，筋にかかる力学的負荷が低下して萎縮が起こること．

解答　①クレアチンリン酸　②グルコース　③ピルビン酸　④筋断面積

4 内分泌系と運動，運動と免疫能

ホルモンは，化学構造から3種類に分類される．
- アミン型（アミノ酸誘導体）ホルモン
- ペプチド（たんぱく質）ホルモン
- ステロイドホルモン

❶ ホルモンの作用の特性

ホルモンとは，特定の内分泌器官（腺）でつくられ，特定の器官（標的器官）に特異的な作用をする〔　①　〕物質である．

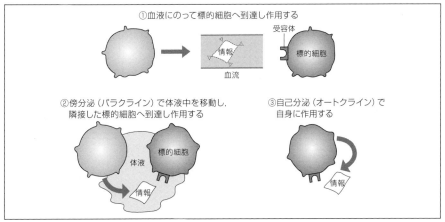

図15　ホルモンによる情報伝達の経路　（照井直人編：はじめの一歩のイラスト生理学，羊土社，東京，2012）

ホルモンは生体の恒常性維持やエネルギー代謝の調節，成長，生殖機能の維持の役割を果たす．

❷ トレーニングによる影響

HPA軸：視床下部（hypothalamic）-下垂体（pituitary）-副腎皮質（adrenal）軸

ACTH：adrenocorticotropic hormone（副腎皮質刺激ホルモン）

	おもなホルモン	トレーニングによる影響
HPA（ストレス反応にかかわるホルモン）軸	ACTH	減少（絶対的運動強度が同じ）
	アドレナリン	変化小（相対的運動強度が同じ）
血糖・遊離脂肪酸動員にかかわるホルモン	インスリン	減少
	グルカゴン	低下（分泌量）
		向上（感受性）
骨格筋や骨の成長にかかわるホルモン	成長ホルモン（GH）	向上（$\dot{V}O_2$max，骨格筋量と正の相関）
		増加（分泌量）
性ホルモン	テストステロン	低下（長期にわたる持久性運動）
		増加（長期にわたる高強度運動）
	生殖ホルモン	低下（激しいトレーニング）
		無月経になる女性アスリートは，代謝調節ホルモンも大きく変動している
体液調節にかかわるホルモン	レニン	運動による分泌の増加は小さくなる

解答　①情報伝達

❸ 運動時の糖代謝，脂質代謝に働くホルモン

糖質代謝	グルカゴン コルチゾール カテコールアミン	血糖上昇
	インスリン	血糖下降
脂質代謝	カテコールアミン	脂肪分解促進
	インスリン	脂肪分解抑制

❹ 免疫系の概要

・免疫不全状態：感染症やがん.
・過剰な免疫応答：自己免疫疾患やアレルギー疾患.

- 免疫系を構成する細胞は〔　①　〕と総称され，食細胞とリンパ球に大別される.
- 食細胞はアメーバのように運動し微生物や異物を捕捉して細胞内に取り込んで分解する細胞であり，好中球，単球，マクロファージなどをさす.
- リンパ球はナチュラルキラー細胞，Tリンパ球，Bリンパ球などに大別される.

免疫系は細胞成分の細胞性免疫と体液成分の体液性免疫にも分類される.

❺ 体力と感染リスクの関連

適度な運動によって，感染症のリスクは減少するが，激しい運動や過酷なトレーニングは逆に易感染性を引き起こす.

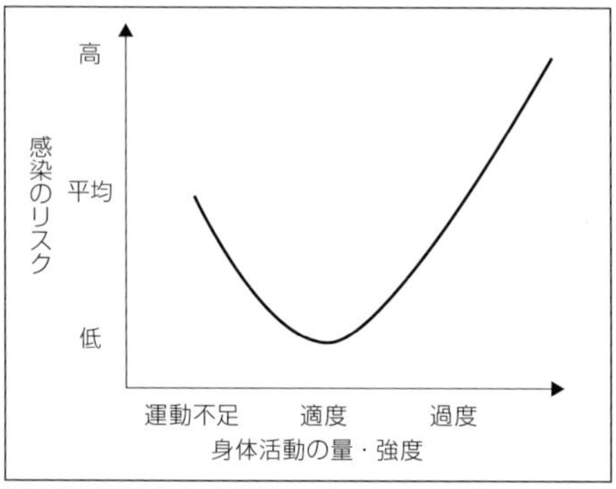

図16　運動と免疫機能に関するJカーブ

(Nieman, DC：Exercise, upper respiratory tract infection, and immune system. Med Sci Sports Exerc 26：128-139, 1994 を改変)

❻ 運動と体液性免疫・粘膜免疫

Ig：免疫グロブリン.
IgG：Igの一種で血液中濃度が最も高い抗体.
IgA：Igの一種で粘膜免疫の主体.

- Igの血中濃度や特異抗体産生能は通常，運動の影響は受けないが，〔　②　〕後にはIgG値が低下する.
- 物理的粘膜バリアが粘膜下への病原体の侵入を阻止するが，粘液中の分泌型IgAが微生物に結合して侵入を阻止したりオプソニン化して〔　③　〕による排除を促進する.

オプソニン化：病原体が食細胞に取り込まれやすくすること.

❼ 運動トレーニング（適度な運動習慣も含む）による免疫能の変化

- 運動の継続で慣れが生じ，免疫系の変動が減弱する.
- 非鍛錬者は徐々に運動量を増やして急激なストレス反応を避けるべき.

【適度な運動の長期影響】
- 急性上気道炎（感冒）の発症頻度の減少.
- 発がんやがん再発の予防効果（大腸がん：確実，乳がん：可能性あり）.
- メタボリックシンドロームや動脈硬化性疾患のリスク低下.

解答　①白血球　②激しい持久性運動　③食細胞

5 環境と運動

MEMO

体温上昇の要因：運動強度，環境条件，運動様式，衣服，性差，年齢など．

❶ 体温上昇を変化させる要因

- 運動強度に比例して，定常状態（運動遂行後 40 〜 50 分後）の体温は上昇する．
- 運動時の直腸温は環境温が 5 〜 35℃ の範囲であれば環境に影響されずほぼ一定．
- 同じ運動量であれば，定常状態の食道温は継続運動よりも〔　①　〕運動のほうがより高くなる．
- 衣服着用時には熱放散面積の減少により，運動時の体温がより上昇する．
- 子どもは発汗が熱拡散の唯一の手段となるとき体温の維持が難しくなる．
- 安静時の体温は 24 時間周期で変化し，早朝に最も〔　②　〕，夕方に最も〔　③　〕なるリズムを示す．

❷ 低酸素環境が身体諸機能および運動パフォーマンスに与える影響

高地トレーニングはヘモグロビンの増加，血管新生といった高所への適応により，平地でのトレーニングよりも効果的に酸素摂取能力が高まる．

高地環境は平地と異なり，気圧，酸素分圧，気温，重力などが低い．
- 気圧が低いと空気抵抗が小さく，高速で走る運動などは有利．
- 酸素分圧が低いと酸素拡散能力が制限され，長距離走などの有酸素運動は不利．

❸ 水中環境が身体諸機能に与える影響

❶静水圧による影響
- 水深が 1 m 深くなるごとに，0.1 気圧相当の水圧が負荷される．
- 水圧により下肢からの血液の還流が助けられ，静脈還流量が多くなる（水中徐脈）．

❷水温による影響
- 体温よりも低い水温で運動を行うと，熱損失に対応した体温調節反応が働く．
- 熱損失を抑制する反応として，皮膚血管収縮，代謝の活性化，ふるえなどが起こり，空気中よりも多くのエネルギーを消費する可能性がある．

❸浮力による影響
- 浮力が働くため重力の影響を軽減させた運動が可能になる．
- 大気中の運動に比べて水中での運動時には下肢関節への負担を軽減する．
- 浮力を利用して，水中に浮遊すると，陸上で仰向けに寝ているときよりも，副交感神経活動が活性化される．

❹比重（抵抗）による影響
- 水中動作あるいは移動の際には，速度の 2 乗に比例して水の抵抗を受ける．
- 身体を動かすスピードによって運動をしている四肢への負担を自ら調節できる．

❹ 熱中症の分類

Ⅰ度のめまい・失神を「熱失神」，筋肉痛・筋の硬直を「熱けいれん」，Ⅱ度を「熱疲労」，Ⅲ度の高体温を「熱射病」と呼ぶことがある．

熱中症は，体温の異常な上昇，循環不全，水分・塩分の欠乏などが原因．

Ⅰ度	めまい，失神，筋肉痛，筋肉の硬直，大量の発汗	重症度 小
Ⅱ度	頭痛，気分の不快，吐き気，嘔吐，倦怠感，虚脱感	↓
Ⅲ度	意識障害，けいれん，手足の運動障害，高体温	重症度 大

解答　①間欠　②低く　③高く

実　践　問　題

1 2 3 ①呼吸器系の構造と呼吸運動について正しい組み合わせを選びなさい
- a. 呼吸器官は空気の通り道である気道と，ガス交換を行う肺とに大別される
- b. 気管は2本の気管支に分かれて左右の肺に入り，23回も分岐を繰り返し，最終的に肺胞で終わる
- c. 肺には筋肉がなく自力で拡張・収縮できないので，換気は呼吸筋と補助呼吸筋を用いた胸腔の拡大・縮小によって能動的に行われる
- d. 横隔膜の上下による呼吸を胸式呼吸，肋間筋による肋骨の上下による呼吸を腹式呼吸という
  - 1. a, b　　2. b, c　　3. c, d　　4. a, d

1 2 3 ②肺と組織でのガス交換について正しい組み合わせを選びなさい
- a. 肺でのガス交換を内呼吸，組織でのガス交換を外呼吸という
- b. ガスの拡散は，分圧差以外にも肺胞と肺動脈との間の膜のガス透過性や拡散に関する面積，接触時間および毛細血管の血流量などの影響を受ける
- c. 肺胞に送られてきた空気中の酸素は，拡散によって毛細血管に移動し，赤血球のヘモグロビンに結合する
- d. 組織で産出された二酸化炭素の大部分は水と化合して重炭酸イオンの形で肺に運ばれる
  - 1. a, b　　2. b, c　　3. c, d　　4. a, d

1 2 3 ③運動時の換気について正しい組み合わせを選びなさい
- a. 酸素摂取量は運動強度の指標にはならない
- b. 運動時の換気亢進では神経性調節機構が重要な役割を果たす
- c. 最大酸素摂取量を規定する要因は，酸素供給能と酸素利用能の2つがある
- d. 最大毎分換気量は一般成人男性で80～100 L/分ほどで，安静時の3倍以上にもなる
  - 1. a, b　　2. b, c　　3. c, d　　4. a, d

1 2 3 ④運動時の動脈血圧調節が働く仕組みについて正しい組み合わせを選びなさい
- a. 運動時には，筋への運動指令と別にセントラルコマンドが延髄の心血管中枢に送られ血圧を調整する
- b. 運動時には，筋内に分布する機械的受容器および筋代謝受容器が受けた筋活動による刺激を，心血管中枢に伝えて血圧を調整する
- c. セントラルコマンドや筋活動からの反射制御が働くため，血圧は運動内容に見合った種々の循環反応を生じる
- d. 運動時は，圧受容器反射が常時血圧を監視している
  - 1. a, b　　2. b, c　　3. c, d　　4. a, d

⑤短期間の持久的トレーニングによる心機能の変化について正しい組み合わせを選びなさい
a. 一定負荷の最大下運動時では，トレーニング後に心拍数が低下し，一回拍出量も低下する
b. 一定負荷の最大下運動時では，心拍出量はトレーニング前後で変化しない
c. 最大運動時では，最高心拍数はトレーニング前後で変化せず，一回拍出量はトレーニング後に増加する
d. 最大運動時では，最大心拍出量はトレーニング後に減少する
　　1. a, b　　2. b, c　　3. c, d　　4. a, d

⑥運動トレーニングによる血管機能の変化について正しい組み合わせを選びなさい
a. 持久性トレーニングは，毛細血管の物質交換機能を向上させる
b. 持久性トレーニングは，動脈コンプライアンスを低くする
c. レジスタンストレーニングは，動脈コンプライアンスを高くする
d. 持久性とレジスタンスの混合トレーニングは，動脈コンプライアンスの低下を抑制する
　　1. a, b　　2. b, c　　3. c, d　　4. a, d

⑦ニューロンの情報伝達について正しい組み合わせを選びなさい
a. 細胞体で発生した活動電位は軸索を通って終末に達すると，シナプス伝達物質をシナプス間隙に分泌して，次の樹状突起や細胞体に作用してその細胞体に新しいインパルスを発生させる
b. インパルスは軸索を終末方向と細胞体方向のどちらにも伝導できるが，伝達物質が終末にしか存在しないため，インパルスは細胞体から前のニューロンの軸索へという逆方向へは伝達されない
c. シナプスを越えてニューロンからニューロンへインパルスが伝わることを伝導といい，ニューロン内のインパルスの移動を伝達という
d. 生体内では多数のニューロンが密着し合っているので，インパルスが自在にほかのニューロンに乗り移ることができる
　　1. a, b　　2. b, c　　3. c, d　　4. a, d

⑧筋力および筋パワーを決める要因について正しい組み合わせを選びなさい
a. 関節角度に依存して発揮トルクが変化することは，筋力発揮のために最適なフォームを考えたり，トレーニングで負荷を設定したりするうえで考慮すべき一因となる
b. 筋の長さ-張力関係において，最大の張力が発揮されるのが至適長という．これは筋線維内の太いフィラメントと，細いフィラメントのオーバーラップが最小になった長さに相当する
c. 筋に荷重をかけ，最大収縮をさせると，定常状態では，筋の張力と荷重が釣り合って，等尺性の状態になる
d. 筋の力-速度関係は「荷重の増加とともに筋の短縮速度は低下する」ことを示すが，これは同時に，「筋の短縮速度が増加すると，筋が発揮できる力は低下する」と言い換えることができる
　　1. a, b　　2. b, c　　3. c, d　　4. a, d

☐1 ☐2 ☐3 ⑨大脳基底核および小脳における運動制御について正しい組み合わせを選びなさい
 a. 小脳は運動のコーディネーション，すなわち，力発揮の強さや方向，タイミングなどの調節に重要な役割をもつ
 b. 大脳基底核に自動制御回路が形成されることによって，熟練した動作が無意識のうちに正しく素早く遂行されるようになると考えられている
 c. 大脳基底核は，小脳と脳幹の時間的・空間的な活動動態を協調的に制御し，適切な運動機能の発現に寄与する
 d. 大脳基底核に障害があると，随意運動や姿勢筋緊張，そして歩行の異常などが起こる
  1. a, b 2. b, c 3. c, d 4. a, d

☐1 ☐2 ☐3 ⑩随意運動と不随意運動について正しい組み合わせを選びなさい
 a. 反射とは，刺激に対してその刺激の強度に関係なく，一定のパターンの反応を生ずる現象である
 b. 情動運動とは喜怒哀楽に伴う身体運動や表情変化の総称であり，体性の現象と自律性現象とが別々に現れるものである
 c. 自動運動とは，刺激強度が閾値を超えると一定強度で発現し，刺激がやんでも一定時間一定パターンで持続する運動である
 d. 病的運動とは，舞踏病の舞踏様不随意動作，パーキンソン病の安静時振戦などの自発的機械的動作，てんかん発作などの神経疾患に付随する病状としての動作である
  1. a, b 2. b, c 3. c, d 4. a, d

☐1 ☐2 ☐3 ⑪レジスタンストレーニングに伴う筋機能向上の仕組みについて正しい組み合わせを選びなさい
 a. トレーニングによって筋が肥大するのは，個々の筋線維が肥大するためであり，筋の増殖は起きない
 b. トレーニングによって肥大するのは，おもに遅筋線維である
 c. 著しい筋線維の損傷を伴わないようなレジスタンストレーニングの場合にも，筋線維の肥大に深くかかわる
 d. トレーニングを休止し，筋量や筋力が減少した場合でも，トレーニングを再開後には急速に回復する
  1. a, b 2. b, c 3. c, d 4. a, d

☐1 ☐2 ☐3 ⑫脳・神経系の発育と加齢変化について正しい組み合わせを選びなさい
 a. 成長に伴う脳重量増加の主原因は，細胞体の増加であると考えられている
 b. 脳重量が増加する時期に，シナプスの伝達効率をよくすることが重要であるため，幼児のときに，特定の運動を集中的に繰り返し経験させるのがよい
 c. 高齢者の歩行能力を調べることで，その人の生活能力や認知機能をある程度予測できる
 d. 白質病変の進行が認知機能の低下とともにバランス・歩行能力の低下や転倒にも関連する
  1. a, b 2. b, c 3. c, d 4. a, d

1 2 3 ⑬骨格筋の形状と特性について正しい組み合わせを選びなさい
a. 筋長に対する筋線維長の割合は，紡錘筋で小さく羽状筋では羽状角に応じて大きくなる
b. 筋の体積当たりの力学的に並列な筋線維数は羽状筋よりも紡錘筋のほうが多い
c. 上腕二頭筋などは紡錘状筋であり，広背筋，腓腹筋などは羽状筋である
d. 羽状角の大きな筋は筋力発揮に，紡錘状筋と羽状角の小さな筋は動きの大きさやスピードに適した筋である
 1. a, b 2. b, c 3. c, d 4. a, d

1 2 3 ⑭不随意運動の反射について正しい組み合わせを選びなさい
a. 伸張反射の受容器である筋紡錘の求心性神経はⅠaとⅡ求心性線維である
b. 腱器官からの求心性神経はⅠb求心性線維である
c. 反射とは，刺激に対して，その刺激の強度に比例した強さで，さまざまなパターンの反応が生じる現象である
d. 筋紡錘の錘内筋線維はα運動ニューロンに支配されている
 1. a, b 2. b, c 3. c, d 4. a, d

1 2 3 ⑮加齢に伴う筋萎縮について正しい組み合わせを選びなさい
a. 筋萎縮と筋機能の低下がある一定以上のレベルを超えて進行した場合を加齢性筋減弱症（サルコペニア）という
b. 加齢に伴う筋萎縮は特に上肢と体幹の筋群で顕著であり，大腿四頭筋ではその萎縮の速度は1年当たり0.5～1%にも達する
c. 筋線維レベルの変化では，60歳以降に速筋線維の横断面積が減少し，また全体の筋線維数に対する速筋線維数の割合も減少する
d. サルコペニアのメカニズムには，加齢そのものに起因する部分と加齢に伴う運動不足による部分の二者を含むと考えられている
 1. a, b 2. b, c 3. c, d 4. a, d

1 2 3 ⑯糖質代謝にかかわるホルモンで血糖降下性に働くものはどれか
1. アドレナリン
2. グルカゴン
3. インスリン
4. コルチゾール

1 2 3 ⑰ホルモンと運動について正しい組み合わせを選びなさい
a. インスリン分泌は運動時に増加するが，活動筋ではAMPキナーゼによるグルコーストランスポーター（GLUT4）を介した糖の取り込みによって糖は補充される
b. 成長ホルモンの分泌は，運動強度依存的に増加するが，運動が長時間に及ぶと血中濃度は逆に低下していく
c. テストステロンの分泌量は加齢によって低下するが，高齢者の男性でも運動による血中濃度の増加はみられる
d. バソプレッシンやアルドステロンの分泌は，60%$\dot{V}O_2$maxの運動強度を超えると，血漿浸透圧や血圧の上昇に伴って有意に減少し始める
 1. a, b 2. b, c 3. c, d 4. a, d

⑱運動ストレスによるホルモンの反応（HPA軸）について正しい組み合わせを選び
なさい
　　a. ストレス信号が視床下部に伝わると副腎皮質刺激ホルモン放出ホルモン（CRH）
　　　の分泌が促進され，交感神経も興奮する
　　b. 副腎皮質刺激ホルモン放出ホルモン（CRH）は，下垂体前葉から副腎皮質刺激ホル
　　　モン（ACTH）の分泌を促進し，ACTHは副腎皮質のコルチゾール分泌を抑制する
　　c. アドレナリンは，糖と脂肪の代謝を高め，免疫や炎症反応を抑制する
　　d. 興奮した交感神経は副腎髄質のアドレナリン分泌を促し，アドレナリンは糖と
　　　脂質の代謝を増加し，心血管反応も亢進させる
　　　　1. a, b　　2. b, c　　3. c, d　　4. a, d

⑲運動に伴う炎症反応や免疫応答を調節について正しい組み合わせを選びなさい
　　a. 血中NK細胞数は，最大運動の直後に5倍程度も上昇する一方，運動終了後に
　　　は運動前値の半数まで減少するが，この反応は運動強度に依存していることか
　　　ら，適度な運動でも低下する
　　b. 激運動はマクロファージの細胞数や活性も一過性に高めるが，適度な運動はマ
　　　クロファージの機能を一過性に抑制する
　　c. サイトカインは，本来は末梢組織内で作用するが，重症感染症や外傷，熱傷，
　　　循環不全など生体に極端なストレスが加わると，血中に放出されて高サイトカ
　　　イン血症を起こす
　　d. 激運動で生じる個々のサイトカインの動態は易感染性や炎症反応の機序となる
　　　　1. a, b　　2. b, c　　3. c, d　　4. a, d

⑳運動・トレーニング後の休養や栄養管理と免疫能とのかかわりについて正しい組み
合わせを選びなさい
　　a. 激しいトレーニングに伴う全身倦怠感，抑うつ，疼痛，食欲不振，睡眠障害な
　　　どの体調不良で競技力が低下する病態をオーバートレーニング症候群という
　　b. オーバートレーニング症候群に陥った選手には，回復のための休養が必要であ
　　　るが，休養の具体的方法に関する科学的根拠はまだ十分に集積されていない
　　c. アスリートの健康管理では，糖質，たんぱく質のみならずビタミン，微量元素
　　　などの栄養素ができるだけ多く摂取されるような配慮が必要である
　　d. 暑熱環境下で激運動を行うと低サイトカイン血症が生じやすくなるため，水分
　　　補給やクーリングダウンによる体温調整が重要である
　　　　1. a, b　　2. b, c　　3. c, d　　4. a, d

㉑寒冷下での運動について正しい組み合わせを選びなさい
　　a. 寒冷下で運動する場合は，筋でのエネルギー効率は上がる
　　b. 最大酸素摂取量が高い者ほど寒冷時での代謝量が多くなる
　　c. 寒冷環境に曝露されると熱放散を抑えるため，皮膚血管は収縮する
　　d. 皮下脂肪が同じであっても持久性トレーニングを行っている人はそうでない人
　　　に比べると寒冷環境下での皮膚血管収縮は小さい
　　　　1. a, b　　2. b, c　　3. c, d　　4. a, d

②②体温，体熱平衡（熱産生と熱放散），体温調節機構について正しい組み合わせを選びなさい

    a. 体温が1℃上昇することにより代謝量は約1%亢進するため，高体温時には必然的に代謝量も増える

    b. 寒冷環境に曝されると代謝量が減少し，これにはふるえや非ふるえ熱産生が関係している

    c. 運動時には運動による熱産生と身体外部からの熱負荷の両者が影響する

    d. ヒトはおもに放熱，対流，伝導による熱放散および汗の蒸発による熱放散手段により体外へ熱を放散している

      1. a, b   2. b, c   3. c, d   4. a, d

②③高温環境下の運動時における体温調節とパフォーマンスについて正しい組み合わせを選びなさい

    a. 長時間運動中の心臓血管系ドリフトは運動強度，環境条件および脱水状況に影響される

    b. 高体温時に起こる運動遂行不可能は循環や筋の制限ではなく，高温に伴う中枢での疲労が主因であるといえる

    c. 高温下の短時間高強度運動における制限は，心拍出量や動脈血圧の減少と大きく関係し，これらは筋血流量の増加を引き起こす

    d. 高体温は運動時の換気を減少させ，過換気から動脈血二酸化炭素分圧が低下し，脳血流低下が起きることから脳温上昇となる

      1. a, b   2. b, c   3. c, d   4. a, d

②④暑熱順化および運動トレーニングによる体温調節とパフォーマンスの改善効果について正しい組み合わせを選びなさい

    a. 高温下での運動トレーニングは安静時での温熱負荷や運動時の発汗反応を改善する

    b. 暑熱順化や運動トレーニングによる体液量の増加が発汗機能や皮膚血流量の改善に関係する

    c. 暑熱順化は浸透圧下降による熱放散の抑制を起こりにくくさせる

    d. 高温曝露の反復により同一体温における皮膚血流量は少なくなる

      1. a, b   2. b, c   3. c, d   4. a, d

②⑤熱中症に関して正しい組み合わせを選びなさい

    a. 運動時の熱中症発生件数は，WBGTが28〜30℃で急激に多くなるが，低湿度でも熱中症は発生する

    b. 熱中症の対処としては，体温を早急に下げることと，水分補給のみでなく塩分の補給も大切である

    c. 夏の暑さに順化していない時期は熱中症の危険性が高い

    d. 高温下の運動時における水分補給は，体重減少が体重の5%以内におさまることが目安となる

      1. a, b   2. b, c   3. c, d   4. a, d

解答

① 1 c：能動的→受動的.
　　　d：肋間筋による呼吸を胸式呼吸，横隔膜の上下による呼吸を腹式呼吸という.

② 3 a：肺でのガス交換は外呼吸，組織は内呼吸.
　　　b：肺胞と肺動脈→肺胞と毛細血管.

③ 2 a：酸素摂取量は運動強度の指標の1つ.
　　　d：一般成人男性では100〜120 L/分ほどで安静時の10倍以上にもなる. 80〜100 L/分は一般成人女性の値.

④ 2 a：運動指令と別に→運動指令と同期した.
　　　d：運動時だけではなく，安静時，運動時にかかわらず，常時監視している.

⑤ 2 a：一回拍出量も低下→一回拍出量は増加.
　　　d：トレーニング後に減少する→トレーニング後に増大する

⑥ 4 b：持久性トレーニングは，動脈コンプライアンスを低くする→高くする.
　　　c：レジスタンストレーニングは，動脈コンプライアンスを高くする→低下させる.

⑦ 1 c：シナプスを越えて伝わるのは伝達，ニューロン内は伝導.
　　　d：インパルスがほかのニューロンに乗り移ることはない.

⑧ 4 b：オーバーラップが最小→最大.
　　　c：等尺性→等張性.

⑨ 4 b：大脳基底核→小脳.
　　　c：小脳→大脳皮質.

⑩ 3 a：刺激の強度に関係なく→比例した強さで.
　　　b：体性現象と自律性現象は別々ではなく組み合わさって現れる.

⑪ 3 a：筋の増殖は起きない→増殖も確認されている.
　　　b：遅筋線維→速筋線維.

⑫ 3 a：脳重量増加の主原因は，細胞体→樹状突起や軸索分枝.
　　　b：幼児のときには特定の運動ではなく，できるだけ多様な運動を経験させる.

⑬ 3 a：紡錘筋は大きく，羽状筋では羽状角に応じて小さくなる.
　　　b：羽状筋よりも紡錘筋→紡錘筋よりも羽状筋.

⑭ 1 c：反応パターンは一定.
　　　d：錘内筋線維はγ運動ニューロン，錘外筋線維はα運動ニューロンに支配されている.

⑮ 4 b：上肢→下肢.
　　　c：60歳→40歳.

⑯ 3 他の3つのホルモンは血糖上昇性に働く.

⑰ 2 a：運動時に増加→低下.
　　　d：減少→増加.

⑱ 4 b：コルチゾール分泌を抑制→促進.
　　　c：アドレナリン→コルチゾール.

⑲ 3 a：適度な運動で低下する→低下は生じない.
　　　b：活性を高めるのは適度な運動，抑制するのは激しい運動.

⑳ 1 c：できるだけ多く→過不足なく.
　　　d：低サイトカイン血症→高サイトカイン血症.

㉑ 2 a：エネルギー効率は下がる.
　　　d：皮膚血管収縮は大きい.

㉒ 3 a：1%→10%.
　　　b：代謝量が減少し→増加し.

㉓ 1 c：筋血流量の増加→減少.
　　　d：換気を減少させ→亢進させ.

㉔ 1 c：浸透圧下降→浸透圧上昇.
　　　d：皮膚血流量は少なくなる→多くなる.

㉕ 2 a：低湿度→低温度.
　　　d：5%→2%.

第 V 章

機能解剖とバイオメカニクス（運動・動作の力源）

第V章からの試験問題出題数は 6 問である.

小項目は 6 項目であり，各項から 1 問出題されると考えてよい.

学習のポイントは,

① 「運動の 3 法則」「力学的エネルギー；運動エネルギー，位置エネルギー」「歩行の力学モデル（倒立振子モデル）」を理解する.

② 四肢択一問題であることから，骨や筋の名称を覚えるのではなくその特徴「可動関節の形状と軸」「関節運動とてこ」「骨格筋の形状と筋横断面積」などの特徴をとらえることが重要である.

③ 歩行動作の構成の説明文を熟読しておく. 各層の「筋活動の特徴」や「床反力の違い」も重要となる.

④ 走行運動では，歩行との相違を理解する.

⑤ 水中運動は，陸での運動との違いについて数値を覚える.

である.

（上岡尚代・野田哲由）

1 バイオメカニクス：力学の基礎

MEMO

重力加速度：重力によって物体に生じる加速度をいう．落下運動，鉛直方向，投げなどはつねに重力が働き，同じ大きさの速度をもつ．
重力加速度 $1\,g = 9.8\,\mathrm{m/s^2}$

最大静止摩擦力：物体が動き出す直前の摩擦力．

動摩擦抵抗：物体が動いているときの摩擦抵抗をいい，速度と関係なく摩擦抵抗は一定であることが多い．
動摩擦抵抗＜最大静止摩擦力

① バイオメカニクス（生体力学）

人間の生物学的条件を考慮しながら，身体運動を力学的立場から研究する分野．

② 身体運動に関与する力

- 〔　①　〕：地球上に存在するものはすべて地球の引力の影響を受ける．〔　①　〕は鉛直方向に作用し，大きさは物体の質量に比例する．
- 外部抵抗力：〔　①　〕以外のすべての外力をいう．
- 筋収縮で発揮される〔　②　〕：筋収縮によって起こる直接の内的起動力．
- 〔　③　〕：接触している2つの物体が滑ろうとする動きを妨げる力．

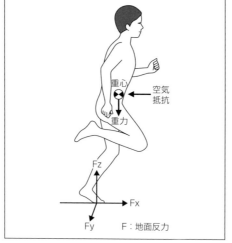

左図で身体に加わる外力は？
〔　④　〕
〔　⑤　〕
〔　⑥　〕
（順不同）
（筋力発揮は内力）

図1 　（深代千之：跳ぶ科学，大修館書店，東京，1990）

- 力の3要素：〔　⑦　〕，〔　⑧　〕，〔　⑨　〕（順不同）．
- 力の合成：ある2つの方向に働く力の総合的な効果は，それぞれの力を辺に見立てた平行四辺形を描くと，その〔　⑩　〕がその力の合力となる．
- 力の分解：たとえば肘の屈曲では，上腕二頭筋の収縮力（F）は関節を回転させる分力と肘関節を押す分力に分解することができる．

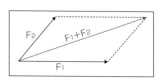

図2　力の合成

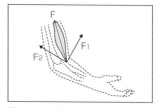

図3　力の分解

解答　①重力　②筋張力　③摩擦力　④⑤⑥重力　抵抗　地面反力　⑦⑧⑨大きさ　作用点　方向　⑩対角線

❸ 物体の運動と力学用語

- 軌跡で分類.
  - ❶ 線運動（並進運動）：直線運動と曲線運動.
  - ❷ 角運動（回転運動）：回旋運動，円運動.
- 変位：物体が〔　①　〕したときの〔　②　〕変化をいう.
- ベクトル量：物理学で扱う量のうち，〔　③　〕と〔　④　〕をもつ量のことをいう.
- 速度：速さと運動する方向をあわせもつベクトル量のことで，合成や分解ができる.
- 〔　⑤　〕：物体の単位時間当たりの速度の変化をいう.
- 等速度運動：直線上を一定の〔　⑥　〕で物体が運動すること．最も基本的な運動.
- 等加速度運動：直線上を一定の〔　⑤　〕で物体が運動すること．〔　⑤　〕における加速過程は正（＋），減速過程は負（－），等速または静止状態はゼロ（0）で表す.
- 慣性モーメント：物体に力を加えたとき，ある軸を中心としてその物体が回転した場合，その「回転しにくさ」の程度を示す．慣性モーメントの値が大きいほど，その物体は回転しにくい.

ベクトル量：力，速度，加速度，運動量，力積など.

速度＝移動距離／時間

加速度＝（終わりの速度－始めの速度）／要した時間（m/秒²）

慣性モーメント
小さい：回転させやすい.
大きい：回転させにくい.

マグヌス効果：回転しているボールが空気中を進むとき，空気の流れに対して垂直方向の力（揚力）が働く現象のことをいう．マグヌス力の方向はボールの回転方向によって変化するので，野球ではカーブ，シュートなどの変化球が投げられる.

❹ 空気と水の抵抗

流体での抵抗力は流体の速度と物体の形状に大きく影響される.
- 陸上競技の投擲種目，スキーのジャンプでは，適度な「迎え角」があれば揚力は大となる．しかし，迎え角が大きく抵抗が大きくなりすぎると揚力は減少する.
- 回転しているボール⇒マグヌス効果.
- 水中での抵抗はスピードの2乗に比例して増加する.

❺ 運動の法則（ニュートンの法則）

【第1法則（慣性の法則）】
- 物体に外力が働かなければ，物体はいつまでも〔　⑦　〕している.
- 一様の運動をしている物体はいつまでも〔　⑧　〕運動を続ける.

【第2法則（加速度の法則）】
- 加速度は力の大きさに〔　⑨　〕する.
- 加速度は物体の質量に〔　⑩　〕する.
- 加速度は力の働く方向と〔　⑪　〕に働く.
- 運動の方程式

$$F（物体に働く力）＝m（質量）×a（加速度）$$

【第3法則（作用・反作用の法則）】
2つの物体が互いに力を及ぼし合うときに，一方に作用する力は他方に作用する力と大きさが等しく，向きが反対である.

解答　①運動　②位置　③大きさ　④方向　⑤加速度　⑥速度　⑦静止　⑧等速
⑨正比例　⑩反比例　⑪同一方向

MEMO

6 運動量の法則，力積の法則，角運動量保存の法則

【運動量の法則】

運動量とは運動する物体の勢いを示す量である．

運動量（P）＝質量(m)×速度(v)

外部からの力が加わらないかぎり，その系の運動量の総和は不変である．

【力積の法則】

力とその力が作用した時間との積を力積という．

運動量の変化は与えられた力積に等しい

	力積	運動量
定義	力[gm/秒^2] × 時間[秒]	質量[g]×速度[m/秒]
単位	[gm/秒]	[gm/秒]

角運動量：L，慣性モーメント：I，角速度：ω とすると L＝I・ω＝一定で表される．

【角運動量保存の法則】

物体に働く合力（F）が中心力の場合，角運動量（L）は時間によらず一定である

7 身体重心・姿勢変化

- 直立静止時の身体重心は，臍よりも 4～5 cm 下にある．床面からこの重心までの垂直距離を〔　①　〕といい，その垂直線を〔　②　〕という．
- 人が静止立位を維持⇒支持平面内に〔　②　〕があること．
- 矢状面では，静止立位は足首を中心にした倒立振子モデルで近似できる．身体という大きな質量が狭い支持面に乗っている人間の二足立位は本質的に不安定で，実際には身体重心が揺れながら静止立位を保っている．

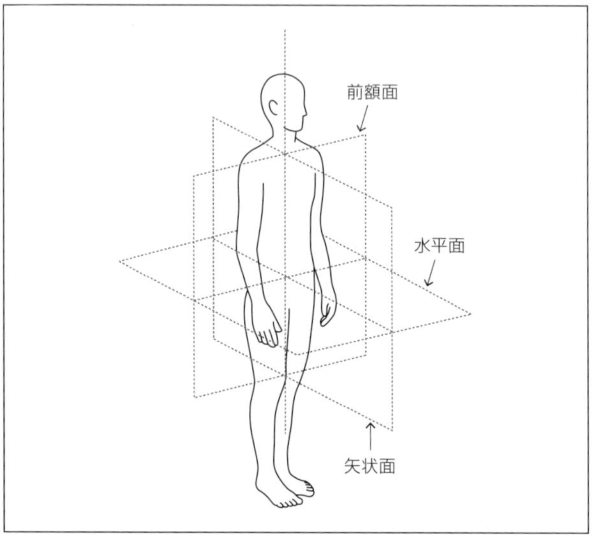

図４　運動の面

解答　①重心高　②重心線

2 バイオメカニクス：エネルギー論

MEMO

力の単位：N（ニュートン）
1 J（ジュール）＝ 1 N・m

力学的エネルギー保存の法則：運動エネルギーと位置エネルギーの和はつねに一定である.

重力による位置エネルギー（g）：低い所から落としても損傷しない物体でも，高い所から落とすと損傷する. 高い所にある物体は低い所の物体よりも大きなエネルギーをもつ. このことを「重力による位置エネルギー」という.

弾性エネルギー：弓矢を引くとき，弓を強く引いたほうが矢は遠くへ飛ぶ. 弾力のあるものが元に戻ろうとするときのエネルギーをいう. 人体では腱がこれに当たる.

運動エネルギーと位置エネルギーの交換をうまく利用して，力学的な仕事をしなくても移動することが可能. なお，理想的な振子の効率を100％としたとき，至適速度の自由歩行で効率は約65％. 高齢者では，至適速度における効率は若年者とほぼ等しい. 速くなったり，遅くなったりすると急激にその値が低下する.

❶ 力学的エネルギー

・エネルギーとは仕事をする能力，可能性のことをいい，〔　①　〕エネルギーと〔　②　〕エネルギーを合わせたものを力学的エネルギーという.

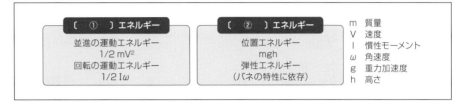

❷ 身体のもつ力学的エネルギー

・位置エネルギー＝各セグメントの位置エネルギーの和＝身体重心の位置エネルギー.
・運動エネルギー＝身体重心の位置エネルギー＋身体重心に対する各セグメントの並進運動エネルギーの和＋各セグメントの回転運動エネルギーの和.
・身体のもつ力学的エネルギー＝位置エネルギー＋運動エネルギー.

❸ 歩行の力学モデル運動評価

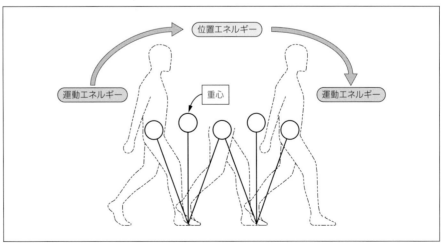

図5　倒立振子モデル

・歩行は走行と比較して，エネルギー消費が少なく，効率が高い〔　③　〕（重りが支点よりも上部に存在する振子）モデル.

解答　①運動　　②ポテンシャル　　③倒立振子

❹ 力学的状況と力仕事の関係

力学的状態	仕事量（W）	物体の エネルギー	例
❶力の方向と変位の方向が一致している場合 力（F） 移動距離（d）	$W = F \times d$	増大	• 外力（推進力） • 短縮性収縮時（正の仕事）
❷静止	$0\ (= F \times 0)$	変化なし	• 歩行中の地面反力 • 動かない物や壁を押したときの反作用の力 • 等尺性収縮（ゼロ）
❸力の方向と変位の方向が θ の角度をもつ場合 力（F） F/cosθ 移動距離（d）	$W = F \times \cos\theta \times d$	増大	
❹力の方向と変位の方向が逆向きの場合 移動距離（d）	$W = -F \times d$	低下	• 摩擦力 • 外力（空気抵抗） • 伸縮性収縮（負の仕事）
❺力の方向が上向き（移動方向と直角）の場合 移動距離（d）	$0\ (= F \times 0)$	変化なし	• 滑走動作中の床反力 • 振子の糸の張力

効率：「費やされたエネルギー」と「力学的仕事」の比率を効率という．平地における歩行の場合，20～30％程度．

筋は力を発揮するかぎり，化学エネルギーを消費する．
筋の力学的仕事量≠筋の消費した化学エネルギー

筋は身体のエンジンと呼ばれ，化学的エネルギーから力学的エネルギーへの変換器といえる．
【変換効率】
・短縮性収縮：最大30～40％．
・等尺性収縮：0％（力学的仕事をしないため）．
・伸張性収縮：負の値（仕事が負となるため）．

❺ 身体活動中のエネルギー動態

図6は，人体で起きるエネルギーの流れを表す．

- 筋は人体の動力（エンジン）と呼ばれ，エネルギーの観点からみた場合，化学的エネルギーから力学的エネルギーへの変換機といえる．
- 運動は骨格筋を収縮させ，体肢を通じて外的に力・パワー発揮することで遂行される．多くの場合，その力学的エネルギー産生能力が機械的パワーの外力発揮を規定し，結果として運動成果の優劣を決している．

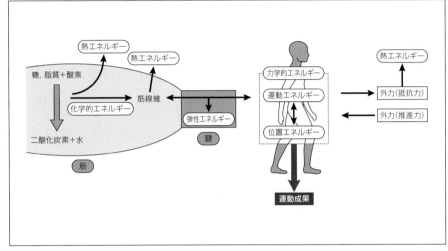

図6　身体活動中のエネルギー動態　　　（健康運動指導士養成講習会テキスト上第5章 p250）

❻ 身体運動の力学モデル

身体運動の解析では，動きの詳細をとらえることに適している〔　①　〕モデルと動きの概要をとらえることに適している〔　②　〕モデルの2種類がよく使用される．併用されることも多い．

リンクセグメントモデル：人間の身体を，関節で接続された剛体（関節以外の箇所では変形しない）のリンクと見なすモデルで，各剛体はセグメントもしくは体節と呼ばれる．

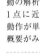

身体重心モデル：身体運動の解析を，身体重心の1点に近似するモデル．動作が単純化されてその概要がみやすくなる．

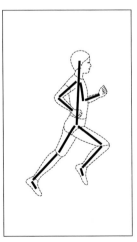

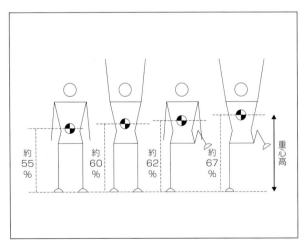

図7　リンクセグメントモデル　　　**図8　身体重心モデル**

解答　①リンクセグメント（剛体セグメント）　　②身体重心

3 機能解剖学概論

❶ 筋骨格系の機能解剖

ヒトには〔　①　〕あまりの骨が存在する．骨の働きは筋の収縮により可動性のある関節を動かす運動機能，身体の支柱としての軟部組織の支持機能，臓器などの〔　②　〕機能，骨髄による〔　③　〕機能,〔　④　〕などの貯蔵機能がある．

❷ 関節

関節は1軸性関節，2軸性関節，3（多）軸性関節の3種類に分類される．

> **1軸性関節**：運動軸が1つで1つの面で運動が起こる．
> **2軸性関節**：運動軸が2つで2つの面で運動が起こる．
> **3（多）軸性関節**：運動の軸と面が多数あり，あらゆる方向への運動が起こる．

プラスアルファ

一番社長二安打か	
・イチ ⇒	1（**いち**）軸性関節
・シャ ⇒	車軸（**しゃじく**）関節
・チョウ ⇒	蝶番（**ちょうつがい**）関節
・ニ ⇒	2（**に**）軸性関節
・アン ⇒	鞍（**あん**）関節
・ダ ⇒	楕円（**だえん**）関節
・カ ⇒	顆状（**かじょう**）関節

・3軸（多軸）性関節
　・球関節
　・平面関節

❸ アライメントと損傷

> **アライメントとは？**
> 骨と関節の配列のこと．O脚，X脚など形態の特徴．

- 脛骨内反が強いと骨へのストレスが強まり疲労骨折を起こしやすいといわれている．
- X脚では膝関節の外側に圧力がかかり半月板損傷や膝蓋大腿関節症を起こしやすい．
- 下肢のねじれを評価する方法にQ-angle（Q角）がある．Q-angleは，男性で10°，女性で15°前後である．
- 膝蓋骨が内側に向いている"やぶにらみ膝"はQ-angleが高値を示しスポーツ傷害の原因となる．

解答 ①200　②保護　③造血　④カルシウム

肘伸展時のてこ
支点：肘関節
力点：上腕三頭筋付着部
　　　（肘頭）
作用点：前腕重心点

つま先立ち時のてこ
支点：中足趾節関節部
力点：下腿三頭筋付着部
　　　（踵骨）
作用点：下腿重心点

モーメントアーム（支点
から力点までの距離）が
長いと同じ張力でも回転
トルクは大きい.

❹ 骨格と筋のてこ作用

- 筋が収縮して力を発揮することにより関節を軸とした回転運動が発生する.
- 身体をてこにたとえると，回転軸となる関節は支点，筋の付着部は〔　①　〕．身体外部に力が作用する点を〔　②　〕（荷重点）と呼ぶ.

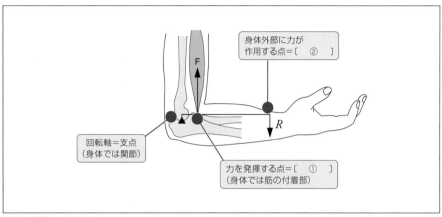

図9　身体のてこ作用
F：筋力，R：重力

- 回転運動を引き起こす作用を「回転力（〔　③　〕）」という. てこにおける回転力は，以下の式で求められる.

> 支点から〔　①　〕の距離×〔　①　〕における力

図10 では支点から左の回転力と支点から右の回転力が釣り合っている.

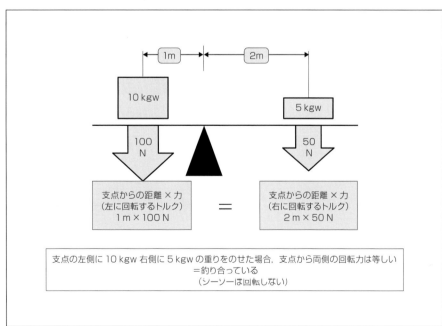

図10　回転力

解答　①力点　　②作用点　　③トルク

肘屈曲時，主働筋は上腕
二頭筋．拮抗筋は上腕三
頭筋．協働筋は腕橈骨筋．

ジャンプ動作の際，腓腹
筋が足関節底屈のみでな
く膝関節伸展に働き，足
関節の発揮したパワーを
膝に伝える．さらに，ハ
ムストリングスは膝のコ
ントロールをしながら股
関節伸展にも働く．

⑤ 運動時の筋活動

ある関節運動に対して主働的に働く筋を主働筋，主働筋を助ける筋を〔　①　〕，
主働筋の逆の機能をもつ筋を〔　②　〕という．等尺性収縮によって関節を安定さ
せる筋を〔　③　〕または安定筋という．

⑥ 単関節筋と多関節筋

- 単関節筋：1つの関節のみをまたぐ筋．

  例）ヒラメ筋：足関節底屈（屈曲）の1つの作用．

  単関節筋は〔　④　〕に貢献する特徴がある．
- 多関節筋：2つ以上の関節をまたぐ筋であり，またがるそれぞれの関節を動かす作
  用をもつ．

  例）上腕二頭筋：肩関節屈曲と肘関節屈曲と前腕回外の3つの作用．

  例）大腿直筋：股関節屈曲と膝関節伸展の2つの作用．

  多関節筋はおもに〔　⑤　〕に貢献する特徴がある．

⑦ おもな筋の形状による分類

紡錘状筋	羽状筋	半羽状筋	鋸筋
上腕二頭筋，烏口腕筋など	長腓骨筋など	半膜様筋など	前鋸筋

板状筋	二頭筋	多腹筋
頭板状筋 頸板状筋	上腕二頭筋	顎二頭筋 腹直筋

骨格筋はそれぞれ形状が異なり，その形状による特徴の違いがある．

- 〔　⑥　〕筋は，長い筋線維と短い腱で構成される．
- 〔　⑦　〕筋は板状の腱膜をもつ．

解答　①協働筋　②拮抗筋　③固定筋　④関節トルク増大　⑤動きのコントロール　⑥紡垂状　⑦板状

MEMO

羽状角が大きくなると，筋が腱を引っ張る方向と力を発揮したい方向が離れ，力が分散してしまう．羽状角が小さいほうが筋が腱を引っ張る方向と力を発揮したい方向が近づくため力の分散が少なく力の出力が高まる．

PCSA：physological cross-sectional area（生理学的筋横断面積）

- 筋力は筋横断面積に比例する（筋が太いほど筋力は大きい）．
- 筋収縮速度は筋の長さに比例する（筋長が長いほど筋収縮速度は速い）．

❽ 羽状筋の特徴（利点）

運動にかかわる体肢の筋は多くが羽状筋である．

- 羽状筋は，腱が膜となって腱膜に筋線維が斜めに走行している（この角度のことを〔 ① 〕という）．そのため，単位体積当たりの筋線維数が多くなり，大きな張力を発揮できる．
- 筋線維の回転によって筋全体としての短縮速度を速めることができる．
- 収縮により筋厚が厚くならないため，細いスペースでもスムーズに収縮できる．

❾ 筋出力の規定因子

【静的最大筋力を決める因子】

- 筋横断面積（PCSA）：筋の太さ．
- 大脳〔 ② 〕状態．

【動的最大筋力を決める因子】

- 筋横断面積：筋の太さが太いほど最大筋力は大きい．
- 大脳〔 ② 〕状態：かけ声で筋力が増大する．
- 筋線維組成：速筋線維の比率など．
- 関節における筋の配置（てこ比）．
- 筋線維配列（羽状筋など）．
- 筋収縮速度：筋長が大きいほど速い．

❿ 筋の力-長さ-速度関係

- 筋の力 – 長さの関係：筋長が長くなる関節肢位になるほど発揮できる力が〔 ③ 〕なることが多い．
- 筋の力 – 速度の関係：収縮速度の増加につれて発揮可能な筋力が〔 ④ 〕する．伸張性収縮の局面においては等尺性収縮より大きな力が発揮される．
- 筋線維長と力発揮の範囲：同じ筋横断面積と〔 ① 〕をもつ筋線維長が異なる2つの筋では，発揮できる最大筋力は同じでも，筋が力を発揮できる範囲は，筋線維長が長い筋が広い．筋線維長が長い筋で最大収縮速度が増加し，ある速度における発揮筋力が大きくなる．

⓫ ジャンプ中の筋腱相互作用

- 腱はバネ様に振る舞う粘弾性体である．
- 歩行や縄跳びのような連続ジャンプ中，下腿三頭筋は伸び縮みせずアキレス腱だけが大きく伸縮している．アキレス腱で組織伸長時に蓄えたエネルギーを関節運動に再利用し，筋が発揮するエネルギーを抑えることができる．
- 筋では，直列に連なる腱が大きく伸張するため大きな力を発揮しやすい筋長で活動できる．
- 筋が力を発揮，腱が長さ変化を担い，その積としての仕事やパワー発揮を効率的に行っている．

解答 ①羽状角　②興奮　③大きく　④低下

4 陸上での運動・動作各論

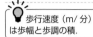

歩行速度（m/分）は歩幅と歩調の積.

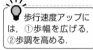

歩行速度アップには，①歩幅を広げる，②歩調を高める.

1 歩行運動

- 片方の踵着地から他方の踵着地までを1歩（ステップ）という．1歩の距離は〔　①　〕といい，平均70 cmである．
- 両踵間の距離を〔　②　〕といい，平均8 cm，足先の向きを歩向角といい，約6.8°と報告されている．1分間当たりの〔　③　〕を歩調（ケイデンス）という．
- 片方の踵が再び着地するまでを〔　④　〕（ストライド）といい，その距離を〔　⑤　〕距離（ストライド長）という．

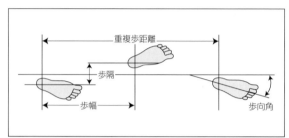

図11　歩幅と重複歩距離

2 動作局面

両脚支持相は1歩行周期に2回あるため，合計20%.

通常歩行では地面に足を着いている立脚相は〔　⑥　〕%，地面に着いていない遊脚相は〔　⑦　〕%あり，立脚相の始めと終わりの両脚が地面に着いている両脚支持相が各〔　⑧　〕%ずつ，計〔　⑨　〕%ある．

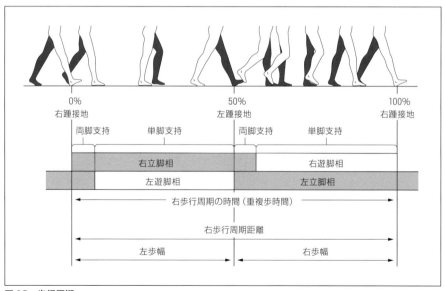

図12　歩行周期

解答　①歩幅　②歩隔　③歩数　④1歩行周期　⑤重複歩　⑥60　⑦40　⑧10　⑨20

💡 各方向の床反力は歩行周期のどのタイミングかをチェックしよう.

❸ 歩行時の床反力

- Z（鉛直方向）：体重の 1.2 ～ 1.5 倍の 2 つのピーク（2 峰性）．1 つ目のピークは着地時に身体の下方への加速を抑えることと，2 つ目のピークは推進する際，身体を上方に加速させることに働いている.
- Y（左右方向）：着地時に身体の外方への加速を抑えるピークとその後他方の脚に荷重するために身体を内方へ加速させるピークがある.
- X（前後方向）：着地時に身体を減速させるピークと地面を蹴って身体を加速させるピークがみられる.

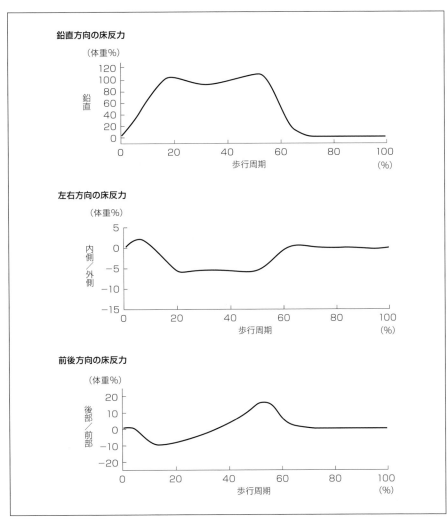

図 13　歩行時の床反力

❹ 高齢者の歩行

💡 高齢者の歩行時の筋活動は低下ではなく増加する!!

- 歩幅の減少.
- 歩行速度の低下.
- 振子効率は自然歩行では差がないが，遅く歩いたり早く歩くと効率が悪くなる.
- エネルギーの変換がうまくいかず疲れやすい.
- 筋活動量の増加.

全歩行周期に働く筋：①前脛骨筋，②脊柱起立筋.

立脚相のみに働く筋：下腿三頭筋（立脚後期のみ）.

❺ 歩行時の筋活動

- 歩行中の筋活動は，遊脚相では足部の位置を保つために継続的に〔　①　〕が活動し，遊脚後期では，振り出した下肢を止めるために〔　②　〕が活動する.
- 立脚相では姿勢を保って身体を前進させるために股関節の〔　③　〕，膝関節の〔　④　〕，〔　⑤　〕（順不同）と腓腹筋が活動し，腓腹筋の拮抗作用として〔　①　〕も活動する.

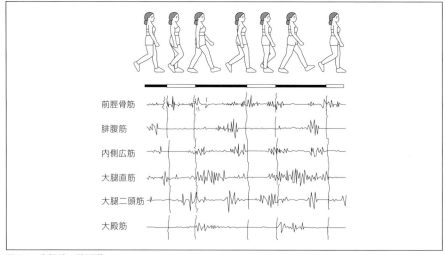

図14　歩行時の筋活動

❻ 投球運動

投球運動における各期ごとの動作の目的を理解しておこう.

速いボールを投げるときには力学的エネルギーを効率的にボールに伝える必要がある.

❶踏み出す足を高く上げて位置エネルギーを大きくして踏み出すことで，身体を直立状態から並進の運動エネルギーに変える.

❷踏み出した足を着地して並進のエネルギーをさらに回転のエネルギーに変える（踏み出し足の着地前，軸足は内旋，踏み出し足は外旋する. その際，胴体ではひねりが生まれる）.

❸〜❹上部体幹を回転させる局面では，軸足の股関節まわりは正の仕事，踏み出した足では勢いを受け止める負の仕事を担う. 上肢の小さな筋のみでなく，下肢で生み出したエネルギーとともに最終的にボールにエネルギーを伝える.

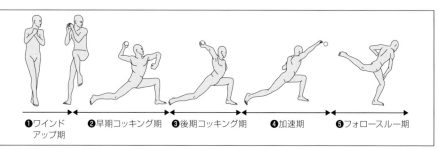

図15　投球運動の期分け

解答　①前脛骨筋　　②大腿二頭筋　　③大殿筋　　④⑤内側広筋　大腿直筋

💡歩行と走行の大きな違い
①走行は速度が増すほど支持期（歩行では立脚相）が短縮し，空中期（歩行では遊脚相）が延長する.
②走行では両脚とも空中に浮いている空中期がある.

💡走行運動の加齢変化
（短距離走）
・支持期時間の延長
・空中期時間の短縮
・股関節屈曲角度減少
・ストライドの短縮
（長距離走）
ピッチはそれほど低下しないが，ストライドは短縮する.

❼ 走行運動

【動作局面】

「支持期」と「空中期」に分けられる.

• 支持期前半：接地～足先の上を身体重心が通過.
• 支持期後半：足先の上を身体重心が通過～離地.
• 空中期：地面に足が着いていない.

【走行時の筋活動】

• 支持期後半から空中期中間まで：大腿を持ち上げるため〔　①　〕と〔　②　〕が活動する.
• 空中期前半：膝関節を曲げるが〔　②　〕の働きによりその曲げは抑えられ，後半に伸ばすが〔　③　〕の活動によってその伸びは抑えられる.
• 空中期全般：足部の位置を保つために空中期全般にわたって〔　④　〕が活動する.
• 空中期後半から支持期：姿勢を保って身体を前方へ推進するために股関節伸展（〔　⑤　〕と〔　③　〕），膝関節伸展（〔　⑥　〕），足関節底屈（〔　⑦　〕と〔　⑧　〕）が活動する.
• 歩行での筋活動との違い：より大きな着地衝撃に抗するため早期から準備活動がみられ，伸張・短縮サイクルがより顕著にみられる.

【走行時の地面反力】

• 走行の速度を高めると支持期は〔　⑨　〕なり，地面反力は減速相，加速相とも〔　⑩　〕なる. 高速時には鉛直方向の地面反力は体重の〔　⑪　〕倍にもなる.
• 走行では〔　⑫　〕をストライド，〔　⑬　〕をピッチという.
• 走行速度はピッチとストライドの積で求められる.
• 走行速度を高めると約8m/秒まではおもにストライドが長くなり，それ以降はストライドは少し短くなりピッチが急増する.

❽ 跳躍運動

💡跳躍運動における反動動作には4つの効果がある. チェックしておこう.

❶序盤では，筋腱複合体の長さは変わらず，地面反力が大きくなる. このタイミングでは，筋は収縮して腱に力を及ぼしながら短くなり，腱は足部に力を及ぼしながら伸ばされ弾性エネルギーが蓄えられる.
❷終盤では，筋腱複合体の長さは短くなり，地面反力が小さくなる. このタイミングでは筋は長さを変えないが，腱は蓄えた弾性エネルギーを使って短くなり，足部は地面の反力を得て，身体が離地する.

【反動動作の効果】

垂直とびでは沈み込み動作により反動をつける.

❶伸張反射により跳躍で使う筋活動が増強.
❷短縮性の収縮の前に伸張性収縮をすることにより，さらに大きな力を発揮できる.
❸反動により，筋の活動開始が遅れない.
❹腱に蓄えられた弾性エネルギーを利用できる.

解答 ①腸腰筋　②大腿直筋　③大腿二頭筋　④前脛骨筋　⑤大殿筋　⑥外側広筋　⑦腓腹筋
⑧ヒラメ筋　⑨短く　⑩大きく　⑪4　⑫1歩の移動距離　⑬1秒間の歩数

5 水泳・水中運動

MEMO

クロールや背泳ぎのプル動作は抵抗による推進力が主で，平泳ぎのプルは揚力成分が大きい．シンクロナイズドスイミングのスカリングは揚力を利用している．

揚力：水中を移動する身体に加わる流体力のうち移動方向に垂直な成分のこと．

比重：物体の密度／水の密度で求められる．1より小さければ浮くが，1より大きいと沈む．

アルキメデスの原理：水中で静止している身体に働く力は重力と浮力である．浮力の大きさは水につかっている部分の体積と同じ体積の水の重さに等しい．

① 水中運動の特徴

水温，浮力，抵抗，揚力の影響を受けながら行う運動である．

抵抗の大きさ	・移動速度の2乗に比例して大きくなる ・身体の大きさ，水中姿勢で変化する
揚力	・移動速度の2乗に比例して大きくなる ・足が沈んで体が立つと迎え角が増加し揚力も増加する
推進力	水の抵抗に打ち勝つ移動方向に平行な（前向きの）力 ・水の抵抗を利用するもの：手足を後方に動かし推進 ・揚力を利用するもの：手足の横方向の動きによって推進
推進のパワー，仕事・エネルギー	力×力の方向に移動した距離 ・泳ぐ距離が同じであれば仕事は抵抗の大きさに比例する ・一定の距離を泳ぐ場合，必要なエネルギーはほぼ速度の2倍，パワーはほぼ速度の3倍になる
熱伝導率	・空気の20倍以上大きい
比熱	・空気と比べ1,000倍以上も高い
水圧	・水面上では1気圧，水深10mでは2気圧
密度	・空気と比べ800倍以上大きい
比重	・脂肪は1より小さい，骨，筋肉，内臓は1より大きい

② 水中運動での生理反応

体温	・体温より低い温度の水に入ると空気よりはるかに急速に体温が奪われる ・水から上がった際，皮膚表面が濡れた状態でいると身体から熱が奪われる
呼吸	・水圧のために胸郭を広げて呼吸するためには陸上より余分な呼吸筋の活動が必要 ・多くの水中運動で呼吸が制限されるため，運動強度に伴って呼吸数を増やせない
静脈還流	・泳ぐ際の水平な姿勢では下肢と心臓の高さが等しくなるため下肢からの静脈還流が増加する ・水中歩行の立位姿勢では水深の深い床面に近い部分では水圧の影響で静脈還流が増加する
1回拍出量 （心臓の1回当たりの拍出量）	・静脈還流が増加すると，1回拍出量も増加する
心拍数	・多くの水中運動では静脈還流増加による1回拍出量増加によって，同じ強度の運動で陸上に比べて少ない心拍数となる

③ 水中運動

水泳の場合，4泳法（クロール，平泳ぎ，背泳ぎ，バタフライ）とも，上肢のプル動作と下肢のキックにより推進力を得ている．クロールではプルによる推進力が主で，平泳ぎはキックがより大きな推進力を生み出している．背泳ぎ，バタフライにおける推進力はプルが大きいが，キックの貢献度はクロールに比べ大きい．

④ 水中歩行の要点

- 浮力の影響で重力（体重）による関節への負担を軽減できる．
- 重力の負荷ではなく，水平に働く水の抵抗が負荷となる．
- 水深が深くなれば水の抵抗も大きくなるが，深すぎると浮力のため，うまく歩けなくなる．

1 2 3 ①ニュートン力学の法則で正しいものを選びなさい
1. 加速度は物体の質量に正比例する
2. 一様の運動をしている物体はいつまでも等速運動を続ける
3. 加速度は力の大きさに反比例する
4. 加速度は力の働く方向と反対方向に働く

1 2 3 ②身体に加わる外力で正しい組み合わせを選びなさい
a. 重力
b. 筋力
c. 持久力
d. 地面反力
　　1. a, b　　2. b, c　　3. c, d　　4. a, d

1 2 3 ③水中で身体に働く力について正しいものを選びなさい
1. 体積の大きい人ほど浮力が小さい
2. 水中であっても重力は変わらない
3. 前方から受ける抵抗は，泳者の体型が最も影響する
4. 水中での抵抗力は移動速度に比例して低下する

1 2 3 ④力学的エネルギーで正しいものを選びなさい
1. 力学的仕事は「加えた力の移動方向の成分」と「力の作用点の移動距離」との和である
2. 運動エネルギーには，並進運動と回転運動によるものがある
3. ポテンシャルエネルギーには，位置エネルギーのみがある
4. エネルギーの単位は唯一 J（ジュール）で表す

1 2 3 ⑤身体運動の力学的モデルについて正しいものを選びなさい
1. 身体運動の解析ではリンクセグメントモデル（剛体リンクモデル）と身体重心モデルの 2 種類の力学モデルがよく使用される
2. リンクセグメントモデルは動きの概要をとらえることに適している
3. 身体重心モデルは動きの詳細をとらえることに適している
4. リンクセグメントモデルの力学的エネルギーは，重心点の並進の運動エネルギーと位置エネルギーの和を計算するだけでよい

1 2 3 ⑥骨の働きについて正しいものを選びなさい
1. エネルギー貯蔵
2. 脂肪分解
3. 造血機能
4. 消化機能

⑦ 1軸性関節を1つ選びなさい
   1. 楕円関節
   2. 鞍関節
   3. 車軸関節
   4. 球関節

⑧ 身体のアライメントと損傷について正しいものを選びなさい
   1. 女性の Q-angle は 10° 前後である
   2. 男性の Q-angle は 15° 前後である
   3. 両側の膝蓋骨が内側を向いている膝を「やぶにらみ膝」と呼ぶ
   4. X 脚では膝関節の内側に圧力が多くかかる

⑨ 骨格と筋のてこ作用について正しいものを選びなさい
   1. 骨格筋が収縮して力を発揮する際，関節を軸とした回転運動を引き起こす作用をベクトルという
   2. 同じ重りを床から両手で持ち上げる際，姿勢が異なっても背中にかかる力は同じである
   3. トルクの大きさは支点から作用点の距離×力で求められる
   4. モーメントアームが長いと同じ張力でも回転トルクは大きい

⑩ 筋の作用について正しいものを選びなさい
   1. ある関節運動に対して主働的に働く筋を拮抗筋という
   2. 主働筋を助ける筋を固定筋という
   3. 主働筋の逆の働きをもつ筋を協働筋という
   4. 等尺性運動によって関節を安定させる筋を固定筋という

⑪ 単関節筋と多関節筋について正しいものを選びなさい
   1. 多関節筋はおもに関節トルク増大に貢献する特徴がある
   2. 単関節筋はおもに動きのコントロールに貢献する特徴がある
   3. 大腿直筋は膝関節伸展と股関節屈曲の 2 つの作用をもつ
   4. 上腕二頭筋は単関節筋である

⑫ 羽状筋の特徴について正しいものを選びなさい
   1. 運動にかかわる体肢の筋は多くが羽状筋である
   2. 羽状筋は収縮の際，筋厚が厚くなるため大きなスペースが必要となる
   3. 羽状筋は単位体積当たりの筋線維が少なく緊張力は小さい
   4. 羽状筋は斜めに配列した筋線維の回転により短縮速度が低下する

⑬ 歩行について正しいものを選びなさい
   1. 片方の踵着地から同側の踵着地までを 1 歩という
   2. 1 歩の距離は歩隔といい，平均 70 cm である
   3. 両踵間の距離を歩調といい，平均 8 cm である
   4. 足先の向きを歩向角という

⑭歩行について正しいものを選びなさい

    1. 1分間当たりの歩行距離をケイデンスという

    2. 片方の踵が再び着地するまでをストライドという

    3. 通常歩行では立脚相が40%,遊脚相が60%ある

    4. 立脚相の始めと終わりの両脚支持期はぞれぞれ5%ずつ計10%ある

⑮歩行時の筋活動について正しいものを選びなさい

    1. 前脛骨筋は遊脚相のみで活動する

    2. 遊脚後期に振り出した下肢を止める働きとして大腿四頭筋が活動する

    3. 立脚相では腓腹筋の拮抗作用として大腿二頭筋が活動する

    4. 下腿三頭筋は立脚相のみで活動する

⑯正常歩行時の床反力について正しいものを選びなさい

    1. 鉛直方向の床反力は,体重の3～5倍のピークがみられる

    2. 鉛直方向の床反力は,3回のピークがみられる

    3. 前後方向の床反力は,2回のピークがみられる

    4. 左右方向の床反力は,着地時の外方への加速を抑えるタイミングに1回ピークがみられる

⑰高齢者の歩行の特徴について正しいものを選びなさい

    1. 歩幅の増加

    2. 歩行速度の増加

    3. 筋活動量の増加

    4. 疲労しにくい

⑱水中運動の特徴について正しいものを選びなさい

    1. 水の抵抗は水中での移動速度の大きさの2乗に比例して大きくなる

    2. 水は空気に比べ熱伝導率が20倍以上低い

    3. 水深が10m深くなると水圧は水面付近の半分になる

    4. 体脂肪は比重が1より大きく水に浮くことができない

⑲水泳における推進力について正しいものを選びなさい

    1. 推進力とは「水の抵抗に打ち勝つ移動方向に平行な後ろ向きの力」と説明される

    2. 物体がある角度をもって水中を進むとき,移動方向に平行な力を抵抗といい,垂直な力を揚力という.

    3. クロールや背泳ぎのプル動作はおもに揚力を利用して推進している

    4. 平泳ぎのプル動作は抵抗による推進力（抗力成分）がおもである

⑳水中運動での生理反応について正しいものを選びなさい

    1. 多くの水中運動では同じ強度の運動で陸上に比べ心拍数が高くなる

    2. 水平に泳ぐ姿勢では下肢からの静脈還流が低下する

    3. 水中歩行の立位姿勢では水深の深い床面に近い部分では静脈還流が減少する

    4. 体温より低い温度の水に入ると空気よりはるかに急速に体温が奪われる

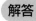

① 2　加速度は力の働く方向と同一方向に働く．質量（m）の物体に力（F）が作用したとき，Fと生じる加速度aとの関係は，F＝maとなる．これを運動の方程式という．

② 4　「筋力」は人間のもつ内力であり，筋力を発揮して，おもに外力として地面反力を受け止めることによって，歩・走あるいは跳躍などの身体運動が生じる．

③ 2　水中では体積が大きいほど，浮力が大きくなる．ただし，重力は変わらない．前から受ける抵抗は体型よりも姿勢によって大きく影響を受ける．また，水中での抵抗力は移動速度が増すほど，抵抗は大きくなり，特に2 m/秒を超えると大きく増大する．

④ 2　ポテンシャルエネルギーには位置エネルギー（重力）と弾性エネルギーの2つがある．

⑤ 1　リンクセグメントモデルは動きの詳細を，身体重心モデルは動きの概要をとらえることに適している．4は「身体重心モデル」を表す．

⑥ 3　骨の働きは，「軟部組織の支持機能」「臓器の保護機能」「骨髄による造血機能」「カルシウムの貯蔵機能」「運動機能」の5つである．

⑦ 3　1軸関節は，「車軸関節」「蝶番関節」（らせん関節も1軸）．2軸関節は，「鞍関節」「楕円関節」「顆状関節」．多軸関節は，「球関節」「平面関節」．

⑧ 3　女性のQ-angleは15°前後，男性のQ-angleは10°前後である．両側の膝蓋骨が内側を向いている膝を「やぶにらみ膝」と呼び，Q-angleが高値を示し，スポーツ障害の原因となる．X脚では膝関節の外側に圧力が多くかかる．

⑨ 4　トルクとは回転運動を引き起こす作用のことをいう．その大きさは支点から力点の距離×力点における力で求められる．

⑩ 4　ある関節運動に対して主働的に働く筋を主働筋，主働筋を助ける筋を協働筋という．また，主働筋の逆の働きをもつ筋を拮抗筋という．等尺性運動によって関節を安定させる筋を固定筋，または安定筋という．

⑪ 3　多関節筋はおもに動きのコントロールに貢献し，単関節筋はおもに関節トルク増大に貢献する特徴がある．大腿直筋は多関節筋であり，下前腸骨棘から脛骨粗面に付着していることから，膝関節伸展および股関節屈曲の2つの作用をもつ．

⑫ 1　大腿四頭筋，上腕三頭筋，腓腹筋など運動にかかわる体肢の筋は多くが羽状筋である．羽状筋は筋収縮時の筋の厚さの変化が少ないため，頸部など限られたスペースでも収縮できる一方，単位体積当たりの筋線維数が多く，大きな筋力を発揮できる．また，斜めに配列した筋線維の回転により短縮速度が増加する．

⑬ 4　1：1歩（ステップ）とは，片方の踵着地から反対側の踵着地までをいう．
　　　2：1歩の距離は，歩幅といい平均70 cmである．
　　　3：両かかとの間の距離を歩隔といい，平均8 cmである．
　　　4：足先の向きを歩向角（足角）といい，平均6.8°である．

⑭ 2　1：ケイデンスは1分間当たりの歩数のことである．
　　　2：ストライドは片方の踵が着地し，次に同側の踵が着地するまでをいう．
　　　3：通常歩行では立脚相が60％，遊脚相が40％である．
　　　4：立脚期の始めと終わりの両脚支持期（同時接地期）はそれぞれ10％ずつ計20％ある．

⑮ 4　1：前脛骨筋は全歩行周期で活動する．
　　　2：遊脚後期に振り出した下肢を止める働きとして大腿二頭筋が活動する．
　　　3：立脚相では腓腹筋の拮抗作用として前脛骨筋が活動する．
　　　4：下腿三頭筋は遊脚相での活動はなく，立脚中期から後期にかけて活動する．

⑯ 3　1：鉛直方向の床反力は，体重の1.2～1.5倍のピークがみられる．
　　　2：鉛直方向の床反力は，2つのピークがみられる（2峰性）．
　　　3：前後方向の床反力は，着地時の減速と地面を蹴って加速するタイミングに2回のピークがみられる．
　　　4：左右方向の床反力は，着地時の外方への加速を抑えるタイミングと，他方の脚に荷重するために身体を内方へ加速させる2回のピークがみられる．

⑰ 3　高齢者の歩行の特徴は，「歩幅の減少」「歩行速度の低下」「振子高率は遅く歩いたり速く歩いたりすると効率が悪くなる」「筋活動量の増加」「疲労しやすい」などが挙げられる．

⑱ 1　1：水の密度は空気の約800倍あるため水中移動では空気中の約20倍の粘性抵抗を受けることになる．移動速度の大きさの2乗に比例して大きくなる．
　　　2：水は空気に比べ熱伝導率が20倍以上大きい．
　　　3：水深が10 m深くなると水圧は水面付近の2倍になる．
　　　4：体脂肪は比重が1より小さく水に浮く．

⑲ 2　1：推進力とは「水の抵抗に打ち勝つ移動方向に平行な前向きの力」と説明される．
　　　2：揚力の大きさは抵抗と同様の式で求められ，移動速度の大きさの2乗に比例して大きくなる．
　　　3：クロールや背泳ぎのプル動作は抵抗による推進力（抗力成分）がおもである．
　　　4：平泳ぎのプル動作はおもに揚力を利用して推進している．

⑳ 4　1：多くの水中運動では，静脈還流増加による1回拍出量増加によって同じ強度の運動で陸上に比べて少ない心拍数となる．
　　　2：水平に泳ぐ姿勢では下肢からの静脈還流が増加する．
　　　3：水中歩行の立位姿勢では水深の深い床面に近い部分では静脈還流が増加する．
　　　4：水は空気に比べ熱伝導率が20倍以上大きく，体温より低い温度の水中では空気よりはるかに急速に体温が奪われる．

第 VI 章

健康づくり運動の理論

第VI章からの試験問題出題数は 9 問であり，第III章についで出題数が多い.

小項目が 8 項目あり，それぞれから最低 1 問は出題されると考えてよい.

学習のポイントは，

①各種トレーニング様式における基本処方と効果について理解すること.

②トレーニング目的別の運動条件とその効果について理解すること.

③各種対象者（障がい者，青少年，女性など）の特徴について理解すること.

④加齢に伴う体力の変化について理解すること.

である.

その他重要な語句，数値は押さえておくこと.

（井上哲朗）

1 運動条件と反応・運動強度

トレーニングの原則：効果的なトレーニングを行うための基本ルール.

1 トレーニングの原則

- 〔　①　〕性の原則：心身の機能を全体的にバランスよく高めるようにトレーニングを行うこと.
- 〔　②　〕性の原則：対象者の健康状態と体力レベルおよび特性に応じてトレーニングを行うこと.
- 〔　③　〕性の原則：トレーニングの目的を明確にし，体力向上の知識を高めてトレーニングを行うこと.
- 〔　④　〕性の原則：トレーニング強度や回数を体力レベルに合わせて徐々に上げていくこと.
- 〔　⑤　〕性の原則：規則的に長期間トレーニングを継続していく必要がある.

💡 体力の向上には少なくとも週3回以上行うことが必要である.

トレーニングの原理：身体適応の基本原理（仕組み）.

2 トレーニング効果の原理

- 〔　⑥　〕の原理：トレーニングによって機能が向上したら，さらに高い強度のトレーニングを行わなければさらなる機能の向上はみられない.
- 〔　⑦　〕の原理：トレーニングで刺激した機能（体力）にのみトレーニング効果が現れる．それには，a.部位，b.エネルギー，c.速度，がある.
- 〔　⑧　〕の原理：トレーニングをやめてしまえば，その効果は失われていく.

表1　主観的運動強度（RPE，ボルグスケール）

20	
19	非常にきつい
18	
17	かなりきつい
16	
15	きつい
14	
13	ややきつい
12	
11	楽である
10	
9	かなり楽である
8	
7	非常に楽である
6	

（小野寺孝ほか：全身持久性運動における主観的強度と客観的強度の対応性―Rating of perceived exertion との観点から. 体育学研究，21：191-203，1976）

RPE：rate of perceived exertion（主観的運動強度）

3 運動の強度・時間・頻度・期間の過程

- 運動強度の設定は，健康運動指導士などの専門家が行うべきものである.
- 酸素摂取量からエネルギー消費量を算出できる．簡易には酸素摂取量1Lが〔　⑨　〕kcalとして計算できる.
- メッツ（METs）は，metabolic equivalents のことで，座位安静時代謝量（酸素摂取量で約〔　⑩　〕mL/kg/分）の何倍かを表したものである．これに時間（単位：時間）をかけ，身体活動量・運動量としているのが〔　⑪　〕である.
- 持久力向上や生活習慣病予防の場合には，最大酸素摂取量（$\dot{V}O_2max$）に対する相対値である〔　⑫　〕の指標が運動指導に用いられる.
- 運動中に感じられる強さを数字で表したものが，主観的運動強度（RPE，ボルグスケール）である（**表1**）.
- 運動時間は，運動強度によって異なる．最大酸素摂取量を増加させるためには，中等度強度の場合は〔　⑬　〕分以上，低強度の場合は30分以上行うことが望ましい．高強度の運動では5分程度でも最大酸素摂取量が増加することが知られている.
- 運動頻度は，体力の向上という観点からいうと少なくとも，週〔　⑭　〕回は行わなければならない.
- 一般の有酸素性トレーニングでは10〜12週以上トレーニングを行うことが望ましい.

解答　①全面　②個別　③意識　④漸進　⑤反復　⑥過負荷（overload）　⑦特異性　⑧可逆性　⑨5　⑩3.5　⑪メッツ・時　⑫%$\dot{V}O_2$max　⑬20　⑭3

2 筋力と筋量を増強するための運動条件とその効果

💡 筋肥大のための適切な負荷強度を言えるようにしておくこと.

❶ レジスタンストレーニング

バーベル，ダンベル，ウエイトスタックなどを用いて筋力および筋量の増加を行う筋力トレーニングは，近年ではさまざまな負荷抵抗を用いて筋力および筋量の増加を図るようになったことからレジスタンストレーニングと呼ばれるようになった．トレーニングによって筋肥大するのはおもに〔　①　〕線維である．

❷ トレーニングの分類

身体の動きの伴わないトレーニングを〔　②　〕的トレーニング，動きを伴うトレーニングを〔　③　〕的トレーニングという．前者は筋収縮様式に基づき〔　④　〕トレーニングと呼ばれることが多い.

❸ 筋活動様式（収縮様式）による分類

筋の活動（収縮）様式	特徴
〔　④　〕トレーニング	筋の長さが一定の条件のもとで力発揮をするもの
〔　⑤　〕トレーニング	筋の長さを変えながら一定の負荷条件のもとで力発揮をするもの
〔　⑥　〕トレーニング	筋の収縮速度を一定に保った条件下で力発揮をするもの
〔　⑦　〕トレーニング	短縮・伸張サイクルを用いて，パワー発揮を増大させるもの

✎ パワーは力×速度，または単位時間当たりの仕事量のこと.

❹ トレーニングのプログラム変数

✎ 基本的なプログラム変数のうち強度，量，頻度をトレーニング処方の三要素と呼ぶ.

〔　⑧　〕	構造的エクササイズ，要素的エクササイズ，部分エクササイズに分類される
〔　⑨　〕	重要度の高い種目ほど最初に行う必要がある．これをプライオリティの原則という
〔　⑩　〕	発揮筋力，負荷重量など，トレーニング様式に応じて異なる決め方をする
〔　⑪　〕	動的トレーニングでは，セット当たり（負荷強度×反復回数）をすべてのセットについて総和したもの
〔　⑫　〕	トレーニングの主目的によって違う
〔　⑬　〕	週2～3回が効果的とされている

解答 ①速筋　②静　③動　④等尺性（isometric）　⑤等張性（isotonic）　⑥等速性（isokinetic）　⑦プライオメトリック　⑧種目の選択　⑨種目の配列　⑩強度　⑪量　⑫セット間の休息時間　⑬頻度

⑤ 各種トレーニングの基本処方と効果

- 等張性トレーニング：強度と主効果は**表2**の通りである．また，〔　①　〕動作を利用して，〔　②　〕線維から優先的に動員させることが効果を上げるためには重要なポイントである．1筋群当たり3〜6セット，休息時間は1〜3分（トレーニング目的による）．トレーニング頻度は週2〜3回．

1RM：one repetition maximum（最大挙上重量）

表2　一般的等張性トレーニングにおける強度，最大反復回数，主効果

強度 （% 1RM）	最大反復回数 （RM）	主観的強度	主効果
100	1	非常に重い	筋力（神経系）
95	2		
93	3		
90	4	かなり重い	
87	5		
85	6	重い	筋力 （形態的要因） 筋肥大
80	8		
77	9		
75	10〜12	やや重い	
70	12〜15		
67	15〜18		
65	18〜20	軽い	
60	20〜25		筋持久力
50	〜30	非常に軽い	

(Ishii, N：Factors involved in the resistance-exercise stimulus and their relations to muscular hypertrophy. Exercise. nutrition and environmental stress, Nose H, et al(eds), Cooper, MI, 119-138, 2002)（健康運動指導士養成講習会テキスト上 p289）

- 筋発揮張力維持スロー法：負荷強度は30〜50% 1RMで，3〜4秒かけて負荷を挙上し，同時間かけて負荷を下ろす．そうすることによって，〔　③　〕の分泌や〔　④　〕の合成の活性化が起こり，高負荷のトレーニング同様に筋肥大が起こる．

- 等速性（アイソキネティック）トレーニング：動作域を通じて最大筋活動レベル（100% MVC）を維持する．量，頻度については等張性トレーニングに準ずる．速度特異性が高い．

MVC：maximum voluntary contoraction（最大随意筋力）

- 等尺性（アイソメトリック）トレーニング：特別な器具を用いずに行うことが可能である．強度と運動時間の組み合わせについては**表3**の通りである．〔　⑤　〕特異性があるため，他の関節角度での筋力には大きな増加がみられないことが多い．トレーニング刺激が低いため，高頻度で行うことが望ましい．

表3　等尺性トレーニングにおける強度と運動時間（筋収縮持続時間）の組合せ

運動強度 （最大筋力に対する%）	運動時間 （収縮持続時間，秒）	
	最低限度	適性限度
40〜50%	15〜20秒	45〜60秒
60〜70	6〜10	18〜30
80〜90	4〜6	12〜18
100	2〜3	6〜10

(Hettinger, T ／猪飼道夫ほか訳：アイソメトリック・トレーニング，大修館書店，東京，1970)

解答　①伸張性　　②速筋　　③成長ホルモン　　④たんぱく質　　⑤関節角度

3 筋パワーと筋持久力を高めるための運動条件とその効果

MEMO

💡 筋パワーの定義を覚える．筋パワーは力×速度，または単位時間当たりの仕事量で表される．単位は W（ワット）である．

❶ 筋パワー

力と速度の積（力×速度）で表される筋パワーは，最大筋力発揮時（動きのない状態，速度＝0）および無負荷時（力＝0）においては「筋パワー＝0（ゼロ）」として表され，最大筋力の約〔　①　〕に相当する力発揮において最大パワーを示す．

❷ 筋パワーにおける個人差

- 筋パワー＝力×速度であるため，筋力の〔　②　〕い人ほど，筋パワーに優れている．
- 筋力は筋の生理学的〔　③　〕面積と比例関係にあることから，筋パワーの個人差は，筋量における差である．
- 骨格筋線維は収縮速度の違いから，収縮速度の速い〔　④　〕線維の割合が高い人ほどパワーは高い．

❸ 筋パワートレーニングの効果の実際

- 筋パワーを向上させるためには，〔　⑤　〕を向上させるか，動作〔　⑥　〕を向上させるかのいずれかの方法をとる．
- 最大筋力の〔　⑦　〕％負荷によるトレーニングでは，最大パワーに対する効果が高い．
- 低速度でのトレーニングは低速度でのパワー発揮に，高速度でのトレーニングは高速度でのパワー発揮に大きな効果がある．

💡 力-速度関係についても理解する．

❹ 筋持久力

- 〔　⑧　〕筋持久力では一定の荷重を保持あるいは一定の筋力を発揮し続ける時間が指標となる．
- 〔　⑨　〕筋持久力では一定の荷重を一定のピッチで反復動作し，その最大反復回数が指標として用いられる．
- 筋持久力のトレーニングは，最大筋力の〔⑩　～　〕％程度が至適な強度であり，それを最大反復することで最大の効果が得られる．

解答 ①1/3　②強　③断　④速筋（FT線維，TypeⅡ線維）　⑤筋力　⑥速度　⑦30　⑧静的　⑨動的　⑩20～30

4 全身持久力を高めるための有酸素性運動

1 筋収縮のためのエネルギー

筋収縮のためのエネルギーは，筋内にある〔　①　〕が〔　②　〕と無機リン酸に分解する化学反応である．〔　①　〕は筋 1 kg 中に〔　③　〕mmol 程度しかないため，数秒の筋収縮に必要な程度しか貯蔵されていない．しかし，再合成されるため，つねにほぼ一定に保たれている．

2 有酸素性エネルギー供給機構と無酸素性エネルギー供給機構

💡 エネルギー供給機構に有酸素性と無酸素性があることを理解する．

- 有酸素性エネルギー供給機構：ATP 再合成に酸素を必要とする．
- 無酸素性エネルギー供給機構：酸素を使用せずに ATP を再合成する．無酸素性エネルギー供給機構には 2 つの系が存在する．
  - ①乳酸性エネルギー供給機構（解糖系）．
  - ②非乳酸性エネルギー供給機構（ATP-CP 系）．

ATP：アデノシン三リン酸
ADP：アデノシン二リン酸
CP：クレアチンリン酸

3 酸素摂取量と最大酸素摂取量

運動強度が高くなると，それに比例して酸素摂取量（$\dot{V}O_2$）が上昇する．しかし，ある強度を境にそれ以上増加しなくなる〔　④　〕現象がみられる．このとき，最も大きな酸素摂取量の値を最大酸素摂取量（$\dot{V}O_2max$）と呼ぶ．

4 最大酸素摂取量を増加させるためのトレーニング

米国スポーツ医学会
（ACSM：American College of Sports Medicine）

最大酸素摂取量はトレーニングにより高めることができる．米国スポーツ医学会によれば，表 4 のようなトレーニングで最大酸素摂取量を増加させ，健康増進が図れることが示されている．

表 4　最大酸素摂取量を増加させるためのトレーニング

トレーニング方法	大筋群を用いたダイナミックな運動
トレーニング強度	中等度（3〜5.9 メッツ）〜高強度（6 メッツ）（最大酸素摂取量の 50％以上）
トレーニング時間	中等度の場合 30 分以上，高強度の場合 20 分以上
トレーニング頻度	中等度の場合週 5 回，高強度の場合週 3 回以上
トレーニング期間	10〜12 週間

（Garber CE, et al：American College of Sports Medicine position stand. Quantitiy and quality of exercise for developing and maintaining cardiorespiratory, musculoskeletal, and neuromotor fitness in apparently healthy adults：guidance for prescribing exercise. Med Sci Sports Exerc, 43：1334-1359, 2011）

解答　①ATP　②ADP　③4　④レベリングオフ

最高心拍数（HRmax）
＝ 220 －年齢

❺ 代表的な相対的運動強度の指標

【相対的運動強度の指標】

〔　①　〕	＝	$\dfrac{\text{当該運動の酸素摂取量（L/分）}}{\text{最大酸素摂取量（L/分）}}$	× 100
〔　②　〕	＝	$\dfrac{\text{当該運動の心拍数（拍/分）}}{\text{最高心拍数（拍/分）}}$	× 100
〔　③　〕	＝	$\dfrac{\text{当該運動の酸素摂取量（L/分）－安静時酸素摂取量（L/分）}}{\text{最大酸素摂取量（L/分）－安静時酸素摂取量（L/分）}}$	× 100
〔　④　〕	＝	$\dfrac{\text{当該運動の心拍数（拍/分）－安静時心拍数（拍/分）}}{\text{最高心拍数（拍/分）－安静時心拍数（拍/分）}}$	× 100

❻ 最大酸素摂取量の健康・スポーツにおける意義

- 最大酸素摂取量（特に体重当たり）は，持久性の競技力に大きな影響を与える．
- 全身持久力が高いと多くの生活習慣病の発症リスクが低い．
- 最大酸素摂取量は加齢により低下する．

❼ 有酸素性トレーニングによる最大酸素摂取量の増加

最大心拍出量（L/分）＝最高心拍数（拍/分）× 1 回心拍出量（L/回）

- トレーニングによる最大酸素摂取量の増加は，最大心拍出量で示される心臓ポンプ能の向上による．
- 持久性トレーニングを積んだ場合，最高心拍数は増加せずに，1 回拍出量が増加することによって，最大心拍出量が増加する．
- 持久系アスリートの心臓は，左心室の拡張期容積（心臓の大きさ）が増加し，左室壁厚（左心室重量）が増加することによって，最大酸素摂取量が増加する．
- 筋力系アスリートの心臓は，左室壁厚は増加するが，拡張期容積はあまり変化しないので，最大酸素摂取量は増加しない．

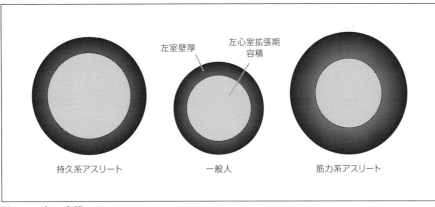

図1　スポーツ心臓

解答　① %$\dot{V}O_2$max　②%HRmax　③ %$\dot{V}O_2$reserve　④%HRreserve

5 障がい者の運動能力の特徴と運動

三障害の区分について説明できるように.

1 障がい者の定義

障害者基本法によると，「〔　①　〕障害，〔　②　〕障害又は〔　③　〕障害があるため，継続的に日常生活又は社会生活に相当な制限を受ける者」と定義されている.

2 身体障がい者

身体障害者福祉法では，身体上の障害がある〔　④　〕歳以上の者であって，都道府県知事から身体障害者手帳の交付を受けた者をいう. 対象となる障害は，以下の通りである.

❶〔　⑤　〕障害.
❷〔　⑥　〕または平衡機能の障害.
❸音声機能，言語機能または〔　⑦　〕機能の障害.
❹〔　⑧　〕不自由.
❺心臓，腎臓または呼吸器の機能の障害その他政令で定める障害.

3 知的障がい者

知的障害者福祉法には知的障がい者を定義する条項がない. そのため厚生労働省が行っている「知的障害児（者）基礎調査」の定義を用いている.

知的機能の障害が発達期（おおむね18歳まで）に現れ，日常生活に支障が生じているため，なんらかの特別の援助を必要とする状態にある者. 判断基準として標準化された〔　⑨　〕，および〔　⑩　〕能力水準の一定の基準，いずれにも該当する者.

4 精神障がい者

「統合失調症，精神作用物質による急性中毒又はその依存症，知的障害，精神病質その他の精神疾患を有する者をいう」（精神保健及び精神障害者福祉に関する法律）.

5 障がい者の運動能力と運動指導

健康運動指導士などの運動指導者が指導できるのは，すでに心身の障害および機能が安定している人に対して〔　⑪　〕目的以外で行われる運動である. そのためには，障害の特徴を理解する必要がある.

6 障害がある人にとっての運動の意義

医療技術の進歩に伴って，障がい者の高齢化が進み，二次的障害や生活習慣病が増えてきた. 健康・体力の保持増進のための運動の必要性は，健常者よりも重要である.

解答　①身体　②知的　③精神　④18　⑤視覚　⑥聴覚　⑦そしゃく　⑧肢体　⑨知能検査　⑩日常生活　⑪医療

脊髄損傷：脊椎の損傷に伴い，その中心部に存在する脊髄に損傷が及んだ状態．損傷した脊髄は，非回復性であり，損傷前の状態に戻ることはほとんどない．完全損傷の場合，損傷した脊髄節以下の運動麻痺と知覚麻痺，排尿・排便障害が起こる．残存運動機能は，損傷レベル（高位）により異なる．

❼ 身体障がい者の運動指導

- 脊髄損傷者の有酸素性作業能のトレーニングには，自転車エルゴメータ，〔 ① 〕付きのトレッドミル，車椅子エルゴメータ，上肢エルゴメータ（**図2a**）などを用いたトレーニング，アクアエクササイズなどがある．
- 脳血管障害の片側の上下肢麻痺（片麻痺）者の場合，〔 ② 〕のコントロールは重要である．片麻痺者の有酸素性トレーニングには通常の自転車エルゴメータや〔 ③ 〕式（背もたれ付き）エルゴメータ（**図2b**），トレッドミル歩行などがある．
- 軽度の脳性麻痺では，高度な運動技術の遂行も可能である．しかし，症状にはばらつきがあるため，個人の状態をみたうえでプログラムの選択をすることが重要である．

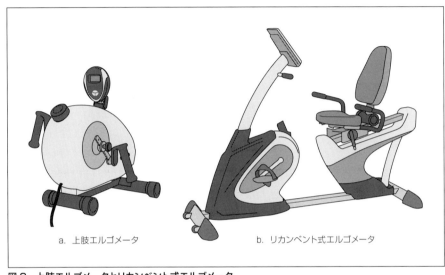

a. 上肢エルゴメータ　　　　　　b. リカンベント式エルゴメータ

図2　上肢エルゴメータとリカンベント式エルゴメータ

❽ 知的障がい者の運動指導

知的障がい者は，運動に参加する機会が制限されるため，健常者に比べて運動能力向上が困難である．スポーツ参加においては〔 ④ 〕を高め〔 ⑤ 〕的参加を促すよう配慮が必要である．

❾ 精神障がい者の運動指導

罹患率：発生率ともいう．

精神障がい者は，〔 ⑥ 〕や〔 ⑦ 〕（順不同）の罹患率が高く，体力レベルが低く，〔 ⑧ 〕の割合が高い．対象者の障害特性について理解しておくことが重要である．

❿ adapted physical activity（APA），adapted sports（AS）

近年では，身体的な障害の有無ではなく，高齢者や妊婦など実施者の身体的特性に合わせた道具やルールに変更するなどした身体運動やスポーツを adapted physical activity（APA），adapted sports（AS）と呼ぶようになった．

解答　①免荷装置　　②血圧　　③リカンベント　　④モチベーション　　⑤積極　　⑥糖尿病　　⑦高血圧　　⑧肥満

6 青少年期の成長発育と運動

MEMO

PHV 年齢（age at peak height velocity）：身長発育が最も盛んとなる年齢.

❶ 身長，骨格，体重の発育

- 思春期における身長の発育が最も盛んになる時期の年間発育量は，平均で男子約〔　①　〕cm，女子で約〔　②　〕cm であるが，個人差が大きい．PHV 年齢は，女子が〔　③　〕歳，男子が〔　④　〕歳付近であり，女子が男子より約〔　⑤　〕年ほど早い．身長は〔　⑥　〕的要因が強い．
- 身長の発育には骨の成長が大きくかかわっている．適度な運動は，骨の密度を高めるが，過度の運動は障害をきたすおそれがある．
- 体重発育が最も盛んになる年齢は，身長と同様に女子のほうが男子に比べて早い．男子で〔　⑦　〕歳前後，女子で〔　⑧　〕歳前後である．

❷ 発育の類型

スキャモンは，身体の組織や器官の発育の様子を，4 種類に分類している．20 歳のときの値を 100％として出生時から 20歳までの発育の様子を表した（**図3**）.

- 〔　⑨　〕型：身長などの全身的形態，筋・骨格系，呼吸器，消化器，血管系，血液量など．思春期に急激に発育し，成人の値に達する．
- 〔　⑩　〕型：頭の大きさ，脳，脊髄，眼球など．乳幼児期における発育が顕著である．
- 〔　⑪　〕型：胸腺，リンパ節，扁桃腺など．小学生期に成人の 2 倍近い発育を示す．
- 〔　⑫　〕型：睾丸，子宮，卵巣，前立腺など．思春期を迎えると急激に発育する．

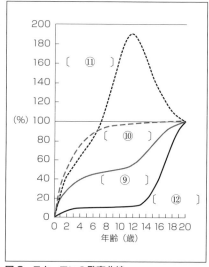

図3　スキャモンの発育曲線

(Scammon, RE：The Measurement of Man. Harris JA CM, et al(eds), The Measurement of The Body in Childhood, University Minesota Press, 1930)

❸ 体型の変化

💡BMI（body mass index）：体重 (kg) /〔身長 (m)〕²
身長は cm ではなく，m なので間違いないように！

- 〔　⑬　〕指数：幼児期（6 歳頃）までは年齢による変化が少ないので，乳幼児保健の分野で体型の評価に用いられる．BMI（body mass index）と同じ指数．
- 〔　⑭　〕指数：7 歳頃から思春期前までがほぼ一定となるので，その時期（学齢期）の肥満の評価に用いることがある．

肥満度算出式：肥満度＝〔（実測体重 − 標準体重）/ 標準体重〕× 100

解答　①8　②7　③10　④12　⑤2　⑥遺伝　⑦14　⑧12　⑨一般　⑩神経
⑪リンパ　⑫生殖　⑬カウプ　⑭ローレル

④ 生理学的年齢

- 〔　①　〕年齢：〔　①　〕は骨化の進行状況が大体決まっている.
- 〔　②　〕年齢：思春期までは，〔　②　〕が同じである子どもは同じ発育段階に達している.
- 〔　③　〕年齢：〔　③　〕の発現時期を経過しないと判定できない.
- 〔　④　〕性徴：思春期以降に有効な指標.

⑤ 神経系の発達

単純反応時間や選択反応時間は，小学生期に著しく短縮していき，〔　⑤　〕歳くらいまでに完了する. このような素早い動きのなかには，〔　⑥　〕系の伝達速度ばかりではなく，動きに対する判断や集中力など，心理的要因も大きくかかわっている.

⑥ 発育期の体肢組成の変化

- 〔　⑦　〕断面積は，男子では12歳までに増加し，いったん減少するが14歳以降再び増加を示す. 女子では部位にもよるが11〜14歳にかけて急激に増加する.
- 〔　⑧　〕断面積は，男子では年齢が進むにつれて増加し，特に12歳以降の増加が著しい. 女子では，年齢とともに徐々に増加し，部位によるが14〜16歳前後まで増加していく. 14歳以降は急激に男女差が拡大する.

⑦ 筋力の発達とトレーニング

- 筋力の発達は小学生期まではゆるやかであるが，中学・高校期になると増加率が急速に大きくなる. 小学生期までは主として〔　⑨　〕線維（ST線維，あるいはTypeⅠ線維）が発達し，その後中学・高校生期に〔　⑨　〕線維に加えて〔　⑩　〕線維（FT線維，あるいはTypeⅡ線維）が急速に発達する.
- 筋力の性差は13歳以降に顕著であるが，単位断面積当たりの筋力は，性や年齢による差はみられない.
- 思春期前の子どもにおいてもトレーニングにより筋力増加がみられる. ただし，思春期前の小学生では，筋肥大による筋力増加ではなく，運動単位活動量の増加などの神経系の改善がおもである.

⑧ 持久性機能の発達とトレーニング

- 最大酸素摂取量は，4〜13歳頃まで直線的に増加. 男子では13〜15歳にかけて急激に増加. 女子では14，15歳頃にピークとなり，その後，増加はほとんどみられない.
- 思春期以降の持久的なトレーニングは，顕著な効果がみられる. 最高心拍数の80%強度程度で30分以上，週3回以上行うことで，最大酸素摂取量は10%程度向上する.
- 成長期の子どもにおいては，日常の身体活動レベルで60%$\dot{V}O_2max$以上の運動強度での活動時間が長い子どものほうが有酸素的能力が高い傾向にある.

解答 ①骨　②身長　③PHV　④第二次　⑤15　⑥神経　⑦皮下脂肪　⑧筋　⑨遅筋　⑩速筋

7 女性の体力・運動能力の特徴と運動

女性の身体各項目の対男性比を確認しておくこと.

❶ 女性の身体的特徴

男性と比べて女性は相対的に〔　①　〕が太く,〔　②　〕が細い傾向にあり,除脂肪組織が少なく,体脂肪率が高い.**表5**に20歳の周径囲と成人の身体組成の男女の比較を示す.

表5　日本人成人の形態および身体組成の男女の標準値と男女比

	男性	女性	対男性比（%）
身長（cm）	171.65 ± 5.53	158.60 ± 5.29	92.4
体重（kg）	65.63 ± 8.95	50.76 ± 5.86	77.3
胸囲（cm）	88.4 ± 5.6	81.8 ± 5.3	92.5
腹囲（cm）	73.4 ± 5.5	63.9 ± 5.7	87.1
腰囲（cm）	90.3 ± 4.5	88.1 ± 4.5	97.6
上腕囲（cm）	27.8 ± 2.2	24.7 ± 2.2	88.8
前腕囲（cm）	25.7 ± 1.5	22.8 ± 1.3	88.7
大腿囲（cm）	53.5 ± 4.0	52.9 ± 3.8	98.9
下腿囲（cm）	36.0 ± 2.3	34.8 ± 2.2	96.7
除脂肪体重（kg）	53.7	38.4	71.5
体脂肪量（kg）	7.9	11.5	145.6
体脂肪率（%）	12.6	22.8	181.0

（東京都立大学体力標準値研究会：新・日本人の体力標準値 2000, 文部科学省：2014(H24)年度体力・運動能力調査, 福永哲夫ほか：日本人の体肢組成, 朝倉書店, 東京, 1990 より筆者改変）

❷ 女性の体力の特徴

- 筋力：一般成人男女の身体各部位の筋力は, どの部位においても男性の〔③　～　〕%に相当する. しかしながら, これを体重あるいは除脂肪体重当たりの〔　④　〕値で表すと, 性差の大部分がなくなる.
- 筋持久力：絶対的な負荷で比較すると男性のほうが高い. しかし, 最大筋力に対する〔　④　〕値で比較すると, 性差はみられない.
- 無酸素性パワーと有酸素性パワー：絶対値でみると, 女性は男性の約2/3の値である. しかし, 除脂肪体重当たりのパワーで比較すると, 差はまったくなくなり, 無酸素性パワーではむしろ女性のほうが大きい.
- 最大酸素摂取量：絶対値では男性の58.7 ～ 77.9%であり, 体重当たりで68.3 ～ 86.2%, 除脂肪体重当たりで83.8 ～ 98.9%である. それでも残る性差はヘモグロビン濃度の差に起因するものである.

女性の各体力項目の対男性比を確認しておくこと.
相対値でみると性差がなくなる場合も!!

❸ 女性のトレーナビリティ

- 〔　④　〕的に同じ内容のレジスタンストレーニングを行った場合, 増加の絶対値は男性のほうが大きいが,〔　④　〕的な増加（増加率）は同等である. 筋肥

解答 ①下肢　②上肢　③55 ～ 65　④相対

大についても同様である.

- 持久的トレーニングによる最大酸素摂取量の改善の大きさには男女間で差はない.

④ 月経周期と運動

- 正常女性では,月経前に塩分,水分の貯留により体重が増加する.
- 月経前にエストロゲンの影響により,頭痛,腹痛など体調不良を感じる女性も多い.

⑤ 妊娠・出産と運動

運動指導者と妊婦自身が運動実施における禁忌について認識しておくことが重要である(日本臨床スポーツ医学会「妊婦スポーツの安全管理基準」より).

【絶対的禁忌】

心疾患,破水,早期の陣痛,多胎,出血,前置胎盤,頸管無力症,3回以上の自然流産.

【相対的禁忌】

高血圧,貧血または他の血液疾患,甲状腺疾患,糖尿病,動悸または不整脈,妊娠末期の骨盤位,極端な肥満,極端なやせ,早産の既往,子宮内発育遅延の既往,妊娠中出血の既往,極端に非活動的な生活習慣.

⑥ 妊娠中の運動の安全管理基準

日本臨床スポーツ医学会では,「妊婦スポーツの安全管理基準」を公表している.そのなかでスポーツ種目,運動強度と運動の時間帯は以下の通りである.

【スポーツ種目】

- 有酸素性運動,かつ全身運動で楽しく長続きするものであることが望ましい.
- 妊娠前から行っているスポーツについては,中止する必要はないが,強度は制限する必要がある.
- 競技性の高いもの,腹部に圧迫が加わるもの,瞬発性のもの,転倒の危険があるもの,相手と接触したりするものは避ける.
- 妊娠〔　①　〕週以降では,仰臥位になる運動は避ける.

【運動強度】

- 心拍数で〔　②　〕拍/分以下,主観的運動強度は〔　③　〕(RPE 13)以下が望ましい.
- 連続運動を行う場合には,主観的運動強度は〔　④　〕(RPE 11)以下とする.

【運動の時間帯】

- 午前〔　⑤　〕時から午後〔　⑥　〕時の間が望ましい.
- 週〔⑦　～　〕回で,1回の運動時間は〔　⑧　〕分以内とする.

⑦ 閉経期・閉経後の運動

閉経期には,〔　⑨　〕(女性ホルモン)分泌量が低下し,身体に以下のような影響を及ぼす.

- 生殖器官の萎縮により,腟,膀胱感染症,子宮脱に対する罹病性が増加する.
- 〔　⑩　〕コレステロールが上昇し,心血管疾患の危険性が増加する.
- 〔　⑪　〕が低下し,骨粗鬆症,転倒による骨折の危険性が増大する.
- 性腺刺激ホルモンに対するネガティブフィードバック作用の低下によって性腺刺激ホルモンが上昇し,〔　⑫　〕障害が現れる.

解答 ①16　②150　③ややきつい　④楽である　⑤10　⑥2　⑦2〜3　⑧60
⑨エストロゲン　⑩LDL　⑪骨密度　⑫更年期

8 加齢に伴う体力の低下と運動

- 正常な加齢（normal aging）：徐々に身体機能が減退していくこと.
- 病理的加齢（pathological aging）：心臓疾患, 脳卒中, 認知症などによって, 身体機能の低下が大きく影響を受けること.

① 加齢と老化

加齢とは, 生まれてから死に至るまでの徐々にかつ自然に変化していくことを意味する. 老化とは, 加齢に伴って生体機能, たとえば筋力, 神経伝導速度, 肺活量, 病気に対する抵抗力などが低下すること.

② 体力・運動能力のピークと加齢変化

- 握力：男女とも6歳から発達し, 男性が30〜34歳, 女性が35〜44歳頃をピークに, 以後漸減している.
- 上体起こし：男女とも6歳から発達し, 14歳頃をピークに, 以後低下している. 75〜79歳では若年期のピーク時のおよそ〔　①　〕割程度になる.
- 20mシャトルラン：男女とも14歳頃まで著しく向上し, 以後低下する.
- 長座体前屈, 反復横とび, 立ち幅とびなど：男女とも6歳から発達し, 男性が17歳頃, 女性が19歳頃をピークにして, 以後低下する.

③ 身体活動と体力・運動能力の加齢変化

身体活動（physical activity）：骨格筋の収縮によってエネルギー消費量を伴う身体の動き.

20〜50歳代の歩数は, 男性が約7,500〜8,000歩/日程度, 女性が約6,500〜7,000歩/日程度で, 70歳以上は, 男性が5,219歩/日, 女性が4,368歩/日と約60〜70%程度に減少している.

④ 加齢に伴う体力の変化

サルコペニア（sarcopenia：ラテン語で sarco= 肉, penia= 減少）：加齢性の諸疾患を誘発する原因の1つで, 高齢者の機能的自立を奪う最大の要因.

- 最大酸素摂取量（$\dot{V}O_2max$）は, 20歳代までにピークに達し, その後10年間で約5〜15%の低下がみられる.
- 骨格筋は, 20〜50歳までに約5〜10%程度ゆるやかに減少する. 50歳代を過ぎると, 筋量の減少は約〔②　〜　〕%になる. 60歳代, 70歳代では男女ともに1.5%/年ずつ低下する. 特に〔　③　〕筋群の低下が顕著である. この加齢に伴う筋量減少を〔　④　〕と呼ぶ.

⑤ 高齢者における有酸素性運動と全身持久力の改善

米国スポーツ医学会推奨の健康成人の有酸素性運動の至適な強度, 頻度, 時間は, 強度：中等度, 頻度：週3〜5回, 時間20〜60分.

- 高齢者においても定期的な運動を実践した場合, 最大酸素摂取量の改善率は10〜40%となる. 高齢者の改善率は若年者と同じ程度である.
- 有酸素性運動は, 呼吸循環機能を改善するが, 何よりも糖・脂質代謝異常や血圧を改善する効果が期待されている.
- 年齢はトレーニングの制限因子ではなく, 体力水準の高い高齢者は高強度の運動プログラムを作成することも可能である.

⑥ 中高年者の筋機能向上のためのレジスタンス運動

高齢者においても定期的な運動やレジスタンストレーニングにより筋力, 筋肥大, 筋量の増加が認められる. 筋量の増加は糖代謝の改善効果がある. また, 骨密度, 骨量を増加させる.

解答　①3　②30〜40　③下肢　④サルコペニア

1 2 3 ①全面性の原則の説明として正しいものを選びなさい
1. 特定の身体活動やトレーニングを行っていれば，バランスのとれた身体がつくられる
2. トレーニングの目的を明確にし，自覚をもってトレーニングを行う必要がある
3. 対象者は，身体活動やトレーニングに関する知識を高めてトレーニングを行わなければならない
4. 健康と関係の深い器官・臓器を満遍なく向上させ，バランスのとれた身体をつくるような身体活動，トレーニングが必要である

1 2 3 ②トレーニングとトレーニング効果の特異性の原理の説明として正しい組み合わせを選びなさい
a. 有酸素性エネルギー供給系のトレーニングにより負荷をかけると有酸素性エネルギー供給系の指標である最大酸素摂取量が増加し，無酸素性エネルギー供給系に負荷をかけると無酸素性エネルギー供給系の指標である最大酸素借が増加する
b. 最大酸素摂取量の170%の強度による20秒間の運動を10秒間の休息をはさんで6〜7回行うことにより疲労困憊に至るような運動を用いたトレーニングは，最大酸素摂取量は増加せず，最大酸素借を増加させる
c. トレーニングの効果は，行ったトレーニングの速度とは関係がない
d. トレーニングとトレーニング効果の特異性（specificity）とは，トレーニングで刺激した機能（体力）にのみトレーニング効果が現れることである
　　1. a, b　　2. b, c　　3. c, d　　4. a, d

1 2 3 ③運動中に運動者が「ややきつい」と感じるときのRPEはいくつか正しいものを選びなさい
1. 9
2. 11
3. 13
4. 15

1 2 3 ④運動強度の指標として正しい組み合わせを選びなさい
a. METs
b. RPE
c. ATP
d. AED
　　1. a, b　　2. b, c　　3. c, d　　4. a, d

1 2 3 ⑤静的トレーニングを選びなさい
1. isometric training
2. isotonic training
3. isokinetic training
4. plyometric training

1 2 3 ⑥等張性トレーニングの説明として正しい組み合わせを選びなさい

    a. 90% 1RM を超える強度では，神経系よりも筋肥大の改善に及ぼす効果のほうが大きい

    b. 筋を効果的に肥大させるためには 70 ～ 85% の負荷強度で複数のセットを行う必要がある

    c. 標準的な方法では，負荷強度を 65% 1RM 以下に下げてしまうと，筋肥大や筋力の増強は起こらず，筋持久力の向上が主効果となる

    d. トレーニング頻度は週 3 回が最適で，週 1 回ではまったく効果がみられない

      1. a，b   2. b，c   3. c，d   4. a，d

1 2 3 ⑦筋発揮張力維持スロー法の説明として正しいものを選びなさい

    1. 負荷強度は 5 ～ 10% 1RM でよい

    2. 標準的には 30 ～ 40 秒かけて負荷を上げ，同様の時間をかけて負荷を下ろすとよい

    3. 運動中のメカニカルストレスが大きく，血圧上昇を引き起こしやすいので，高齢者や低体力者のトレーニングには向いていない

    4. 若齢者，高齢者いずれにおいても，高負荷トレーニングの場合と同程度の筋肥大をもたらす

1 2 3 ⑧等尺性トレーニングの説明として正しい組み合わせを選びなさい

    a. 負荷の加減速に伴う急峻な力発揮や，偶発的な外力が作用するため，外傷や障害の危険性がきわめて高い

    b. 多くの場合，特別な器具を用いずにトレーニングを行うことが可能である

    c. 一定の筋力発揮を持続するため，筋内圧による末梢抵抗の上昇と圧反射により血圧が上昇しやすい欠点がある

    d. トレーニングで用いた関節角度以外の関節角度の筋力にも大きな増加がみられる

      1. a，b   2. b，c   3. c，d   4. a，d

1 2 3 ⑨筋パワーの説明として正しいものを選びなさい

    1. 筋パワーの測定方法の 1 つとして，ある特定の抵抗を動かしたときの距離を求める

    2. 筋パワーの測定方法の 1 つとして，動作速度が一定という条件下で発揮される力を測定する

    3. 筋パワーは，力と速度の和で表される

    4. 最大筋力の約 1/5 に相当する力発揮においてピーク値（最大パワー）を示す

1 2 3 ⑩筋パワーの個人差について正しいものを選びなさい

    1. 一般に筋力の強い人ほど，筋パワーは劣っている

    2. 筋パワーにおける個人差は，筋量における差としてとらえることもできる

    3. 最大筋力の向上や筋肥大をねらいとするトレーニングでは，筋パワーの発揮能力を高めることはできない

    4. 動作速度が速くなればなるほど，そのときに発揮される筋パワーと最大筋力との関係は強くなる

⓫筋パワートレーニングについて正しいものを選びなさい
1. 等尺性最大筋力（速度 = 0）の負荷によるトレーニングでは，最大速度に対する効果は高い
2. 0%負荷（無負荷）でのトレーニングは，最大筋力に対する効果は高い
3. 30% MVC の負荷でのトレーニングは，幅広い力の発揮条件にわたって速度およびパワーが改善される
4. 低速度でのトレーニングは低速度でのパワー発揮に，高速度でのトレーニングは幅広い速度でのパワー発揮に，それぞれ大きな効果が現れる

⓬筋持久力トレーニングについて正しいものを選びなさい
1. 筋持久力を高めるためには低強度よりも高強度でのトレーニングが適している
2. 50 ～ 60% MVC 程度の負荷が至適なトレーニング強度である
3. 筋持久力のトレーニングでは，筋活動の持続時間が長いと効果が低くなる
4. 筋持久力のトレーニングでは，できるだけ長く筋活動を持続，反復することが重要である

⓭エネルギー供給機構に関する説明として正しいものを選びなさい
1. ATP は筋 1 kg 中に 8 mmol 程度である
2. ATP がなくなっても，筋活動は停止しない
3. ATP は再合成されるため，非常に高い強度の運動後でも濃度はほとんど変化がない
4. 筋収縮のエネルギーは，ADP が ATP と無機リン酸に分解する化学反応である

⓮酸素摂取量と最大酸素摂取量に関する説明として正しい組み合わせを選びなさい
a. 運動強度が高まると酸素摂取量は下降する
b. 最大酸素摂取量の測定には，運動強度と酸素摂取量のレベリングオフを確認することが必要である
c. レベリングオフが確認されなくても RER，心拍数と運動後の血中乳酸濃度により最大酸素摂取量と認定することもある
d. 運動強度と酸素摂取量の間にレベリングオフが観察されない場合に観察された酸素摂取量の最高値も，最大酸素摂取量と呼ばれる
　　1. a, b　　2. b, c　　3. c, d　　4. a, d

⓯無酸素性運動に関する説明として正しい組み合わせを選びなさい
a. 無酸素性エネルギー供給機構には乳酸の産生の有無で 3 つの供給系が存在する
b. 乳酸性エネルギー供給系は，筋肉中にあるグリコーゲンあるいはグルコースから ATP が産生される
c. 非乳酸性エネルギー供給系は，筋肉内にあるクレアチンリン酸をもとに ATP を再合成する
d. 酸素借とは，当該運動の酸素需要量と酸素摂取量の積として求められる
　　1. a, b　　2. b, c　　3. c, d　　4. a, d

⬜1 ⬜2 ⬜3 ⑯最大酸素摂取量の健康・スポーツにおける意義に関して正しい組み合わせを選びなさい

    a. 最大酸素摂取量が増加すれば，それに従って持久性競技の成績が低下する

    b. "健康づくりのための身体活動指針"では，生活習慣病発症予防に必要な最大酸素摂取量を提示している

    c. 有酸素性トレーニングを中心とした持久系アスリートの心臓は，左心室の拡張期容積が増加し，さらに左室壁厚（左心室重量）が増加し，最大酸素摂取量が増加する

    d. 筋力系アスリートの心臓は，左室壁厚は増加し，拡張期容量はあまり変化せず，最大酸素摂取量は増加する

      1. a，b   2. b，c   3. c，d   4. a，d

⬜1 ⬜2 ⬜3 ⑰三障害（身体障害・知的障害・精神障害）の説明で正しい組み合わせを選びなさい

    a. 身体障がい者とは，身体上の障害がある0歳以上の者であって，都道府県知事から身体障害者手帳の交付を受けた者

    b. 知的障がい者とは，障害者総合支援法では「知的障害者福祉法にいう知的障害者のうち15歳以上であるもの」とされている

    c. 知的障害者福祉法には知的障がい者を明確に定義する条項がない

    d. 精神障がい者とは，統合失調症，精神作用物質による急性中毒又はその依存症，知的障害，精神病質その他の精神疾患を有する者をいう

      1. a，b   2. b，c   3. c，d   4. a，d

⬜1 ⬜2 ⬜3 ⑱障がい者の運動能力と運動指導について正しい組み合わせを選びなさい

    a. 医療機関における治療あるいはリハビリテーションを目的とする身体運動も，健康運動指導士が担当してもよい

    b. 心身の障害および機能が安定化した人に対する運動指導は，理学療法士以外が担当してはいけない

    c. 対象者の運動の可否，注意事項などに関する医師の所見を得るなど，医療サイドとの連携がとれていることが望ましい

    d. 障がい者の指導においては，対象者が有する障害の特徴をよく理解することが必要である

      1. a，b   2. b，c   3. c，d   4. a，d

⬜1 ⬜2 ⬜3 ⑲各種障害とその運動指導について正しい組み合わせを選びなさい

    a. 損傷した脊髄は回復性であり，機能回復の程度は損傷の程度にもよるが，損傷前の状態に戻る

    b. 上肢機能が残存する脊髄損傷者では上肢エルゴメータや車椅子用トレッドミルを用いた有酸素性作業能テストを行うことができる

    c. 脳血管障害とは，脳梗塞や脳出血，くも膜下出血など脳の血管に起因する障害の総称をいう

    d. 片麻痺者は，麻痺側下肢の体重支持が高いため，バランスを崩しやすい

      1. a，b   2. b，c   3. c，d   4. a，d

1 2 3 ⑳障がい者の運動の意義について正しい組み合わせを選びなさい

    a. 障がい者の高齢化が進むに伴い,種々の二次的障害や,生活習慣病の多発が新たな問題となっている

    b. 麻痺による四肢の不使用は,その部位ばかりか全身の状態に影響を及ぼす

    c. 身体に障害がある人にとって健康・体力の保持増進を目的とした身体運動の必要性は健常者より低い

    d. 身体の一部に障害があると日常の身体活動量や基礎代謝が増加し,健常者に比べて,心血管疾患や耐糖能異常を起こしやすい

      1. a, b　　2. b, c　　3. c, d　　4. a, d

1 2 3 ㉑身長の発育について正しいものを選びなさい

    1. 身長発育が最も盛んとなる年齢は,PHV 年齢（age at peak height velocity）と呼ばれる

    2. PHV 年齢は,平均的には男子が 10 歳,女子が 12 歳付近である

    3. 身長は,遺伝的な要因にあまり影響されず,ほかの要因が主である

    4. 思春期における身長の発育が最も盛んな時期の年間発育量は,男子,女子ともに約 10 cm である

1 2 3 ㉒スキャモンの発育曲線について正しい組み合わせを選びなさい

    a. 図には出生時から 20 歳まで発育増加量を 100％として各年齢時までの増加量がその割合（％）で示されている

    b. 神経型には,頭の大きさ,脳,脊髄,眼球などが含まれる.これらは乳幼児における発育が顕著であり,小学生後期には成人の約半分の値に達する

    c. リンパ型には,胸腺,リンパ節,扁桃腺などが含まれる.リンパ型に属する組織の発育は,小学生期に成人の約半分近くにもなり免疫機能を高める

    d. 生殖型に属する組織の発育は思春期までは非常にゆっくりであるが,思春期を迎えると急激なスパートをみせて発育する

      1. a, b　　2. b, c　　3. c, d　　4. a, d

1 2 3 ㉓発育期の体肢組成の変化について正しいものを選びなさい

    1. 発育期の体肢を構成する皮下脂肪断面積の性・年齢別変化には明らかな男女差はみられない

    2. 男子の皮下脂肪断面積は,12 歳まで増加し,いったん減少するが 14 歳以降再び増加の傾向を示す

    3. 女子の皮下脂肪断面積は 11 ～ 14 歳にかけて急激に増加するが,それ以降も増加がみられる

    4. 体肢の筋断面積に男女差は,ほとんどみられない

24 次のうち正しいものを選びなさい

1. 単位断面積当たりの筋力は，発育期においても性や年齢による差がみられる
2. 思春期前の小学生の筋力トレーニングによる筋力の増加は筋肥大が主因である
3. 最高心拍数の80％強度の運動を30分以上，少なくとも週3回程度行うことで最大酸素摂取量は向上する
4. 成長期の子どもにおいては，日常的な身体活動レベルと有酸素的能力の間には関係性がない

25 次のうち正しいものを選びなさい

1. 成人女性の周径囲は相対的に下肢が細く，上肢が太い傾向にある
2. 成人以降の女性の握力は男性の約90％でほぼ一定となる
3. 除脂肪体重当たりで示された脚力は，男性よりも女性のほうが高い
4. 筋持久力は絶対的な負荷で比較すると女性のほうが高い値を示す

26 次のうち正しいものを選びなさい

1. 最大酸素摂取量の性差は，ヘモグロビン濃度の差が関与する
2. 除脂肪体重当たりの最大無酸素パワーは，男性のほうが大きい
3. トレーニングによる最大酸素摂取量の改善の大きさでは男性のほうが大きい
4. 相対的に同じ内容のレジスタンストレーニングを行った場合，筋力増加率は，男性のほうが大きい

27 妊婦スポーツの絶対的禁忌について正しいものを選びなさい

1. 貧血
2. 糖尿病
3. 高血圧
4. 3回以上の自然流産

28 閉経期・閉経後の運動について正しい組み合わせを選びなさい

a. 骨盤底筋群を強化することによって，子宮脱の罹病性を増加させる
b. 定期的な有酸素性運動は，血漿HDLコレステロールを低下させ，心血管疾患の危険性を減少させる
c. 定期的な運動は，骨密度を維持，増加させる
d. 運動は閉経開始を遅らせる可能性や運動によって更年期障害が軽減し，不定愁訴が改善されたという報告がある

1. a, b　　2. b, c　　3. c, d　　4. a, d

29 次のうち正しいものを選びなさい

1. 握力は，男女ともに20歳頃ピークに達する
2. 上体起こしは，男性が12歳頃ピークを迎える
3. 20mシャトルランは，男女とも14歳頃ピークを迎える
4. 75〜79歳代の上体起こしはピークの1割程度になっている

30 次のうち正しい組み合わせを選びなさい
a. 加齢に伴う最大酸素摂取量の低下率は、トップレベルの持久性アスリートのほうが健常な非鍛錬者（一般人）よりも大きい
b. 年齢が高くなると、最高心拍数（HRmax）が減少し、最大酸素摂取量の低下の要因になる
c. 加齢による最大酸素摂取量の低下率は、男性のほうが大きい
d. 加齢に伴う最大酸素摂取量は、30歳頃にピークに達する
　　1. a, b　　2. b, c　　3. c, d　　4. a, d

31 次のうち正しいものを選びなさい
1. 加齢に伴う筋量の増加をサルコペニアと呼んでいる
2. 筋力は、筋横断面積と負の相関が認められている
3. 高齢者の筋力の低下は、下肢よりも上肢筋群のほうが顕著である
4. 筋パワーは加齢に伴う筋力の低下よりも急激に減少することが指摘されている

32 次のうち正しい組み合わせを選びなさい
a. 有酸素性運動は、呼吸循環機能を改善するが、何よりも糖・脂質代謝異常や血圧を改善する効果が期待されている
b. 高齢者において定期的な運動を実践した場合、最大酸素摂取量の改善率は若年者よりも低い
c. 高齢者において、レジスタンストレーニングを行っても筋量は増加するが、筋肥大は起こらない
d. 高齢女性で定期的に運動を行っている群は、運動をまったく行っていない群に比べて、骨密度が有意に高い
　　1. a, b　　2. b, c　　3. c, d　　4. a, d

解答

① 4　1：特定の身体活動やトレーニングでは、バランスのとれた身体はつくられない.
　　2、3：意識性の原則.

② 4　b：最大酸素摂取量、最大酸素借ともに増加させる.
　　c：トレーニング効果が現れる.

③ 3　9付近：かなり楽である、11付近：楽である、13付近：ややきつい、15付近：きつい.

④ 1　ATPはアデノシン三リン酸、AEDは自動体外除細動器.

⑤ 1　ほかは動的トレーニング.

⑥ 2　a：筋肥大よりも神経系の改善に及ぼす効果のほうが大きい.
　　d：週1回でも効果はある.

⑦ 4　1：負荷強度は30〜50% 1RM.
　　2：3〜4秒かけて負荷を上げる.
　　3：メカニカルストレスは小さく、血圧上昇を引き起こしにくいので、高齢者や低体力者のトレーニングに向いている.

⑧ 2　a：偶発的な外力が作用しないため、外傷や障害の危険性はきわめて低い.
　　d：増加はみられない.

⑨ 2　1：距離→速度.
　　3：和→積.
　　4：1/5 → 1/3.

⑩ 2　1：劣っている→優れている.
　　3：筋パワーの発揮能力を高めることができる.
　　4：筋パワーと最大筋力の関係は強くなる→弱くなる.

⑪ 3　1：効果は高い→低い.
　　2：効果は高い→低い.
　　4：高速度でのトレーニングは、高速度でのパワー発揮に効果が現れる.

⑫ 4　1：筋持久力を高めるには高強度よりも低強度でのトレーニング.
　　2：50〜60%→20〜30%.
　　3：筋持久力トレーニングでは，持続時間が長いほど効果が高い.

⑬ 3　1：8 mmol→4 mmol.
　　2：ATPがなくなると，筋活動も停止する.
　　4：ATPがADPと無機リン酸に分解する.

⑭ 2　a：下降する→上昇する.
　　d：最大酸素摂取量→最高酸素摂取量.

⑮ 2　a：3つの系→2つの系.
　　d：酸素需要量と摂取量の積→差.

⑯ 2　a：低下する→向上する.
　　d：最大酸素摂取量は増加しない.

⑰ 3　a：0歳以上→18歳以上.
　　b：15歳以上→18歳以上.

⑱ 3　a：健康運動指導士→おもに理学療法士や作業療法士.
　　b：理学療法士以外が担当してはいけない→健康運動指導士が担当してもよい.

⑲ 2　a：非回復性であり，損傷前の状態に戻ることはほとんどない.
　　d：麻痺側下肢の体重支持が低い.

⑳ 1　c：身体運動の必要性は健常者以上に高い.
　　d：身体活動量や基礎代謝量が増加→低下.

㉑ 1　2：PHV年齢は，女子が10歳，男子が12歳.
　　3：身長は，遺伝的要因が強い.
　　4：年間発育量は，男子で8cm，女子で7cmで個人差が大きい.

㉒ 4　b：成人の約半分の値→ほぼ成人の値.
　　c：成人の約半分→成人の2倍近くになる.

㉓ 2　1：男女差はみられない→男女差がみられる.
　　3：それ以降には増加はみられない.
　　4：筋断面積は男女差が大きいが，単位断面積当たりの筋力には男女差はみられない.

㉔ 3　1：差はみられない.
　　2：筋肥大ではなく，神経系改善が主因.
　　4：関係性がない→ある.

㉕ 3　1：下肢が細く，上肢が太い→下肢が太く，上肢が細い.
　　2：90%→60%.
　　4：男性のほうが高い.

㉖ 1　2：男性のほうが大きい→女性のほうが大きい.
　　3：男性のほうが大きい→男女間で差はない.
　　4：男性のほうが大きい→男女とも同等である.

㉗ 4　ほかは相対的禁忌.

㉘ 3　a：増加させる→減少させる.
　　b：HDLコレステロール→LDLコレステロール.

㉙ 3　1：男性30〜34歳，女性35〜44歳頃がピーク.
　　2：12歳→14歳.
　　4：1割減→3割程度.

㉚ 1　c：男性のほうが大きい→男性と女性ほぼ同じである.
　　d：30歳頃にピーク→20歳代までにピーク.

㉛ 4　1：増加→減少.
　　2：負の相関→正の相関.
　　3：下肢よりも上肢→上肢よりも下肢.

㉜ 4　b：改善率は若年者よりも低い→同じ程度である.
　　c：高齢者でも筋肥大は起こる.

第VII章

運動障害と予防

第VII章からの試験問題出題数は4問と多くはないが，点数の取りやすい章である．

4つの項目に分かれており，鉄欠乏性貧血などの重要な項目もあるが，今回は最も理解のしにくい外科的損傷をピックアップしてある．

学習ポイントは，

①内科的障害の発生要因と評価方法を理解し，必ず押さえておくこと．

②外傷の発生要因・解剖学的特徴を理解し，必ず押さえておくこと．

③外科的損傷の応急処置・予防について理解し，必ず押さえておくこと．

である．

健康運動指導にあたり，現場でのリスク管理や応急処置をする際，非常に重要である．

(出辺達磨)

1 内科的障害と予防

❶ 内科的スポーツ障害

内科的スポーツ障害は，急性スポーツ障害と慢性スポーツ障害に分けられる．急性スポーツ障害には，〔　①　〕，〔　②　〕（順不同），横紋筋融解，急性アナフィラキシーショック，運動誘発性喘息，過換気症候群，side stitch（運動性側腹部痛）などがある．

- 急性アナフィラキシーショック：運動が刺激となってアレルギー反応が起こり，化学伝達物質が放出され，全身アナフィラキシー症状になる．最悪の場合，呼吸困難になる．
- 運動誘発性喘息：運動によって引き起こされる喘息．つまり気道閉塞する疾患．
- 過換気症候群：呼気が過剰に行われ，吸気が不十分となった状態である．
- side stitch（運動性側腹部痛）：運動時に起こる腹痛であり，左右の上腹部に多い．

❷ 熱中症

熱中症の分類は現在，臨床現場では，Ⅰ度，Ⅱ度，Ⅲ度の分類を使用することが多い．

異常な体温上昇と脱水症状の合併を総称して熱中症と定義している．

- 〔　③　〕：全身の倦怠感など循環不全状態が主症候．
- 〔　④　〕：失神・めまいが主症候．
- 〔　⑤　〕：筋けいれんが主症候．比較的軽症．
- 〔　⑥　〕：多臓器障害を起こし，死に至る可能性があるもの．重症．

応急処置は冷却および水分補給（電解質補給も必要に応じて）と考えられている．

❸ 貧血

ヘモグロビンは鉄を含むヘムとグロビンからなる．

貧血はヘモグロビン量が基準値下限未満である状態をいう．

- 基準値：男性〔⑦　　～　　〕g/dL，女性〔⑧　　～　　〕g/dL である．アスリートでは基準値が 0.5 g/dL 低い．

鉄欠乏性貧血とは，その鉄が体内で不足することにより，十分なヘモグロビンを生合成できなくなり生じる貧血である．

表1　鉄欠乏性貧血の予防あるいは治療としての食事摂取（1日当たり）

鉄欠乏性貧血の予防あるいは治療としての食事摂取（1日当たり）（長嶺による）	日本人の食事摂取基準（2015年版）推奨量			国民健康・栄養調査（2011年）摂取量	
	男性	女性		男性	女性
	18～29歳	18～29歳		20～29歳	20～29歳
		月経なし	月経あり		
たんぱく質　2g/体重1kg以上	0.9 g/kg	0.9 g/kg		76.7 g	57.6 g
鉄分　25～30mg	7.0 mg	6.0 mg	10.5 mg	7.4 mg	6.2 mg
ビタミンC　250mg：トレーニング開始5～7日間および競技前／200mg：試合後3～4日間／150mg：飽和状態に達した後のトレーニング期間	100 mg	100 mg		69 mg	67 mg

（長嶺晋吉：スポーツと栄養・食事，昭和59年度夏期スポーツドクター講習会資料より一部改変）

解答　①②突然死　熱中症　③熱疲労　④熱失神　⑤熱けいれん　⑥熱射病　⑦14～18　⑧12～16

- アスリートでの貧血の頻度：トレーニング中に陥ることが非常に多く，一般人よりも貧血の割合が多く，鉄欠乏性貧血の割合が高いとされている．
- 原因：ヘム合成障害をもたらす鉄欠乏による．鉄の摂取量不足，鉄の需要増大，鉄の排泄増大の 3 つが考えられる．鉄の摂取量不足が最も多く発生する．その原因として，一般人では十分といわれる鉄の摂取量であっても，アスリートとしては不十分であることが多い．
- 予防：食事摂取を十分行うことである．特にたんぱく質およびビタミン C である．

❹ オーバートレーニング症候群

オーバートレーニング症候群は用語の定義など，いまだに確立されていないのが現状である．一般的には，運動の実施により生じた生理学的な疲労を十分な回復過程をとることなく積み重ねて起こってきた慢性疲労の状態と考えられている．

一般の検査では特に異常がみられず，〔　①　〕試験の実施が判定に非常に有意義な方法であると考えられている．

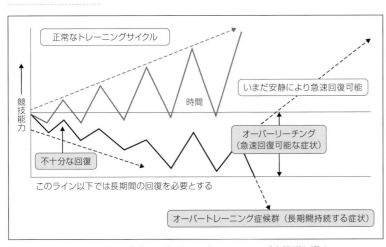

図1　トレーニング過剰や不十分な回復がオーバートレーニング症候群を導く

表2　オーバートレーニング症候群の予防

選手自身のトレーニング日誌記録
- 疲労感，食欲，睡眠，練習意欲などの自覚症状
- 指導者が毎日チェック

バイタルサインのチェック
- 早朝起床時心拍数：前日より突然に〔　②　〕拍 / 分以上増加
- 体重減少：早朝起床時心拍数増加により 2〜3 日遅延
- 体温上昇（男性で役立つ）：同様に 2〜3 日遅延
- 〔　①　〕試験の定期的実施
- 潜在的疲労の早期発見
- 緊張度，抑うつ度，怒り度，元気度，疲労度，混乱度の 6 要素のパターン認識にて判断

【予防的対策】

- トレーニングの期分け．
- 競技会に向けてのテーパリング．
- パフォーマンスおよび精神的状態に基づいてトレーニング強度および量を修正する．
- トレーニング量に見合った適切なエネルギー摂取を確実にする．
- 運動中の適切な〔　③　〕摂取を確実にする．
- 適切な〔　④　〕を確保する．
- 精神的頑強さ快活さを増進させる．
- 運動曝露間に〔　⑤　〕時間以上の安静時間を設ける．
- 感染症，熱中症，高ストレス期間の後にはトレーニングを減少させる．
- 極端な環境状態を避ける．
- 〔　①　〕試験を使用し，トレーニング量を変更する．

解答　①POMS　②10　③炭水化物　④睡眠　⑤6

2 上肢の障害

MEMO

 介達とは，間接的に力などが加わること．

 異常可動性とは，関節以外の場所で骨が動いたり，曲がることをいう．骨折でみられる．

❶ 鎖骨骨折

- 原因：❶〔　①　〕などで肩を打つ介達的なもの，❷膝が直接入ったなどの直達的なもの．
- 症状：痛み，〔　②　〕，骨折部の圧痛，〔　③　〕など．
- 応急処置：〔　④　〕による固定や8字包帯固定，〔　⑤　〕．
- 治療：手術または保存療法．

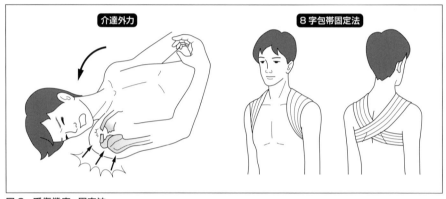

図2　受傷機序・固定法

❷ 肩鎖関節脱臼

- 原因：❶〔　①　〕などで肩を打つ介達的なもの，❷膝が直接入ったなどの直達的なもの．
- 症状：痛み，〔　②　〕，鎖骨を指で押すと浮き沈みする〔　⑥　〕など．
- 応急処置：〔　④　〕による固定や，8字包帯固定，〔　⑤　〕．
- 治療：保存療法，Ⅲ度損傷は手術になることが多い．

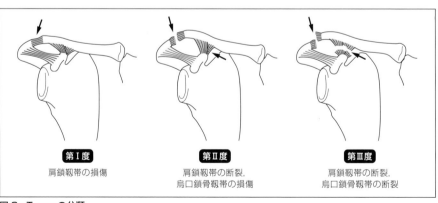

図3　Tossy の分類

(全国柔道整復学校協会・教科書委員会編：柔道整復学―理論編，改訂第5版，p263，南江堂，2009)

解答　①転倒　　②変形　　③異常可動性　　④三角巾　　⑤アイシング　　⑥ピアノキーサイン

③ 肩関節脱臼

- 原因：多くは手をついて肩が〔　①　〕されて発生する．スポーツでは〔　②　〕が多い．全脱臼のなかで〔　③　〕番目に多い．
- 症状：疼痛，挙上不可（手を上げられない），〔　④　〕．
- 応急処置：〔　⑤　〕を避けるために素早い整復が必要である．〔⑥　～　〕歳代は再脱臼のリスクが高いといわれている．
- 治療：初回時の脱臼では〔　⑦　〕週間の固定を行う．

固定をすることにより，再脱臼率を1/3程度に下げることができる．

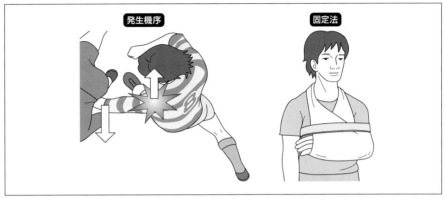

図4　肩関節脱臼発生機序・固定法

外傷性脱臼後に軽度の外力で脱臼するものを反復性肩関節脱臼という．脱臼の際，前下方の関節唇が損傷するバンカート病変や上腕骨頭の後方が損傷するヒル・サックス病変により再脱臼しやすくなることで起こる．

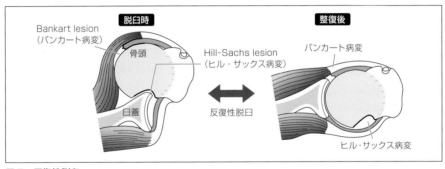

図5　反復性脱臼

インピンジメント症候群：その他の肩の障害に，インピジメント症候群がある．肩の使いすぎによる筋肉疲労や悪いフォームで，腱板炎や肩峰下滑液包炎などの炎症をきたす疾患である．野球肩の原因として多いとされている．

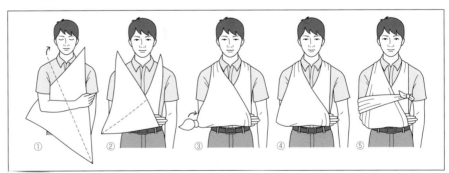

図6　肩関節脱臼後の三角巾のつけ方

解答　①外転・外旋　②前方脱臼または前下方脱臼　③1　④肩の丸みが消失　⑤上腕骨骨頭壊死
⑥10～20　⑦3

3 下肢の障害

MEMO

軟骨損傷まで進行すると，膝関節炎を起こす．レントゲンにて骨棘や関節裂隙の狭小化がみられたら，変形性膝関節症である．

❶ オスグッド・シュラッター病

- 原因：繰り返しの〔　①　〕動作によって〔　②　〕が微細な損傷と炎症を起こすものを〔　②　〕炎と呼ぶ．
- 〔　③　〕歳前後の成長期だと，〔　④　〕粗面が盛り上がり，骨端症になる．これがオスグッド・シュラッター病である．

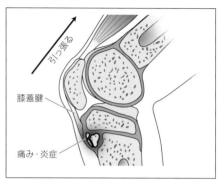

図7　オスグッド・シュラッター病の受傷機序

医療機関受診を促す際は，複数回受診するよう促す．

❷ 脛骨・腓骨疲労骨折

- 原因：〔　⑤　〕，繰り返しのジャンプなどで生じる．
- 症状：初期は痛みも漠然，レントゲン検査では異常所見が〔　⑥　〕ことがある．
- 治療：数週間同一部位に続く下腿部の骨およびその周辺の疼痛は疲労骨折を疑う．医療機関受診を促す．
- 疲労骨折とシンスプリントは圧痛部位が似ているため鑑別診断が必要となる（図8）．

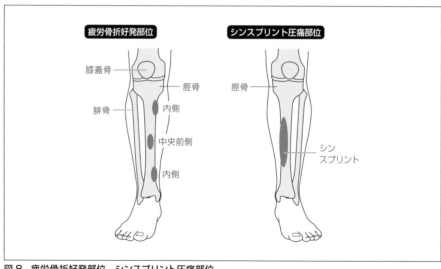

図8　疲労骨折好発部位，シンスプリント圧痛部位

解答　①ジャンプ　②膝蓋腱　③10　④脛骨　⑤ジョギング　⑥みられない

❸ シンスプリント

- 原因：ジョギングなどで発生.
- 症状：下腿部の〔　①　〕の脛骨後縁に沿って慢性痛が生じることがある.
- 治療：運動負荷を減らす.

❹ 足関節捻挫

- 原因：足を捻って受傷するが特に〔　②　〕捻挫の発生が多い.
- 損傷部位：〔　③　〕靱帯のみか，〔　③　〕靱帯，〔　④　〕靱帯の両靱帯損傷. 両靱帯損傷になると重症となる.
- 応急処置：〔　⑤　〕・安静.
- 治療：多くは〔　⑥　〕療法で行う.

しかし，捻挫が反復性になり，足関節の〔　⑦　〕制限，慢性的な足関節痛，足関節の不安定性などの後遺症を残すことが多い. 軽度のもの以外は基本的に医療機関受診を勧める.

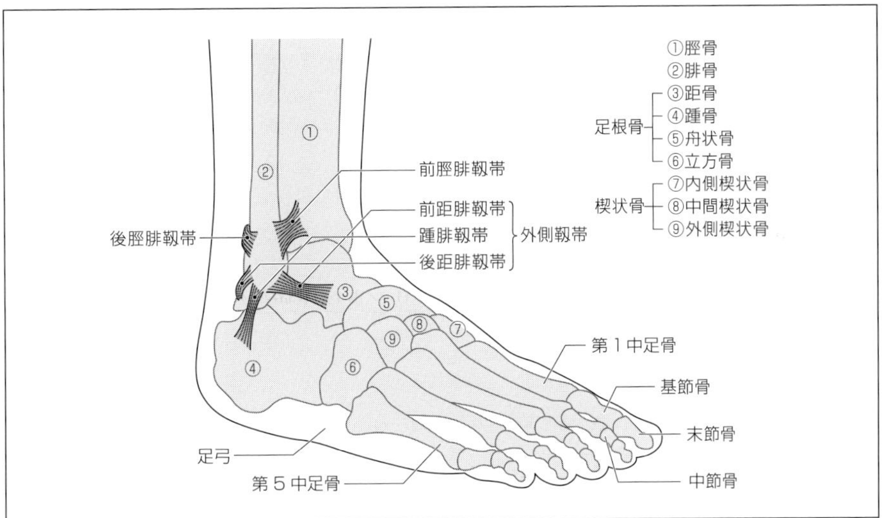

図9　足の構造

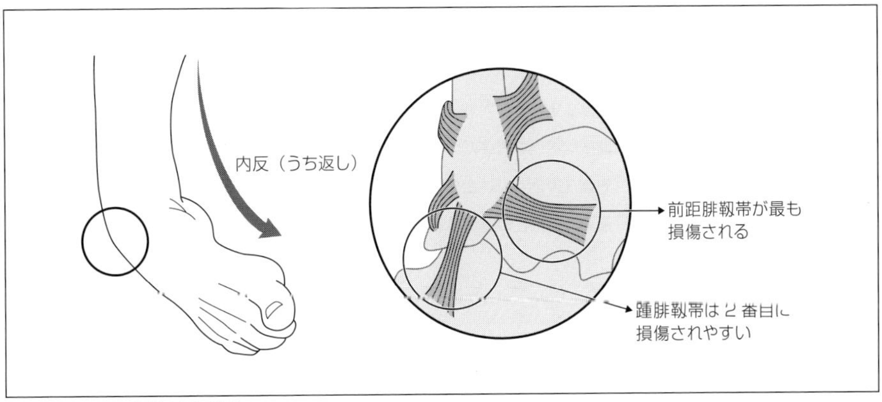

図10　足関節捻挫発生機序

内反（うち返し）：足底部が内側に向き，足背部が外側に向いていること.

骨折，捻挫などの急性的な損傷はRICE処置を行う.
①Rest（安静）
②Ice（冷却）
③Compression（圧迫）
④Elevation（挙上）

解答　①遠位1/3　②内反（うち返し）　③前距腓　④踵腓　⑤アイシング　⑥保存　⑦可動域

4 頭部・体幹の障害

MEMO

セカンドインパクト症候
群：脳が完全に回復する
前に，再度強い刺激など
受けると脳に障害が残っ
たりと，重篤になってし
まうこと．

脳震盪後症候群：頭痛，
めまい，健忘症，不安感
などが続く．

❶ 脳震盪

- 原因：転倒や〔　①　〕への衝突によって頭全体が激しく動いたり急に静止したりすることで頭部に発生した回転加速度によって脳が激しく揺さぶられて起こる．
- 診断：ポケット SCAT 2（**図 11**）がよく使用される．
- 応急処置：頭痛や神経症状がなくても〔　②　〕や脳震盪後症候群への移行に注意する．そのため当日のプレーは避ける．基本的にはすぐに医療機関に搬送するが難しい場合は安静に保つことを厳守する．
- 治療：〔　③　〕を第一にする．2 週間後脳神経症状がなければ徐々に運動復帰させていく．

スポーツ現場での脳震盪の診断

以下の症状や身体所見が**ひとつでも**みられる場合には，脳震盪を疑います

1. 自覚症状
以下の徴候や症状は，脳震盪を思わせます

意識消失	ぼんやりする
けいれん	霧のなかにいる気分
健忘	何かおかしい
頭痛	集中できない
頭部圧迫感	記憶できない
頸部痛	疲労
嘔気・嘔吐	混乱
めまい	眠い
ぼやけてみえる	感情的
ふらつき	イライラする
光に敏感	悲しい
音に敏感	不安・心配

2. 記憶
以下の質問にすべて正しく答えられない場合には，脳震盪の可能性があります

「今日の試合会場はどこですか？」

「今は前半ですか？ 後半ですか？」

「最後に得点を挙げたのは誰（どちらのチーム）ですか？」

「先週（最近）の試合の対戦相手は？」

「先週（最近）の試合は勝ちましたか？」

3. バランステスト
「利き足を前におき，そのかかとに反対の足のつま先をつけて立ちます．体重は両方の足に均等にかけます．両手は腰において目を閉じ，20 秒の間その姿勢を保ってください．よろけて姿勢が乱れたら，目を開いて最初の姿勢に戻り，テストを続けてください」

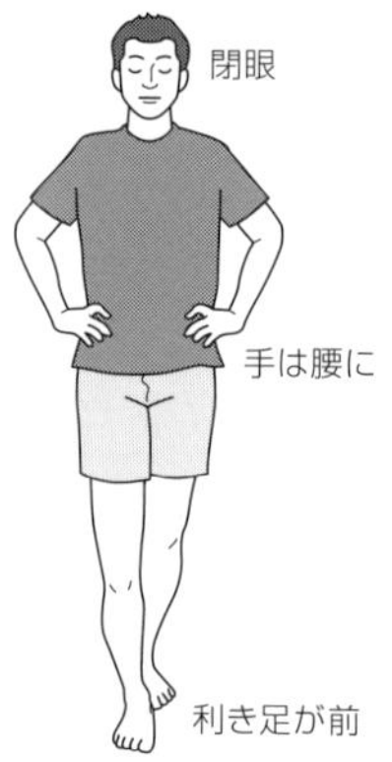

閉眼　手は腰に　利き足が前

目を開ける，手が腰から離れる，よろける，倒れるなどのエラーが 20 秒間に 6 回以上ある場合や，開始の姿勢を 5 秒以上保持できない場合には，脳震盪を疑います．

脳震盪疑いの選手はただちに競技をやめ，専門家の評価を受けましょう

1 人で過ごすことは避け，運転はしないでください

Pocket SCAT 2（Concussion in Sports Group, 2009）を一部改変：日本神経外傷学会，日本臨床スポーツ医学会監修

図 11　ポケット SCAT 2・頭部の構造・損傷メカニズム

解答　①頭部　②セカンドインパクト症候群　③安静

❷ 腰椎椎間板ヘルニア

- 原因：中心部分の〔　①　〕がなんらかの外力によって生じた〔　②　〕の損傷部から突出してくるのが椎間板ヘルニアであり，第4腰椎，第5腰椎間に好発．運動負荷だけでなく，日常生活のような負荷でも十分に生じる．
- 症状：腰部痛，〔　③　〕．〔　③　〕が生じるのは髄核の突出が脊髄神経根方向に起こり，その髄核が神経根を圧迫するためである．下肢の痛みは〔　④　〕で，殿部から大腿の後面，下腿後面にかけて深く重い痛みが生じる．
- 診断：〔　⑤　〕検査が重要．
- 治療：〔　⑥　〕が重要であり，体幹の〔　⑦　〕を避ける．またコルセットによる体幹固定も行う．多くの場合は保存療法で日常生活が送れる程度には回復する．しかし，一度突出した髄核は戻ることはなく，再発も多く起こる．再発予防には体幹筋の機能保持による腰椎骨盤リズムの保持に努める．

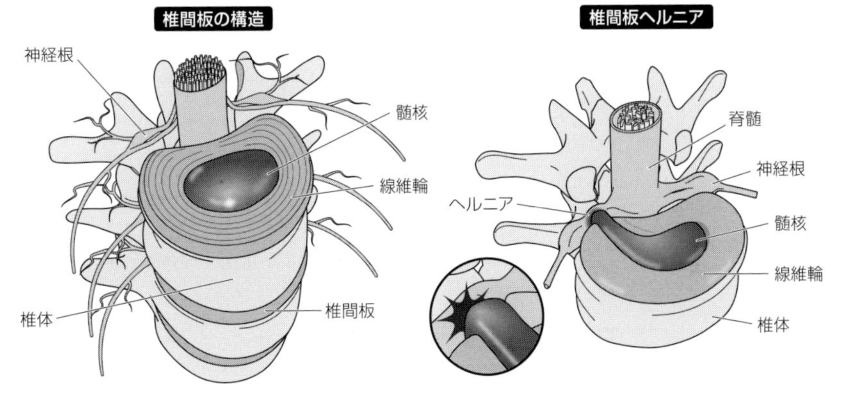

図12　椎間板の構造，椎間板ヘルニア

❸ 頸髄損傷

- 原因：水飛び込み，頭を下げてのタックル，柔道の投げ技などで，〔　⑧　〕，または〔　⑨　〕（順不同）により頸椎に発生．椎間板ヘルニアがあると，過伸展でも生じる．
- 呼吸を司る横隔神経が第3頸髄神経以下なので，〔　⑩　〕が損傷されると命にかかわる．車椅子を操作するには第7頸髄神経が温存されていなければならない．これより上位である場合は電動車椅子となることが多い．
- 症状：意識があって，四肢麻痺，膀胱直腸障害．
- 応急処置：〔　⑪　〕をすぐに要請．呼吸停止に備え，〔　⑫　〕の準備をしておく．
- 治療：脱臼骨折の場合は緊急手術，ない場合は保存療法が原則．

四肢麻痺：左右の上下肢がすべて運動麻痺に陥った状態．

膀胱直腸障害：尿意や便意を感じることができずに失禁したり頻尿，便秘などの症状が生じる．

解答	①髄核　②線維輪　③下肢神経症状　④坐骨神経痛　⑤MRI　⑥安静　⑦前屈
	⑧⑨頭頂からの軸圧　過屈曲損傷　⑩第1，2頸髄　⑪救急車　⑫心肺蘇生

　1　2　3　①熱中症の分類のなかで最も重症なものを選びなさい
　　　　　1. 熱射病
　　　　　2. 熱けいれん
　　　　　3. 熱失神
　　　　　4. 熱疲労

　1　2　3　②貧血で正しいものを選びなさい
　　　　　1. 男性のヘモグロビン基準値は 12 ～ 16 g/dL である
　　　　　2. 女性のヘモグロビン基準値は 14 ～ 18 g/dL である
　　　　　3. 一般人よりもアスリートのほうが貧血の割合が高い
　　　　　4. 溶血性貧血の割合が高いとされている

　1　2　3　③POMS 試験の要素に含まれているものを選びなさい
　　　　　1. 緊張度
　　　　　2. 幸福度
　　　　　3. 健康度
　　　　　4. 焦り度

　1　2　3　④オーバートレーニング症候群の予防で正しいものを選びなさい
　　　　　1. 運動中に適切なたんぱく質を摂取する
　　　　　2. 感染症が改善された後は，トレーニング強度は通常に戻す
　　　　　3. 毎回同じエネルギーを摂取する
　　　　　4. 適切な睡眠を確実にとる

　1　2　3　⑤鎖骨骨折で正しいものを選びなさい
　　　　　1. 鎖骨骨折は筋の牽引力で発生する
　　　　　2. 三角巾の使用は骨折部への負担が大きいため禁忌である
　　　　　3. 保存的治療は行われず，観血的療法のみである
　　　　　4. 異常可動性がみられることもある

　1　2　3　⑥肩関節脱臼について正しいものを選びなさい
　　　　　1. 手をついて肩の内転・内旋で発生する
　　　　　2. 肩関節脱臼は後下方脱臼が多く発生する
　　　　　3. 高齢者は再脱臼の可能性が高い
　　　　　4. 肩の膨隆が消失する

　1　2　3　⑦下腿の外傷で正しいものを選びなさい
　　　　　1. オスグッド・シュラッター病は高齢者に多い
　　　　　2. 腓骨疲労骨折は直達外力で発生する
　　　　　3. 足関節捻挫は後遺症を残さない
　　　　　4. 膝蓋腱炎はジャンプ動作などで発生する

1 2 3 ⑧下肢に発生する傷害で正しい組み合わせを選びなさい
a. バンカート損傷
b. ヒル・サックス損傷
c. シンスプリント
d. オスグッド・シュラッター病
　　1. a, b　　2. b, c　　3. c, d　　4. a, d

1 2 3 ⑨脳震盪で正しいものを選びなさい
1. 脳震盪はハイエネルギー損傷で生じる
2. 脳震盪には診断基準がない
3. 神経症状がなければ二次障害に留意する必要はない
4. 競技復帰は痛みがなければすぐに復帰してもよい

1 2 3 ⑩腰椎椎間板ヘルニアで正しいものを選びなさい
1. 上肢に痛みを生じやすい
2. 体幹部の後屈に気をつける
3. 第4, 5腰椎間で好発しやすい
4. 再発は少ない

1 2 3 ⑪頸髄損傷で正しいものを選びなさい
1. 頸髄の1, 2番で損傷が起こると命にかかわる
2. 基本的には頸髄損傷後は歩行は可能である
3. 頸髄損傷が疑われた場合は，第一に心肺蘇生法を行う
4. 筋の牽引で発生する

解答

① 1　1：熱射病は多臓器障害を起こし，死に至る可能性があるため分類のなかで最も重症である．
　　　2：熱いれんは筋けいれんが起きるが比較的軽症である．
　　　3：熱失神は失神・めまいが主症状で重症ではない．
　　　4：熱疲労は全身の倦怠感などが発生するが死にまでは至らない．

② 3　1：男性のヘモグロビン基準値は14～18 g/dLである．
　　　2：女性のヘモグロビン基準値は12～16 g/dLである．
　　　4：貧血は鉄欠乏性貧血が多いとされている．

③ 1　POMS試験の6要素は緊張度，抑うつ度，怒り度，元気度，疲労度，混乱度である．

④ 4　1：運動中には適切な炭水化物を摂取する．
　　　2：感染症，熱中症，高ストレス期間の後にはトレーニングを減少させる．
　　　3：トレーニングに見合った適切なエネルギー摂取を確実にする．

⑤ 4　1：筋の牽引力ではなく，転倒などをして肩を打ち介達的に発生する．
　　　2：三角巾の使用は，応急処置に適している．
　　　3：保存療法を基本的に行い，治らないものは観血的療法を行う．

⑥ 4　1：肩の内転・内旋→外転・外旋．
　　　2：後下方脱臼→前下方脱臼．
　　　3：高齢者→若年者．

⑦ 4　1：オスグッド・シュラッター病は10歳代の思春期に多い．
　　　2：ランニングなどの繰り返し動作で発生する．
　　　3：後遺症を残すことが多い．

⑧ 3　a：バンカート損傷は肩関節脱臼の際に生じる関節唇の損傷．
　　　b：ヒル・サックス損傷は肩関節脱臼の際に生じる上腕骨骨頭の骨折．膝関節まわりや下腿の損傷では繰り返しの外力で発生することが多い．下肢では，靱帯損傷など靱帯が関係している疾患が多くみられる．

⑨ 1　2：ポケットSCAT 2で診断することが多い．

第VIII章

体力測定と評価

第VIII章からの試験問題出題数は5問である.

6つの領域（体力と運動能力，中・高年者，介護予防者の測定評価，身体組成計測など）に分類されており，それぞれの測定法と評価法が解説されている.

一般学習目標はもとより，個別学習目標も押さえておく必要がある.

学習のポイントは,

①体力測定の活用方法や評価法，身体組成の測定とその注意点を覚えること.

②特に高齢者や介護予防での体力測定法とその評価法などを押さえること.

である.

それぞれの体力測定における測定方法と評価法の理解とその意義についての学習などが重要となる.

（飯出一秀）

1 体力と運動能力の測定法

MEMO

❶ 体力・運動能力の測定

体力測定は「高齢化の進展に伴い，〔　①　〕期から〔　②　〕期における国民の体力の現状を明らかにするとともに，その〔　③　〕を把握するためのもの」と位置づけている（文部科学省）．

【体力の構成要素】

❶全身持久力，❷〔　④　〕，❸〔　⑤　〕，❹柔軟性などである．

【フィードバックの重要性】

体力測定結果を〔　⑥　〕し，その後の〔　⑦　〕に活用する．

❷ 体力測定の評価法

💡 基準とする集団の平均値，標準偏差を用いて標準得点に換算する．
特にZ，T，Hの標準得点を理解する．

●標準得点には「Zスコア」「Tスコア」「Hスコア」がある．

- Zスコア：平均値を「0」とし，評価を（＋）と（－）で示す．
- Tスコア：偏差値．
- Hスコア：高い体力集団向けスコア．

①Zスコア＝－1：Tスコア＝40，Hスコア＝36
②Zスコア＝0：Tスコア＝50，Hスコア＝50
③Zスコア＝1：Tスコア＝60，Hスコア＝64
④Zスコアの±1の範囲に集団の68%，±2の範囲に集団の95%が含まれる

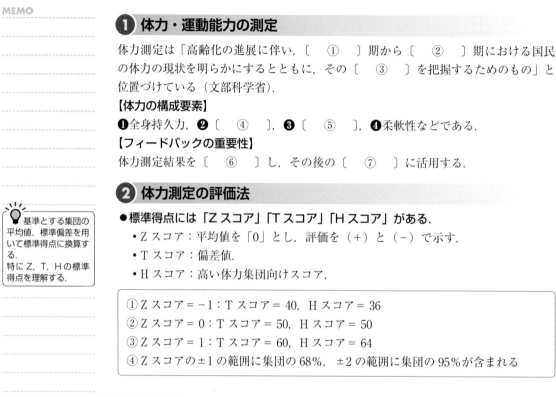

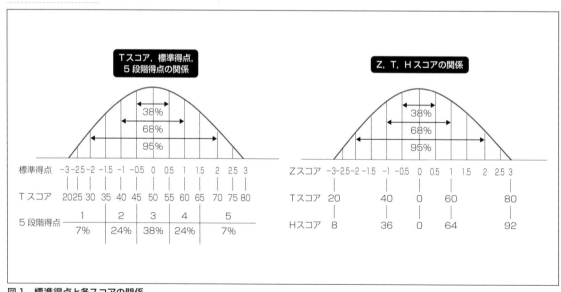

図1　標準得点と各スコアの関係

（青山昌二，松浦義之：体力測定と評価．第一次改訂健康運動指導士養成講習会テキストⅡ，健康・体力づくり事業財団，1991）

解答　①児童　　②高齢　　③推移　　④筋力　　⑤バランス能力　　⑥フィードバック　　⑦健康づくり

❸ 「適正な体力測定条件」8つのポイント

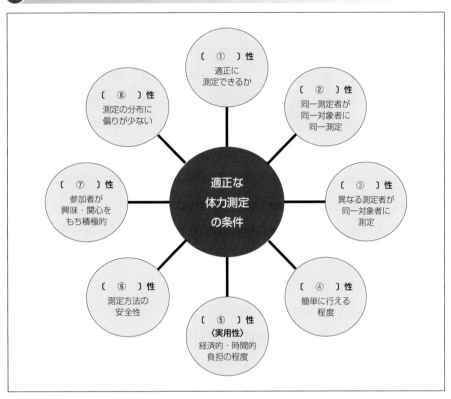

❹ 体力の加齢変化と性差

💡 男女の体力要素で最高レベルに至る時期を確認.

- 男性の体力：全身持久力は 10 歳代半ば～〔 ⑨ 〕歳代がピーク，敏捷性，柔軟性は 10 歳代後半で高く，〔 ⑨ 〕歳代初期で低下する．筋力は〔 ⑨ 〕歳代がピーク.
- 女性の体力：〔 ⑩ 〕歳代前半にピークを示し，〔 ⑩ 〕歳代後半には低下する.

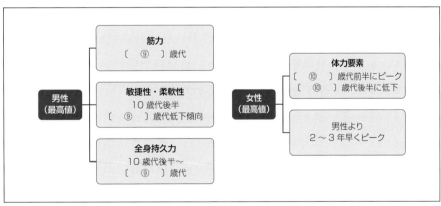

図2 体力の性差

解答 ①妥当 ②信頼 ③客観 ④簡便 ⑤経済 ⑥安全 ⑦興味 ⑧正規 ⑨20 ⑩10

❺ 全身持久力の測定・評価

【最大酸素摂取量の直接測定法評価指標】

最大酸素摂取量（$\dot{V}O_2max$）の評価：下記の3つ以上の条件がそろったとき
① $\dot{V}O_2$ プラトー現象の発現
② HRmax＝220－年齢－10拍に達する
③ 呼吸交換比（RER）＝1.1～1.5 より大
④ 乳酸が8 mmol/L 以上
⑤ RPE＝19以上

（田中喜代次ほか編著：健康づくり・介護予防のための体力測定評価法. 金芳堂, 2012）

$\dot{V}O_2max$；maximal oxygen consumption〔V＝量（volume），O_2＝酸素，max＝最大限（maximum）〕

【最大酸素摂取量測定結果の違い】

• 自転車エルゴメータよりトレッドミルで得られた $\dot{V}O_2max$ 値は〔①　　～　　〕% 高い．
• 下肢のみの運動より全身運動の $\dot{V}O_2max$ は〔②　　～　　〕% 高い．
• 下肢のみの運動は上肢のみの運動の $\dot{V}O_2max$ より〔③　　～　　〕% 高値．
理由：❶〔　④　〕量の違い，❷技術，順応・習熟度の違い．

【最大酸素摂取量の間接測定法】

間接法は簡便性，経済性，〔　⑤　〕性に優れている．直接推定法と違い，〔　⑥　〕努力を必要としない歩行の距離や速度，自転車エルゴメータなどによる運動量での心拍数（HR）や主観的運動強度（RPE）などの〔　⑦　〕的仕事量から $\dot{V}O_2max$ を推定する方法である．

HR：heart rate（心拍数）
RPE：rating of perceived exertion（主観的運動強度）．別称ボルグスケール

• 直接法：専門スタッフと〔　⑧　〕装置，呼気ガス分析装置，心拍計を用いる．
• 間接法：〔　⑧　〕装置と〔　⑨　〕計を用いる．
• 簡易法：〔　⑩　〕者では6分間歩行や3分間歩行テスト（おおよその持久力把握テスト）を用いる．

❻ 最大酸素摂取量の評価

❶直接および間接法で求めた $\dot{V}O_2max$ を日本人〔　⑪　〕値と比較する．
❷生活習慣病の〔　⑫　〕リスクは減っているか．
❸3～6ヵ月ごとに〔　⑬　〕効果を確認する．
❹測定効果をつねに〔　⑭　〕で確認する．

解答　①5～15　②5～10　③30～40　④活動筋　⑤安全　⑥最大　⑦物理
⑧運動負荷　⑨心拍　⑩高齢　⑪標準　⑫発症　⑬トレーニング　⑭フィードバック

2 新体力テスト測定のポイント

MEMO

💡 各測定方法の特徴的な注意点，評価方法を理解する．

❶ 握力（筋力）

- 針が外側に向くように持つ．
- 人差し指の第2関節が直角になるように調節．
- 左右2回ずつ測定．
- 左右のよいほうの記録を平均する．

❷ 上体起こし（筋力・〔 ① 〕力）

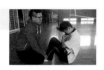

- 〔 ② 〕秒間，両肘と大腿がつくまでの回数．
- 腰痛の自覚症状のある人は行わない．

❸ 長座体前屈（〔 ③ 〕性）

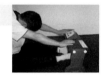

- 前屈姿勢のとき，膝が曲がらないように注意する．
- 2回測定してよい記録をとる．
- 靴を脱いでから測定する．

❹ 反復横とび（〔 ④ 〕性）

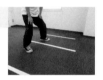

- 100 cmの所に2本の平行ラインを引く．
- 〔 ⑤ 〕秒間繰り返す．
- 通過するごとに1点を与える．
- 2回測定してよい記録をとる．

❺ 急歩：男子 1,500 m，女子 1,000 m（全身〔 ⑥ 〕）

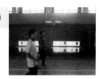

- 足がつねに地面に着くように急いで歩く（足を地面から離さず，無理なペースで歩かない）．
- ゴールライン上に胴が到達するまでの時間．
- 測定は1回．

❻ 20 mシャトルラン（全身〔 ⑥ 〕）

- ウォームアップでは下肢の柔軟運動を十分行う．
- 医師の治療を受けている人，測定困難な人は行わない．

❼ 立ち幅とび（筋〔 ⑦ 〕）

- つま先が踏み切り線の前端にそろうように立つ．
- 身体の最も踏み切り線に近い位置と踏み切り線の前端を結ぶ直線の距離を計測する．
- 2回測定してよいほうを記録する．

文部科学省：新体力テスト実施要項 新体力テスト新体力テスト実施要項（20〜64歳対象），新体力テスト実施要項（65〜79歳対象）
http//www.next.go.jp/component/a_menu/sports/detail/ __ ics Files/afildfile/2010/07/30/1295079_03 および04

解答 ①筋持久　②30　③柔軟　④敏捷　⑤20　⑥持久力　⑦パワー

3 柔軟性・敏捷性・平衡性の測定および評価

ROM：range of motion
（関節可動域）

1 柔軟性の測定および評価

柔軟性は円滑な行動を行う能力で関節可動域（ROM）が関係する.

種類	評価
立位・長座位体前屈	〔 ① 〕法，角度法
伏臥〔 ② 〕そらし	〔 ① 〕法
前後開き，後そらし	指数法

2 敏捷性の測定および評価

敏捷性には，❶瞬発力，❷平衡性，❸柔軟性，❹協調性が関与する.

種類	評価
• 〔 ③ 〕横とび • バーピーテスト • ジャンプ・スクワットテスト（J.S. テスト）	全身反応時間 動作回数で評価
• 時間往復走 • シャトルラン • 折り返し走 • ジグザグドリブル走	方向転換 移動時間で評価
• ステッピングテスト	下肢筋 時間内の回数で評価
• 〔 ④ 〕反応時間	神経機能 反応時間と距離で評価

3 平衡性の測定および評価

平衡性とはバランス能力ともいい，静的（安静時）平衡性と〔 ⑤ 〕的（運動時）平衡性に分類される姿勢保持能力である.

	種類	評価
静的平衡性	• 〔 ⑥ 〕眼片脚立ち　（順不同） • 〔 ⑦ 〕眼片脚立ち	片脚立位時間
〔 ⑤ 〕的平衡性	タンデムウォーク	継ぎ足歩きでの時間とバランス

💡 柔軟性・敏捷性・平衡性の測定方法と評価方法を理解する.

【体力と柔軟性，敏捷性，平衡性の関係】

柔軟性，敏捷性，平衡性は体力のなかの身体的要素で，行動体力の機能に分類されている.

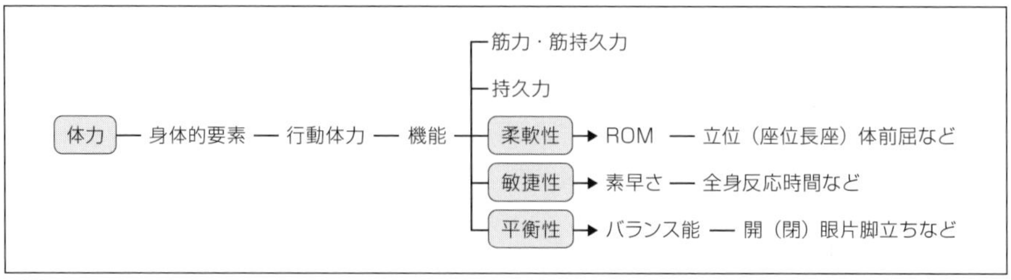

体力 — 身体的要素 — 行動体力 — 機能
┬ 筋力・筋持久力
├ 持久力
├ 柔軟性 → ROM — 立位（座位長座）体前屈など
├ 敏捷性 → 素早さ — 全身反応時間など
└ 平衡性 → バランス能 — 開（閉）眼片脚立ちなど

図3

解答　①距離　②上体　③反復　④棒　⑤動　⑥⑦開　閉

4 介護予防の体力測定法・評価

MEMO

1 介護予防とは

- 「高齢者が要介護状態に陥るのを〔　①　〕し，要介護状態の高齢者が〔　②　〕するのを防ぎ，その改善を図ること．
- 「生活機能の低下した個々の〔　③　〕者に対して「心身機能」「活動」「参加」の向上をもたらし，生きがいや自己実現のための取り組みを支援し，〔　④　〕の質（QOL）の向上を目指すことで健やかで豊かな長寿社会の実現をすることである．

QOL：quality of life（生活の質）

本地域支援事業における介護予防事業では①「介護予防・日常生活支援総合事業（総合事業）」，②「包括的支援事業」，③「任意事業」がある．中核事業は総合事業である．

2 地域支援事業における介護予防事業

- 総合事業は介護予防・生活支援事業と〔　⑤　〕で構成される．
- 介護予防・生活支援事業は〔　⑥　〕，〔　⑦　〕，その他の生活支援サービス，介護予防ケアマネジメントがある．
- 一般介護事業は〔　⑧　〕，介護予防普及啓発事業，〔　⑨　〕，一般介護予防事業評価事業，地域リハビリテーション活動支援事業の5事業がある．

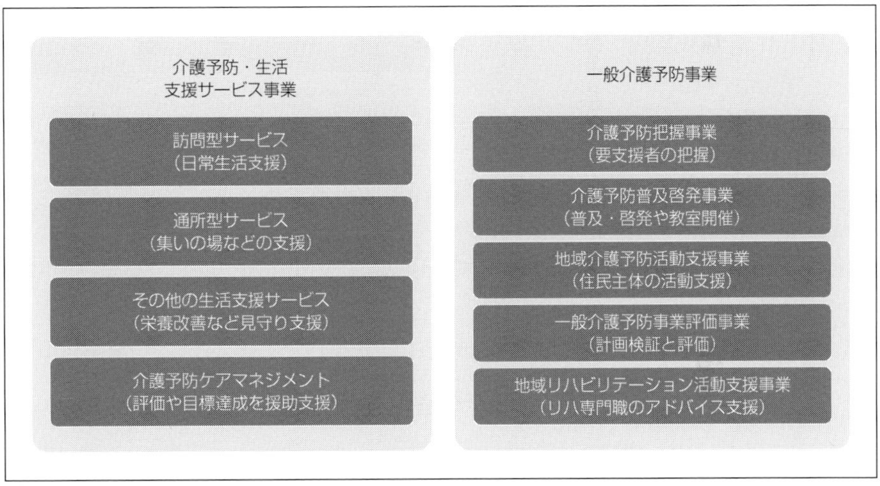

介護予防・生活支援サービス事業	一般介護予防事業
訪問型サービス（日常生活支援）	介護予防把握事業（要支援者の把握）
通所型サービス（集いの場などの支援）	介護予防普及啓発事業（普及・啓発や教室開催）
その他の生活支援サービス（栄養改善など見守り支援）	地域介護予防活動支援事業（住民主体の活動支援）
介護予防ケアマネジメント（評価や目標達成を援助支援）	一般介護予防事業評価事業（計画検証と評価）
	地域リハビリテーション活動支援事業（リハ専門職のアドバイス支援）

図4　介護予防・日常生活支援総合事業（総合事業）

3 介護予防における対象者の把握

- 介護予防事業における対象者の把握は生活機能評価であり，〔　⑩　〕と〔　⑪　〕で構成されている．

解答　①防御　②悪化　③高齢　④生活　⑤一般介護事業　⑥訪問型サービス　⑦通所型サービス　⑧介護予防把握事業　⑨地域介護予防活動支援事業　⑩生活機能チェック　⑪生活機能検査

❹ 介護予防事業の評価

- 介護事業の評価は〔　①　〕，アウトプット（出力・良），アウトカム（成果）の3段階について行う.

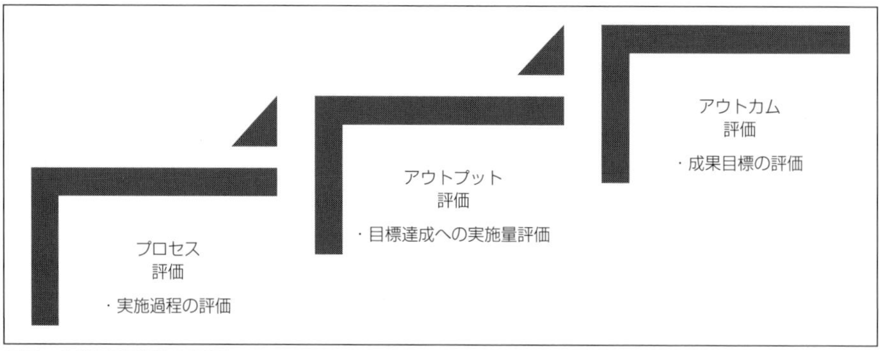

図5　介護予防事業の評価

❺ 介護予防における運動機能（体力）測定

- 介護予防事業における運動器の機能向上のアセスメントとしては握力，〔　②　〕，〔　③　〕，Timed Up & Go テストの4項目が推奨される.

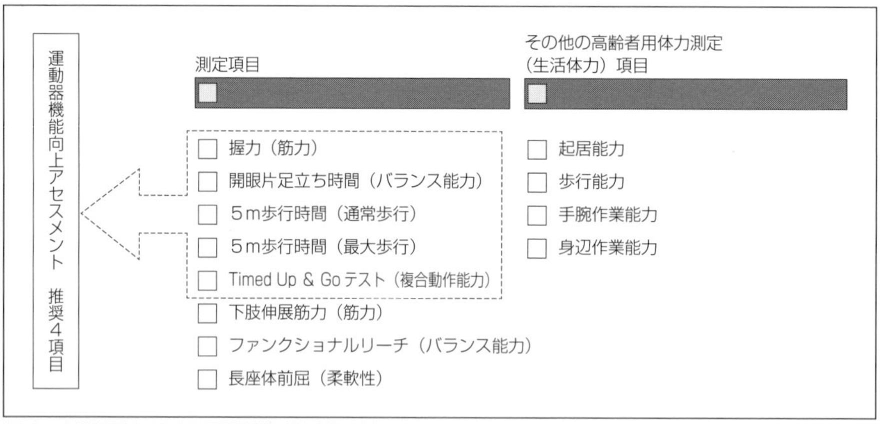

図6　介護予防における運動機能（体力）測定

❻ その他の高齢者用体力測定（生活体力）

その他の高齢者用体力測定は4項目だが，4項目を一連の連続動作として評価する「総合運動能力」がある.

- 測定項目は日常生活動作である〔　④　〕，歩行能力，〔　⑤　〕，身辺作業能力に関する4項目である.

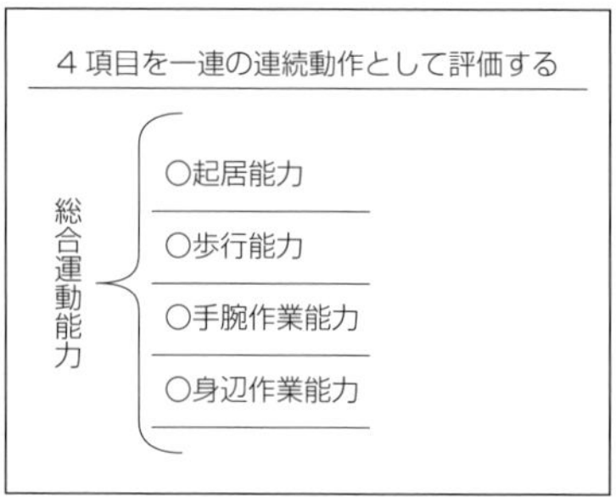

図7

解答　①プロセス（過程）　②開眼片足立ち時間　③歩行時間　④起居能力　⑤手腕作業能力

5 身体組成測定の種類と特性のポイント

MEMO

💡 9つの測定方法と測定の原理を理解する.

❶ 水中体重秤量法

- 水中での体重と陸上での体重から体積を求める.
- 国際的に〔　①　〕性が高い.
- 子どもや高齢者, 水中が苦手な人は不向き.

❷ 空気置換法

- 空気を用い,〔　②　〕の法則を適用して体積を求めて体密度を算出する.

❸ 二重エネルギー X 線吸収法（DEXA 法）

- 各組織を 2 種類の異なるエネルギーの X 線が透過したときの減衰率から身体組織を算出する.〔　③　〕の計測が可能.

💡 BI 法は急速に普及してきたが測定精度に体水分の分布状態が大きく影響する.

❹ 生体電気抵抗法（BI 法）

- 人体に微弱な電量を流したときの生体電気抵抗値である〔　④　〕を多種のデータと組み合わせて算出.

❺ 重水希釈法

- 比重測定法の 1 つでトレーサに重水を用いて体水分量を求める方法.
- 体水分から除脂肪量と脂肪量を算出.

❻ 超音波法

- 超音波照射で皮下脂肪と筋肉の境界で反射を応用した測定法で〔　⑤　〕は高い.

❼ キャリパー法（〔　⑥　〕脂肪厚法）

- 身体の特定部位の〔　⑥　〕脂肪厚をキャリパーで計測.
- 過去のデータとの比較が容易で〔　⑦　〕性に優れる.

❽ BMI（body mass index）

- 肥満度を判定する体格指数. 国際比較で利用される.
- もともとケトレー指数または〔　⑧　〕指数として用いられていた.

❾ ウエスト・ヒップ比

- ウエストは臍部, ヒップは殿部周囲最大長.
- 比率は男 1.0 以上, 女で〔　⑨　〕以上で上半身肥満.

（健康運動指導士養成講習会テキスト下）

解答　①信頼　②ボイル　③全身　④インピーダンス　⑤精度　⑥皮下　⑦簡便　⑧カウプ
⑨ 0.9

1 2 3 ①体力測定について正しい組み合わせを選びなさい
    a. 文部科学省は，体力測定を「少子化の進展に伴い，児童期における体力の現状を明らかにするもの」としていて高齢者は関係ないとしている
    b. 健康づくり教室など，その効果の把握を目的に体力測定を活用することができる
    c. 体力測定会は人々が触れ合う場を提供することになり，社会参加，社会交流につながる
    d. 測定結果は，集団の体力を把握し，集団の健康づくりに役立てるのみで，個人の健康づくりには役立てなくてもよい
        1. a, b   2. b, c   3. c, d   4. a, d

1 2 3 ②体力の測定と評価で正しい組み合わせを選びなさい
    a. 体力測定の評価では，平均値と標準偏差，回帰分析，相関関係，ブランド・アルトマンの手法などを学ぶ必要がある
    b. 同年代の人の平均体力と比べることで，自己の体力を評価できる
    c. 複数の体力要素のデータを一括して表すには暦年齢に換算するのが便利である
    d. 防衛体力の測定と評価は容易であるが，行動体力については容易ではない
        1. a, b   2. b, c   3. c, d   4. a, d

1 2 3 ③体力測定評価法で正しい組み合わせを選びなさい
    a. 全国標準値を用いる絶対的評価法
    b. 測定集団の平均値と標準偏差を用いる相対的基準法
    c. 全国標準値を用いる相対的基準法
    d. 測定集団の平均値と標準偏差を用いる絶対的評価法
        1. a, b   2. b, c   3. c, d   4. a, d

1 2 3 ④体力測定評価の標準得点のスコアで正しい組み合わせを選びなさい
    a. Zスコア
    b. Oスコア
    c. Aスコア
    d. Tスコア
        1. a, b   2. b, c   3. c, d   4. a, d

1 2 3 ⑤Z，T，Hスコアから変換したときの関係で正しい組み合わせを選びなさい
    a. $Z = -1$ なら $T = 40$，$H = 36$
    b. $Z = 0$ なら $T = 40$，$H = 36$
    c. $Z = -2$ なら $T = 40$，$H = 36$
    d. $Z = 1$ なら $T = 60$，$H = 64$
        1. a, b   2. b, c   3. c, d   4. a, d

⑥男性の体力の加齢変化で正しいものを選びなさい

1. 男性の筋力は 20 歳代が最高値である
2. 男性の敏捷性や柔軟性は 20 代後半が最高値を示す
3. 男性の敏捷性や柔軟性は 10 歳代初期に低下を示す
4. 男性の全身持久力は 20 歳代半ばから 30 歳代にかけて最高値を示す

⑦女性の体力の特性で正しいものを選びなさい

1. 女性の体力要素は 20 歳代前半に最高値に達する
2. 女性の体力要素は 20 歳代後半に低下傾向を示す
3. 女性の体力要素は男性よりも 2 〜 3 年早く最高値に達する
4. 男性よりピークの年齢区間が狭い

⑧最大酸素摂取量の測定結果（直接推定法）で正しい組み合わせを選びなさい

a. トレッドミルで得られた値のほうがエルゴメータより 5 〜 15% 高い値を示す
b. $\dot{V}O_2max$ で全身運動が下肢のみの運動より 30 〜 40% 高値を示す
c. $\dot{V}O_2max$ で上肢のみの運動より下肢のみの運動のほうが 5 〜 10% 高値を示す
d. 最も一般的なプロトコールは多段階漸増負荷法と ramp 負荷法である

    1. a, b　　2. b, c　　3. c, d　　4. a, d

⑨最大酸素摂取量の間接推定法で正しい組み合わせを選びなさい

a. 最大努力を必要としない歩行や走行，エルゴメータの運動量における HR や RPE などの物理的仕事量から $\dot{V}O_2max$ を推定する方法である
b. 最大努力を必要とする歩行や走行，エルゴメータの運動量における HR や RPE などの物理的仕事量から $\dot{V}O_2max$ を推定する方法である
c. 間接法は最大限まで運動させないが，測定時間がかかる
d. 間接法は簡便性，経済性，安全性に優れている

    1. a, b　　2. b, c　　3. c, d　　4. a, d

⑩新体力テスト（20 〜 64 歳対象）について正しいものを選びなさい

1. 体力の評価は筋力，筋持久力，柔軟性，筋パワー，敏捷性，平衡性，巧緻性，全身持久力などで構成される
2. 中高年者では健康関連体力の維持増進は必要で，体力水準の確認は必要ない
3. 生涯にわたる体力づくりは 10 歳までの成長期の体力発達と 20 歳以降の体力維持増進にある
4. 20 歳以降の青年期では自立した生活能力の維持増進を目的とする

⑪新体力テスト（20 〜 64 歳対象）について正しい組み合わせを選びなさい

a. 全年齢を通して握力（筋力），上体起こし（筋力・筋持久力），長座体前屈（柔軟性）の 3 項目は除く
b. 反復横とび（敏捷性），急歩または 20 m シャトルラン（全身持久力）の選択，立ち幅とび（筋パワー）を加えて 6 テストである
c. 体力評価は項目別得点表，総合評価基準表および体力年齢判定基準表を使用する
d. 体力テストの合計点から 10 歳きざみの体力年齢が評価される

    1. a, b　　2. b, c　　3. c, d　　4. a, d

□1 □2 □3 ⑫新体力テストの測定法および評価法について正しい組み合わせを選びなさい
    a. 握力（筋力）は握力計の針が内側になるように持ち，人差し指の第2関節がほぼ直角になるように握り幅を調節する
    b. 握力は左右交互に2回ずつ測定し，左右おのおののよい記録を平均する
    c. 上体起こし（筋力・筋持久力）は30秒間の上体起こし（両肘と両大腿部が着いた）回数を記録する
    d. 上体起こしは腰痛などの痛みがある場合は様子をみながらできるだけ行う
      1. a, b   2. b, c   3. c, d   4. a, d

□1 □2 □3 ⑬長座体前屈の測定法および評価法について正しいものを選びなさい
    1. 長座姿勢をとったときは膝が曲がっていても測定上，問題がない
    2. 前屈姿勢をとったとき膝が曲がらないように気をつける
    3. 1回測定して記録をとる
    4. 靴を履いて測定したほうがよい

□1 □2 □3 ⑭反復横とびの測定法および評価法について正しいものを選びなさい
    1. 中央ラインの両側50cmのところに2本の平衡ラインを引く
    2. 反復運動を20秒間繰り返し行う
    3. 3回測定してよい記録をとる
    4. テスト開始前のウォーミングアップでは足首，アキレス腱，膝などの柔軟運動は必要ない

□1 □2 □3 ⑮急歩の測定法および評価法について正しいものを選びなさい
    1. 男子2,000m，女子は1,500mの距離を行う
    2. いずれかの足がつねに地面に着いているようにして急いで歩く
    3. スタートからゴールライン上に胴（頭，肩，足ではない）が到達するまでに要した歩数を計測する
    4. 急歩なのでペースは多少無理をして歩くように指導する

□1 □2 □3 ⑯20mシャトルランの測定法および評価法について正しい組み合わせを選びなさい
    a. テスト開始前のウォームアップでは，足首，アキレス腱，膝などの柔軟運動やストレッチングを行う
    b. テストを受ける人の健康状態に注意し，医師の治療を受けている人や測定困難と認められる人には行わない
    c. 終了後は疲労するので息が整うまでその場で座位にて，休憩をとるようにする
    d. 記録向上をねらい，多少の無理を承知で回数をできるだけ行う
      1. a, b   2. b, c   3. c, d   4. a, d

□1 □2 □3 ⑰立ち幅とびの測定法および評価法について正しいものを選びなさい
    1. つま先が踏み切り線を踏まないように立つ
    2. 片脚で踏み切り，前方にとぶ
    3. 体が砂場（マット）に触れた位置と踏切線の前端とを結ぶ直線の距離を計測する
    4. 5回測定してよい記録をとる

⑱高齢者の全身持久力の低下で正しい組み合わせを選びなさい

a. 高齢男性の $\dot{V}O_2max$ は 50 mL/kg/分，高齢女性は 40 mL/kg/分程度である

b. 10 歳加齢するごとに $\dot{V}O_2max$ は 5 〜 10％ずつ低下する

c. 65 歳になると $\dot{V}O_2max$ は男性で 30 mL/kg/分，女性で 20 mL/kg/分と，おおよそ 20 歳代の 50％になる

d. 高齢者における持久力の個人差は，遺伝的因子や運動習慣に関係し，持病の有無は関係しない

　　1. a, b　　2. b, c　　3. c, d　　4. a, d

⑲老化に伴う持久力低下で正しい組み合わせを選びなさい

a. 内科的疾患や整形外科的障害のために運動が制限（症候限界）されて $\dot{V}O_2max$ の低下が起きる場合を症候限界性最高酸素摂取量と呼ぶ

b. 年齢 70 歳の場合，予備 HRmax は 200 − 70 ＝ 130 拍となる

c. 長期間持久性トレーニングを継続すれば高齢者においても最大 1 回拍出量が低下する

d. 高齢者アスリートは長年にわたり持久性トレーニングを行っており，$\dot{V}O_2max$ だけでなく，最大 1 回拍出量も若者と同等かそれ以上に維持されている

　　1. a, b　　2. b, c　　3. c, d　　4. a, d

⑳柔軟性の測定評価で正しいものを選びなさい

1. 柔軟性測定には立位体前屈，長座体前屈，伏臥上体そらし，前後開き，後そらしがある

2. 柔軟性評価には距離法，角度法，指数法，分度器法など多数ある

3. 立位体前屈は距離法と角度法，指数法で評価する

4. 長座体前屈，伏臥上体そらしは距離法や回数で評価する

㉑敏捷性の測定評価で正しいものを選びなさい

1. 反復横とび，バーピーテスト，ジャンプ・スクワット（J.S.）テストは全身の敏捷性を評価する

2. 時間往復走，シャトルラン，折り返し走，ジグザグドリブル走は移動距離を評価する

3. 敏捷性の測定は瞬発力，平衡性，柔軟性，協調性の要素は含まれない

4. 座位ステッピングテストは下肢のステップ回数，棒反応時間は握力の評価である

㉒平衡性の測定評価で正しいものを選びなさい

1. 平衡性とは運動時の姿勢保持能力であり，安静時は除く

2. 静的平衡性と動的平衡性に分類されるが，いずれも両脚立位の時間で評価する

3. 静的平衡性には開眼片脚立ち，閉眼片脚立ちの片脚バランス能力の時間と回数で評価する

4. 動的平衡性はタンデムウォークがあり，一直線を継ぎ足で歩く時間とバランスで評価する

23. 地域支援事業における介護予防事業の種類で正しいものを選びなさい
    1. 介護予防・日常支援総合事業（総合事業）
    2. 統括的支援事業
    3. 随意事業
    4. 認知症予防事業

24. 介護予防・生活支援サービス事業の種類で正しい組み合わせを選びなさい
    a. 訪問型サービス
    b. 通所型サービス
    c. その他の認知症サービス
    d. 支援介護予防ケア
       1. a，b　　2. b，c　　3. c，d　　4. a，c

25. 一般介護予防事業の種類で正しい組み合わせを選びなさい
    a. 介護予防集合事業　（見守り支援）
    b. 介護予防普及啓発事業（普及・啓発や教室開催）
    c. 一般介護予防事業評価事業（計画検証と評価）
    d. 地域リハビリテーション病院事業（リハ専門職のリハビリ支援）
       1. a，b　　2. b，c　　3. c，d　　4. a，c

26. 介護予防における運動機能（体力）測定の推奨される 4 項目で正しいものを選びなさい
    1. 下肢伸展筋力
    2. 閉眼片足立ち時間
    3. ファンクショナルリーチ
    4. Timed Up & Go テスト

27. 皮下脂肪における人種および男女差について正しい組み合わせを選びなさい
    a. 脂肪量のつき方には性差，年齢差，個人差は関係しない
    b. 男性は女性よりすべての部位で皮下脂肪が多い
    c. 肥満度の影響を除外しても皮下脂肪率で男女差が存在する
    d. 女性は男性より大腿，下腿，上腕で皮下脂肪の割合が大きい
       1. a，b　　2. b，c　　3. c，d　　4. a，d

28. 身体組成の測定で正しいものを選びなさい
    1. 水中体重法は国際的に最も信頼性が低い
    2. 空気置換法はボイルの法則を適用して体積を求め，体脂肪量を算出する
    3. 二重エネルギー X 線吸収法は DELL 法とも呼ぶ
    4. 生体電気抵抗法は無痛電流を流したときの生体電気抵抗値から算出する

29 身体組成の測定で正しいものを選びなさい
1. 重水希釈法はトレーサに砂を用いて体水分量を求める方法である
2. 超音波法は皮下脂肪と筋肉の境界で電磁波の反射を応用した測定法である
3. キャリパー法は身体の特定部位の皮下脂肪厚をキャリパーで計測する方法である
4. BMIは肥満度を判定する体格指数で，国際比較ではあまり利用されていない

30 身体組成の測定で正しいものを選びなさい
1. ウエスト・ヒップ比 はウエストの骨盤周囲長，ヒップは殿部周囲最大長とする
2. 水中体重法は子どもや高齢者，水中が苦手な人向きである
3. BMIはもともとケトレー指数またはカウプ指数として用いられていた
4. 超音波法は精度が低い

31 身体組成の測定で正しい組み合わせを選びなさい
a. BMI値と体脂肪の間には負の高い相関関係がみられる
b. 女性ではBMI値19～21付近で心臓血管系疾患などの死亡率が低くなる
c. 男性ではBMI値22～26あたりが成人の標準値とされている
d. BMIの上昇は体脂肪率の増加を意味するが，脂肪量の増加のみが影響しているとはいえない
　　1. a, b　　2. b, c　　3. c, d　　4. a, d

32 高齢者の身体活動能力に関するエビデンスで正しい組み合わせを選びなさい
a. 日本の在宅高齢者では最も歩行動作の自立喪失が顕著である
b. 身体活動能力低下の身体的要因で男性では肥満者に，女性では高血圧の既往や心電図異常のある人にADLの低下出現率が有意に高い
c. 身体活動能力低下の社会的要因では，地域社会とのかかわり合いの程度を示すソーシャルネットワークやソーシャルサポートの得点が高い人ほどADLの低下が大きい
d. 運動習慣のある人のない人に対するADL低下の相対危険度は0.6程度である
　　1. a, b　　2. b, c　　3. c, d　　4. a, d

解答

① 2　文部科学省は体力測定を児童期から高齢期における国民の体力の現状と，その推移を把握するものとし，集団，個人の両面から評価し健康づくりに役立てることが理想的な活用法としている.

② 1　c：暦年齢→体力年齢. 体力年齢は定期的な運動習慣と疾患を有していない集団において，暦年齢と体力年齢が一致するように式が作成されている. 運動習慣のある人では暦年齢より体力年齢が下回り（若い），肥満者や高血圧者では体力年齢が高い（老いている）ことが報告されている.
　　d：行動体力の測定と評価は容易であるが，防衛体力については容易ではない.

③ 1　全国標準値などを用いる絶対的標準法と，測定した集団の平均値と標準偏差を用いる相対的基準法がある.

④ 4　標準得点にはZ，T，IIスコアがある.

⑤ 4　Z，T，Hスコアの関係を理解する.

⑥ 1　男性の場合，10歳代末期～20歳代初期の2～3年が体力要素が最高レベルにある.

⑦ 3　女性のピーク出現年齢区間は男性より幅広い.

⑧ 4　$\dot{V}O_2$max の直接推定法は，測定機械や方法により違いがみられる.

⑨ 4　$\dot{V}O_2$max の間接推定法は短時間，安全性，簡便性，経済性に優れている.

⑩ 1　複数の体力要素から構成され，生涯にわたる体力づくりを目的としている.

⑪ 2　新体力テストは計6テストで行われ，評価は項目別得点表，総合評価基準，体力年齢判定基準表を用いる.

⑫ 2　握力は針が外側になるように持ち，2回測定してよい記録をとる. 上体起こしは腰痛の自覚症状のある被検者は行わない.

⑬ 2　長座位前屈の測定は靴を脱ぎ，膝が曲がらないようにし，2 回測定する．

⑭ 2　反復横とびは中央ラインを引き，その両側 100 cm に 2 本の平行ラインを引き 20 秒間行い，2 回の記録のよいほうをとる．

⑮ 2　急歩（男子 1,500 m，女子 1,000 m）では無理のないペースで歩き，ゴールライン上に胴が到達した時間を計測する．

⑯ 1　20 m シャトルランは準備体操を行い，無理のないように行わせる．

⑰ 3　立ち幅とびではつま先が踏み切り線の前端にそろうように立ち，両脚で同時に踏み切り，2 回計測してよいほうの記録をとる．

⑱ 2　青年期の $\dot{V}O_2$max は男性 50 mL/kg/ 分，女性 40 mL/kg/ 分で，10 歳加齢するごとに 5 ～ 10％低下，65 歳で男性 30 mL/kg/ 分，女性 20 mL/kg/ 分で 20 歳代の 50％に低下する．

⑲ 4　障害のため低下が起こる場合を症候限界性最高酸素摂取量といい，70 歳の予測 HRmax は 220 － 70 ＝ 150 拍となる．高齢者アスリートはトレーニングで効果が認められる．

⑳ 1　柔軟性測定では立位・長座位体前屈，伏臥上体そらし，前後開き，後そらしがあり，評価には距離法，角度法，指数法がある．

㉑ 1　敏捷性の評価には以下の項目がある．
  • 反復横とび，バービーテスト，J.S. テスト（一定時間内の動作回数で評価）
  • 時間往復走（距離で評価）
  • シャトルラン，折り返し走，ジグザグドリブル走（所要時間で評価）
  • （座位）ステッピングテスト（下肢の動作回数で評価）
  • 反応時間，全身反応時間，単純反応時間〔時間（秒）で評価〕
  • 棒反応時間（距離で評価）

㉒ 4　平衡性には動的・静的平衡性があり，開閉眼片脚立ち，タンデムウォークなどがある．

㉓ 1　①介護予防・日常支援総合事業（総合事業），②包括的支援事業，③任意事業の 3 つからなり，介護予防の中核となる事業は「総合事業」である．

㉔ 1　介護予防・生活支援サービス事業の種類は①訪問型サービス，②通所型サービス，③その他の支援サービス，④介護予防ケアマネジメントに分けられる．

㉕ 2　一般介護予防事業とその内容は①介護予防把握事業（要支援者の把握），②介護予防普及啓発事業（普及・啓発や教室開催），③地域介護予防活動支援事業（住民主体の活動支援），④一般介護予防事業評価事業（計画検証と評価），⑤地域リハビリテーション活動支援事業（リハ専門職のアドバイス支援）の 5 つに分類される．

㉖ 4　介護予防事業における運動器の機能向上のアセスメントとしては①握力，②開眼片足立ち時間，歩行時間，Timed Up & Go テストの 4 項目が推奨されている．

㉗ 3　脂肪量は性，年齢，個人差があり，男女ではすべて女性が多い．

㉘ 4　体脂肪測定法では水中体重秤量法信頼性が高く，空気で体密度を測定する空気置換法．X 線を利用した二重エネルギー X 線吸収法（DEXA 法）や生体電気抵抗法（BI 法）がある．

㉙ 3　重水希釈法は重水を用いて体水分量から除脂肪量と脂肪量を算出する．

㉚ 3　ウエスト・ヒップ比は臍高周囲長と殿部周囲長とする，BMI はケトレー，カウプ指数を用い，超音波法は精度が高い．

㉛ 3　a：BMI 値と体脂肪の間には正の高い相関がみられる．
　　b：女性の BMI 値 22 ～ 24 付近で心臓血管系疾患などの死亡率が低くなる．

㉜ 4　b：男性では高血圧の既往や心電図異常のある人に，女性では肥満者に高い．
　　c：ソーシャルネットワーク，ソーシャルサポートの得点の低い人ほど ADL 低下が大きい．

第 IX 章

健康づくり運動の実際

第IX章からの試験問題出題数は 7 問である.

小項目から 1 問題ずつ, もしくは「ウォームアップとクールダウン」「ストレッチングと柔軟体操の実際」「ウォーキングとジョギング」「エアロビックダンス」「水泳・水中運動」, それぞれから 1 問ずつと「レジスタンス運動」から 2 問を出題される傾向がある.

学習のポイントは,

①ウォームアップとクールダウン, ストレッチングの生理学的な効果と目的・意義を覚えること.

②ウォーキング・ジョギング, エアロビックダンス, 水泳・水中運動, 介護予防運動の理論を理解し, 運動強度の調節・安全で効果的な指導上の留意点を覚えること.

③レジスタンス運動それぞれの特徴を覚え, 実践方法の説明ができること.

である.

(池島明子)

1 ウォームアップとクールダウン

ウォームアップとクールダウンは，主運動による傷害を予防するために必要なプログラムで，主運動の特性と指導対象者を理解し，短時間に効果的な内容を提供しなければならない.

主運動に関連しない方法：生理学的効果を引き出すことを目的とする方法のことで，すべての主運動に用いることができる.

対象者の性別・年齢・運動習慣や技能，運動に関する知識や習熟度に応じた指導を行うのは，主運動だけではない.

メッツ（METs）：絶対的運動強度の指標で，身体活動におけるエネルギー消費量を安静時代謝量（3.5 mL/kg/ 分）で除したもの.

❶ ウォームアップ

【定義】
主運動へ向けての心と身体の準備運動.

【方法】
- 能動的方法：〔　①　〕を伴う身体活動で，主運動と同じまたは類似の方法を用いる〔　②　〕方法と関連しない方法に分類することができ，〔　③　〕方法には〔　④　〕・走歩行などがある.
- 受動的方法：〔　⑤　〕・入浴など，運動以外の物理的な方法を用いて〔　⑥　〕や体温の上昇を目的とした方法である.

【目的】
❶運動中の〔　⑦　〕や〔　⑧　〕事故の予防：下肢の靱帯損傷などの外傷や慢性障害の発症リスクを約半分に低下させ，循環器発作などの発生や発症を予防する効果がある.

❷運動パフォーマンスや持久力・筋力・柔軟性などを一過性に向上させる.

❸主運動に対する〔　⑨　〕準備を図ることができる.

❹指導者が運動実施者の〔　⑩　〕やコンディションを知ることができる.

【生理学的反応】
❶筋収縮により〔　⑥　〕が上昇し，代謝効率が高まる.

❷〔　⑪　〕の変化により，乳酸の蓄積を軽減させる.

❸反応時間が短縮されるなど〔　⑫　〕の亢進を促す.

❹関節可動域や〔　⑬　〕の増加.

【指導の原則】
❶主運動の〔　⑭　〕や目的を考慮する.

❷主運動で〔　⑮　〕のかかる部位は特に考慮し，〔　⑦　〕を予防する.

❸主運動がもつ〔　⑯　〕を理解し，対応した内容を提供する.

❹ウォームアップを実際に行う際は，軽い体操〔　⑰　〕メッツ，速歩〔　⑱　〕メッツ，と徐々に〔　⑲　〕は漸増させる.

❺時間配分は，全運動時間の〔⑳　〜　　〕％を目安とする.

❻指導対象者の性・年齢・〔　㉑　〕に応じた内容を提供する.

💡 図1の「メッツ値」は要チェック.

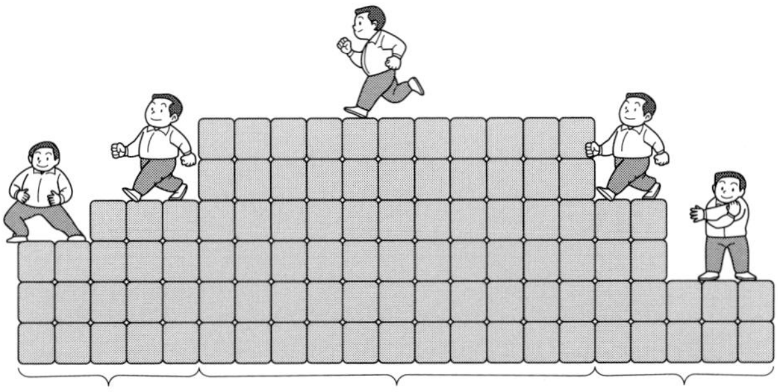

図1　ウォームアップとクールダウンの運動強度　　　　　　　　（健康運動指導士養成講習会テキスト下 p445）

ウォームアップ
軽い体操（3メッツ）
速歩（4メッツ）

主運動
ジョギング（6メッツ）

クールダウン
速歩（4メッツ）～普通歩行（3メッツ）
ストレッチング（2～2.5メッツ）

💡 ウォームアップとクールダウンの違いを要チェック.

✏ クールダウンは運動により増加した活動筋の血液を心臓に還流させ, 活動筋内の乳酸を血液に拡散させる.

❷ クールダウン

【定義】

主運動後に整理運動として行う軽い運動.

【方法】

運動の内容はウォームアップと大きな違いはない.

【目的】

❶〔　①　〕の回復を早める：強度の高い運動により生じる乳酸や〔　②　〕の蓄積は, 低～中強度の運動によりそれらの拡散や代謝を促進する.

❷運動直後の〔　③　〕や失神の予防：強い運動の後に急激な〔　④　〕低下が起こる場合があるため, 静脈還流が促進される低～中程度の運動が必要とされる.

❸〔　⑤　〕や筋痛の予防：ストレッチングだけのクールダウンだけではそれらの予防はできないとの研究報告も多数なされているので, 種目の選択を熟考する必要がある.

【生理学的反応】

❶〔　⑥　〕除去の亢進.

❷急激な〔　④　〕低下を抑制.

❸〔　⑦　〕の抑制：エネルギー代謝と換気量のバランスが保てないと二酸化炭素が過剰に排出される.

【指導の原則】

❶主運動で負担のかかった部位を特に考慮し, 慢性障害を予防する.

❷運動終了による変化をゆるやかにするため, 速歩～普通歩行〔　⑧　〕メッツ, ストレッチング〔⑨　～　〕メッツと, 徐々に負荷を〔　⑩　〕のが原則である.

❸時間配分は全運動時間の5～10%を目安とし, 短時間で〔　⑪　〕な指導を行う.

❹主運動の効果を最大限に引き出す, 指導対象者に応じた内容を提供する.

❺ウォームアップとクールダウンは本来の意味や運動の内容に大きな違いはないが〔　⑫　〕.

解答　①疲労　②疲労物質　③めまい　④血圧　⑤慢性障害　⑥乳酸　⑦過換気　⑧3
⑨2～2.5　⑩下げる　⑪効率的　⑫同じではない

2 ストレッチングと柔軟体操の実際

💡 動的ストレッチングに比べ，静的ストレッチングのほうが，柔軟性や疲労回復には効果的．

💡 ストレッチングの効果は要チェック．

① ストレッチング

【ストレッチングとは】

ストレッチング（stretching）とは，身体のある筋や腱を良好な状態にする目的でその筋肉を引っ張って伸ばすことである．その効果は，筋の柔軟性を高め関節可動域を広げるほか，呼吸を整える，精神的な緊張をほぐすなど心身のコンディションづくりにもつながる．

【ストレッチングの効果】

> 関節可動域（柔軟性）の維持向上　　血液循環の促進　　疲労回復の促進
>
> 傷害予防　　筋肥大・筋萎縮の抑制　　リラクセーション　　疼痛の軽減

② ストレッチングの分類

【刺激の違い】

PNF法（固有受容性神経筋促通法 proprioceptive neuromuscular facilitation）：特有の手法（促通法）を用いて筋肉や腱のなかにある固有受容性感覚器を刺激して神経-筋の反応を促し速める方法．

- 刺激の違いにより〔　①　〕ストレッチング（筋の伸張と収縮を繰り返す）と〔　②　〕ストレッチング（筋の伸張後，一定時間保持する），リハビリテーションの手法（PNFの概念）を用いたストレッチングに分けることができる．「ストレッチ」という言葉は，1960年代から使われ始め，ボブ・アンダーソンが提唱した〔　②　〕ストレッチングについての著書"Stretching"（1975年）が全米での普及に大きく貢献したといわれている．日本ではその6年後に翻訳本が出版され，多くの人に普及した．
- 3種のストレッチングにはそれぞれ利点はあるが，過伸展などによる傷害の可能性が少ないことからも，ストレッチング＝〔　②　〕ストレッチングを指すことが多い．

ダイナミック・ストレッチング：反動なし．運動強度が静的より高く筋温や体温が上昇する．
バリスティック・ストレッチング：反動をつけながら素早く行う．急な伸展により筋肉に損傷を与えやすい．

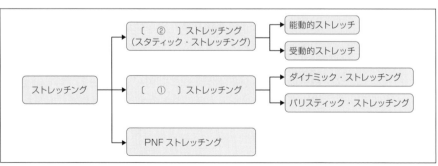

図2　刺激の違いによるストレッチングの分類

解答　①動的　　②静的

【実施者による違い】

実施者による分類には自分自身で行う〔　①　〕・ストレッチングと他者による〔　②　〕・ストレッチングの2つがある．PNFの概念を用いた〔　②　〕・ストレッチは専門的な技術を習得した指導者によって行われる．健康づくりの現場でおもに〔　①　〕・ストレッチングを指導する理由は，オーバーストレッチにより筋を損傷させる可能性があるためである．

❸ 健康づくりのためのストレッチング

【定義】

静的ストレッチングは〔　③　〕・ストレッチングともいわれる．身体各部位の筋や腱を伸ばすこと．

【特徴】

〔　④　〕が起きにくいため，筋へのダメージが少ない．

【方法】

〔　⑤　〕に筋をゆっくり伸展させ，一定時間保持する．

【目的】

❶柔軟性の向上（関節可動域の拡大）．

❷傷害の予防．

❸リラクセーション・疲労回復．

【原則】

• 伸展：〔　⑥　〕あるいは，わずかに不快と感じるところまで．

• 時間：10 〜 30 秒保持，反復回数は 2 〜 4 回（高齢者では 30 〜 60 秒で効果大）．

• 頻度：週に 2 〜 3 回以上，毎日行うと最も効果的．

• 呼吸法：〔　⑦　〕自然な呼吸を行う．

• 意識：意識は〔　⑧　〕に集中させ全身はリラックス．

【実施部位】

• ハムストリング，股関節（大腰筋，腸腰筋，内転筋），腰部（後背筋）など，一般的に柔軟性の低い部位．

• 頸部，肩の外旋・内旋，上腕三頭筋，大胸筋，腓腹筋・ヒラメ筋，大腿四頭筋，内転筋など，全身・左右ともバランスよく実施する．

【留意点】

❶主運動でよく使う部位に焦点を当てる．

❷リスクの高いストレッチングは避ける．

❸身体が〔　⑨　〕状態で行う．

❹自身が安定する，よい姿勢で行う．

❺頭を〔　⑩　〕より低くしない．

❻疾病や手術後など，対象者ごとの配慮・確認を怠らない．

❼柔軟性には〔　⑪　〕が大きいため，人と比べない．

解答 ①セルフ　②パートナー　③スタティック　④伸張反射　⑤反動をつけず　⑥硬いと感じる　⑦息をこらえず　⑧伸展させる筋群　⑨温まっている　⑩心臓　⑪個人差

3 ウォーキングとジョギング

MEMO

💡 ウォーキングは, 特別な用具や技術を必要とせず, 運動強度や運動量の調整が容易で日常生活に取り入れやすい誰でもどこでも実践できる有酸素性運動である.

❶ ウォーキングとは

【特性】
どちらかの足が地面に着いた状態＝〔　①　〕がある.

【効果】
効果の大小は〔　②　〕が大きいので, 期待しすぎず〔　③　〕を心がけることが重要である.
❶〔　④　〕機能（全身持久力）の向上.
❷〔　⑤　〕筋力の向上.
❸〔　⑥　〕（内臓脂肪を含む）の減少.
❹高血糖の改善.
❺脂質異常の改善.
❻〔　⑦　〕の改善.
❼ストレス解消・〔　⑧　〕のリフレッシュ.

【フォーム】
自分に合った歩き方で, 〔　⑨　〕にこだわりすぎず, 無理なく行うことが大切.
❶〔　⑩　〕を伸ばし, 20〜30 m 前方を見る.
❷歩幅は〔　⑪　〕で, 踵で着地し, つま先で蹴る.
❸ひじを少し曲げ, 腕は大きめに振る.

💡 主観的運動強度：RPE（ボルグスケール）

目標心拍数＝（最高心拍数－安静時心拍数）×運動強度（％）＋安静時心拍数
予測最高心拍数＝（220－年齢）

【推奨される運動量（時間・頻度・歩数）と強度】
強度は個々の〔　⑫　〕や歩幅（ストライド）の広さ・〔　⑬　〕（1分間の歩数）, コース（アップダウンの有無）で調整する.
❶運動時間は, 18〜64歳は60分, 65歳以上は40分.
❷速度は8〜15分/km.
❸頻度は4〜6回/週.
❹運動量は8,000〜10,000歩/日.
❺主観的運動強度は「11.〔　⑭　〕」〜「13.〔　⑮　〕」.
❻目標心拍数：測定方法により誤差が生じたり〔　⑯　〕服用者は心拍数が抑制させる場合もあるので, あくまでも心拍数は目安とする.
　ウォーキング開始時や運動に不慣れな人・高齢者：予測最高心拍数の〔⑰　〜　〕%.
　脂肪燃焼に効率的：〔⑱　〜　〕%, 心肺機能を高める：〔⑲　〜　〕%.

心拍数計測（触診法）：示指・中指・薬指の指先を手首内側の橈骨動脈または首筋内側の総頸動脈に軽く触れ, 10秒間計測し6倍して1分値に換算する.

💡 心拍数を目安にとどめる理由
・降圧薬服用者は心拍数が抑制される.
・個人差が大きい.
・測定誤差を生じる可能性が高い.

【実践上の注意事項】
❶生活習慣病の人や運動経験がないなどの場合は〔　⑳　〕を受けてから始めることが望ましい.
❷運動前・運動中には体調を〔　㉑　〕し, 無理はしない.
❸意図的な水分補給を心がける（のどが渇いたと感じるときにはすでに脱水が進んでいる）.

解答　①両脚支持期　②個人差　③習慣化　④心肺　⑤脚　⑥体脂肪　⑦高血圧　⑧心　⑨フォーム　⑩背筋　⑪広め　⑫体調　⑬ピッチ　⑭楽である　⑮ややきつい　⑯降圧薬　⑰40〜60　⑱50〜65　⑲60〜85　⑳メディカルチェック　㉑セルフチェック

ジョギングは体重の約3倍の負担が膝や足首にかかるといわれている（ウォーキングは1.5倍）.

ジョギングの腕振りは，リズミカルに走るためと考えてよい.

両脚浮遊期は，ジョギングにあってウォーキングにはない.

ストライド走法＝大きい歩幅（身長〜身長−100 cm）

強度・頻度は，障害や慢性疲労に注意し設定する.

走り方は，ほぼ一定の速度（120〜180 m/分）で走り続けるペース走が一般的で，体力を複合的に高めるサーキット走や，心肺機能の向上に効果的なインターバル走などもある.

短時間のジョギングではミネラルを含みカフェインを含まない飲料でよいが，長時間ではイオン飲料の摂取を心がける.

❹シューズは，つま先に指1本分程度余裕があり，ソールは厚めでクッション性があること，締めつけが調整できる通気性のよい素材で，デザイン優先ではなく自分の足に合うものを選ぶ.

❷ ジョギングとは

【特性】

歩くことから発展した軽い駆け足で，ウォーキングに比べ〔　①　〕が高い（図3）.

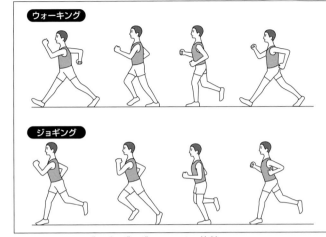

図3　ウォーキングとジョギングのフォームの比較
（健康運動指導士養成講習会テキスト下 p466）

【効果】

ウォーキングと同様の効果を顕著に得やすい. しかし，膝や〔　②　〕の傷害発症の危険性が高いので注意が必要である.

【フォーム】

❶重心の真下で，〔　③　〕での着地を意識する.

❷リラックスし肩の力は抜く，腕振りは意識せず自然に.

❸歩幅が小さく足の運びの速い〔　④　〕走法と，歩幅が広く足の運びも大きい〔　⑤　〕走法がある.

【推奨される運動量（時間・頻度）と強度】

無理なく続けられる自分に合った〔　⑥　〕設定が望ましい.

❶強度は，歩幅を広くする・アップダウンのあるコースを選ぶなどで調整する. 強度の設定と確認方法はウォーキングと同じ.

❷10分間は無理なく続けられる速度（5〜10分/km）から始め，慣れたら速度ではなく〔　⑦　〕を延ばすことを目指すのが望ましい.

❸時間は18〜64歳は60分/週（4メッツ・時/週）.

❹頻度は2〜5回/週を目標に，障害や〔　⑧　〕を引き起こさない程度に継続する.

【実践上の注意事項】

❶生活習慣病の人や運動経験がないなどの場合はメディカルチェックを受けてから始めることが望ましい.

❷運動前・運動中には体調をセルフチェックし，無理はしない.

❸ウォームアップは〔　⑨　〕を中心としたストレッチングなどを十分に行い，走り始めはゆっくりで徐々に強度を上げること.

❹スタート20〜40分前やジョギング中（15〜30分ごと）など，〔　⑩　〕に適切な水分補給を心がける.

❺シューズは，ソールは少し堅めで厚くクッション性があり，素材は軽く柔軟でフィット感があること.

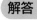
解答　①運動強度　　②腰　　③足裏全体　　④ピッチ　　⑤ストライド　　⑥ペース　　⑦時間
⑧慢性疲労　　⑨下半身　　⑩のどが渇く前

4 エアロビックダンス

MEMO

❶ エアロビックダンスの基礎理論

- エアロビックダンスは〔　①　〕によって提唱された「エアロビクス理論」をもとにジャッキー・ソレンセンが考案したフィットネスプログラムであり，運動生理学の理論に基づいた〔　②　〕の１つである．エアロビックダンスは，〔　③　〕機能をはじめとする体力の維持向上が目的なので，無理をしたり，他人との比較はせず自分の技術や〔　④　〕に合ったプログラムを選択すべきである．また，音楽に合わせて動く指導者を模倣するのが特徴であるため，音楽と〔　⑤　〕の果たす役割は大きい．

【エアロビックダンスの構成と効果】

- エアロビックダンスの一般的な基本構成は，ウォームアップを〔　⑥　〕bpm前後のテンポで５〜10分，主運動をローインパクト〔⑦　〜　　〕bpmまたはハイインパクト（140〜160bpm）で20〜30分，筋コンディショニング（10〜15分），クールダウン（5〜10分）である．跳躍を伴うステップ＝〔　⑧　〕のほうが運動強度は高く，体重の〔⑨　〜　　〕倍の着地衝撃を受けることからも，生活習慣病予防には〔　⑩　〕が勧められる．

- エアロビックダンスには，身体的効果，精神的効果に加え，仲間づくりなどの〔　⑪　〕が期待できる．かつては若い女性中心だった愛好者だが，現在では男性や〔　⑫　〕も増加している．

【エアロビックダンスの指導】

- エアロビックダンス指導者には，プログラムをつくる・動きを教える・〔　⑬　〕を示す，の３つの役割がある．

- エアロビックダンスでは，動きを言葉や合図で相手に伝える手法＝〔　⑭　〕や，参加者と目を合わせる非言語的コミュニケーションの１つ＝〔　⑮　〕などの指導技法を使う．指導中は，急な〔　⑯　〕の変化をさせない，自然な〔　⑰　〕を促す，音量・〔　⑱　〕，水分補給の指導，などに十分配慮する必要がある．

- 指導者のポジションには，参加者と向かい合って指導する〔　⑲　〕指導と，参加者と同じ方向を向く〔　⑳　〕指導があり，鏡，マイクがある場面では〔　⑳　〕指導が適している．

【エアロビックダンスによる傷害】

- 過去には使いすぎが原因で〔　㉑　〕に最も多く傷害を発生していた．ローインパクトステップが中心になってからは減少したが，肩・〔　㉒　〕・膝の傷害が新たに発生しているとの報告がある．

bpm：beats per minute（拍数／分）

ローインパクト＝跳躍を伴わないステップ

ハイインパクト＝跳躍を伴うステップ

キューイング：言葉や合図で指示を与える．
バーバルキューイング：言葉．
ビジュアルキューイング：身振り・手振り．

キューイングの種類
①動きの説明
②動きのポイント
③動機づけ

解答　①ケネス・クーパー　②有酸素性運動　③呼吸・循環　④体力レベル　⑤指導者　⑥130　⑦130〜150　⑧ハイインパクト　⑨2.5〜3.6　⑩ローインパクト　⑪社会的効果　⑫中高年　⑬動きの見本　⑭キューイング　⑮アイコンタクト　⑯運動強度　⑰呼吸　⑱音質　⑲対面　⑳背面　㉑下腿　㉒腰

5 水泳・水中運動

MEMO

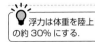
浮力は体重を陸上の約30％にする.

水は空気の約800倍の密度で, 水深が深くなるほど大きくなる (1m当たり約0.1気圧).

ストリームライン：水中で泳ぐ際, 最も抵抗の少ない姿勢.

腰痛の原因が運動不足の場合, 筋力と柔軟性の回復を, 肥満の場合は, 腰に負担をかけずにエネルギー消費量の増加を目的に水中運動を行う.

温水環境では痛みが軽減できるため, 楽に運動することが可能になる.

心拍数計測（触診法）：示指・中指・薬指の指先を手首内側の橈骨動脈または首筋内側の総頸動脈に軽く触れ, 10秒間計測し6倍して1分値に換算する.

陸上運動と水中運動における同じ酸素摂取量のときの心拍数は, 高齢者では差は確認されていない.

❶ 水泳・水中運動の基礎理論

・水泳・水中運動は,〔　①　〕の影響により〔　②　〕や下肢関節への負担が軽減することや, 抗重力筋が脱力し〔　③　〕が広がりやすくなる,〔　④　〕により血管が収縮し血液の流れが促進される, 陸上での運動と比較し〔　⑤　〕を身体に受けるなど, 水の物理的特性によりさまざまな対象者における健康の維持増進を可能にする.

【水泳】

・泳法を習得するためには, 抵抗の少ない姿勢＝〔　⑥　〕姿勢を基本姿勢として獲得する必要がある. また, 浮遊する基本的な姿勢として〔　⑦　〕, 伏し浮き,〔　⑧　〕がある. クロールを指導する場合は, 腰かけキックの練習から始め,〔　⑨　〕の後,〔　⑥　〕姿勢を保持しながらバタ足で推進する練習を行う. 平泳ぎは, 股関節や〔　⑩　〕に障害のある人には避けるべき泳法である. 背泳ぎは,〔　⑧　〕姿勢で腰が沈まないようにし, バタ足のみで推進する練習から始める.

・妊婦の水泳は, 産婦人科医の許可があれば妊娠〔⑪　　～　　〕ヵ月の安定期に体幹をねじる運動は避けて行う.

【水中運動】

・水中プログラム開始時は,〔　⑫　〕に身体が適応するまで徐々に運動を行う. 水中ウォーキングは, 陸上での歩行と同様に〔　⑬　〕を伸ばして腕を振り, 自然な歩幅で〔　⑭　〕から着地して歩く. 運動強度を高めるには, 歩行速度を上げる,〔　⑮　〕を広げる, 水を前に押すなどの方法があるが,〔　⑯　〕や妊婦などには無理な強度では運動させない. アクアビクスは水深や〔　⑰　〕によるが, 見た目以上に運動強度が高いので30分程度から始めるとよい. また, 水の抵抗を利用し, 下肢や体幹などの〔　⑱　〕を向上させることもできる. プログラム終了時, 水圧からの解放により〔　⑲　〕を起こしたり, 室温によっては急激に〔　⑳　〕が低下する場合もあるので, 十分に注意する.

【心拍数の測定】

・水中運動は陸上運動と比較すると, 同じ酸素摂取量のときの心拍数が成人までは10拍／分程度〔　㉑　〕ため, 運動強度を心拍数で確認する際は注意が必要である.

解答 ①浮力　②腰　③関節可動域　④水圧　⑤大きな抵抗　⑥ストリームライン　⑦ダルマ浮き　⑧背浮き　⑨け伸び　⑩膝関節　⑪5～8　⑫水温　⑬背筋　⑭踵　⑮両手　⑯腰痛者　⑰動作　⑱筋力　⑲ふらつき　⑳体温　㉑少ない

6 レジスタンス運動

MEMO

トレーニング理論詳細は健康運動指導士養成講習会テキスト第6章「健康づくり運動の理論」参照.

レジスタンス運動とは筋力・筋量の増強を目的に，筋に〔　①　〕を加える運動の総称で，静的トレーニングと動的トレーニングに分類できる.

① 等尺性（アイソメトリック）トレーニング

💡 等尺性トレーニングは，強度と力を入れる時間（筋収縮持続時間）の組み合わせにより筋力増強効果が得られる.

💡 体幹トレーニングは等尺性トレーニングに分類される.

【特徴】

- 静的トレーニングである.
- 外見上は動きを伴わない.
- エネルギー消費は少なく〔　②　〕も生じにくい.
- 設備や場所を選ばず〔　③　〕で，外傷の危険性が低い.
- 低い強度でも実施時間により筋力強化は可能だが，〔　④　〕は十分ではない.
- 関節角度特異性があるため，さまざまな関節角度での実施が望ましい.
- 運動中，〔　⑤　〕が上昇するため注意が必要.

【強度・頻度】（表1）

- 強度：筋力発揮レベルは40%MVC（最大筋力の40%）以上とする.
- 頻度：〔　⑥　〕行うのが望ましく，2〜3セット（20セット/週）とする.

（Hettinger Th：アイソメトリック・トレーニング—筋力トレーニングの理論と実際，猪飼道夫ほか訳，大修館書店，東京，1970）（健康運動指導士養成講習会テキスト上 p294）

表1　等尺性トレーニングにおける強度・運動時間

運動強度（最大筋力に対する%）	運動時間（収縮持続時間，秒）	
	最低限度	適正限度
40〜50	15〜20	45〜60
60〜70	6〜10	18〜30
80〜90	4〜6	12〜18
100	2〜3	6〜10

② 等張性（〔　⑦　〕）トレーニング

💡 等張性トレーニングは動作中の筋にかかる張力がほぼ一定.

%1RM：強度（最大挙上負荷に対する割合）.
RM：最大反復回数（正確な動作での反復が不可能になるまでの反復回数）.

【特徴】

- 動的トレーニングである.
- 筋にかかる〔　⑧　〕を一定に繰り返す運動.
- 自体重のみ，バーベルやマシン使用など，重量設定により〔　⑨　〕の調整が容易.
- フリーウエイトよりマシン利用のほうが，動作は容易で〔　⑩　〕も高い.

【強度・頻度】（表2）

- 強度：筋力増強を目的とする場合は8〜15RM程度を用いるとよい.
- 頻度：2〜3回/週が標準.

表2　一般的等張性トレーニングにおける強度，最大反復回数，主効果

強度（%1RM）	最大反復回数（RM）	主観的強度	主効果
100	1	非常に重い	筋力（神経系）
95	2		
93	3		
90	4	かなり重い	筋力（形態的要因）
87	5		
85	6	重い	
80	8		
77	9		筋肥大
75	10〜12	やや重い	
70	12〜15		
67	15〜18		
65	18〜20	軽い	
60	20〜25		
50	〜30	非常に軽い	筋持久力

（Ishii N：Factors involved in the resistance-exercise stimulus and their relations to muscular hypertrophy. Exercise. nutrition and environmental stress. Nose H, et al(ed)Cooper MI, 119-138, 2002）（健康運動指導士養成講習会テキスト上 p289）

解答　①抵抗　②筋疲労　③手軽　④筋肥大効果　⑤血圧　⑥毎日　⑦アイソトニック　⑧張力　⑨負荷　⑩安全性

❸ その他のおもな動的トレーニングと方法

- 〔 ① 〕トレーニング：反動動作を用いてパワーを発揮させる方法．
- 〔 ② 〕トレーニング：等速制御のできるマシンで行う方法．
- 徒手抵抗トレーニング：技能をもつ人の徒手により抵抗を加えて行う方法．
- チューブトレーニング：ゴムの弾性を用いフリーウエイトと同様に行う方法．

表3　肢位別トレーニング種目例

	スクワット	ニープッシュ	バックエクステンション	チェストプレス	バックプル	レッグレイズ	プッシュアップ	ベンチプレス	ベントオーバーローイング
大腿四頭筋	○								
大殿筋	○		○						
ハムストリング	○		○						
腹直筋		○				○			
腸腰筋		○				○			
大腿直筋		○				○			
脊柱起立筋			○						
大胸筋				○			○	○	
三角筋前部				○			○	○	
三角筋後部					○				○
上腕三頭筋								○	
広背筋					○				○

❹ レジスタンストレーニング指導上の留意点

- 動作特異性を考慮し，対象者に合わせたトレーニング種目を選択する．
- 低体力者や中高齢者への運動強度は50%1RMなど〔 ③ 〕レベルから始める．
- 血圧上昇を抑えるための配慮をする．
  - ・トレーニング中は〔 ④ 〕ように指導する．
  - ・〔 ⑤ 〕の位置は高く保つ．
  - ・寝ころぶ種目は避ける．
  - ・負荷を〔 ⑥ 〕する．
- 日常生活動作を用いて正しいフォーム＋運動強度の調整方法を指導する．

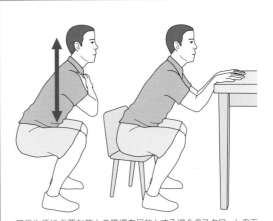

日常生活に必要な筋力の獲得を目的とする場合のスクワットの正しいフォームは膝がつま先より前に出ないよう殿部を引いてしゃがむ，である．

図4　スクワットの正しいフォームと，立位が不安定な場合のスクワット

解答　①プライオメトリック　②アイソキネティック　③低い　④息をこらえない　⑤心臓　⑥軽く

7 介護予防と運動

平均寿命
男性：80.79 歳
女性：87.05 歳
（平成 27 年簡易生命表）

高齢化率：26.7%
前期高齢者：13.8%
後期高齢者：12.9%
（平成 28 年版高齢社会白書）

体力の改善を望んでいる高齢者には，身体活動量を徐々に増していくようにトレーニング計画を立てる必要がある．

💡 介護予防運動プログラムの最初の段階では，虚弱な高齢者は有酸素運動よりも筋力増強運動を優先して行う必要がある．

健康寿命：日常的に医療や介護に依存せず，心身ともに自立した生活ができる生存期間のこと．

1 わが国の高齢化の現状

- わが国は，総人口が減少するなか〔　①　〕率は上昇し，いわゆる〔　②　〕の世代〔1947 ～ 1949（昭和 22 ～ 24）年生まれ〕が 65 歳（〔　③　〕高齢者）を迎えた 2015（平成 27）年 10 月 1 日現在の高齢者人口は 3,392 万人，高齢化率は 26.7% となった．高齢化が進むと同時に，〔　④　〕数の増加も予測され，介護予防の重要性はさらに高まる．

2 介護予防のための運動のねらい

- 介護予防は，一次予防（生活機能の〔　⑤　〕），二次予防（生活機能低下の早期〔　⑥　〕），三次予防（要介護状態の〔　⑦　〕の予防）の概念のもとに実施されている．つまり，〔　⑧　〕が高い高齢者には多岐にわたる運動種目のなかから〔　⑨　〕し，長期にわたって〔　⑩　〕できるように導き，後期高齢者や虚弱な高齢者には，〔　⑪　〕につながる適切な運動支援が必要である．
- 介護予防のための運動を示す研究報告によると，〔　⑫　〕を組み合わせた多面的な内容が望ましいとされる．推奨される運動の組み合わせは，全身持久力の維持・向上を目的とした〔　⑬　〕性運動，筋力の維持・向上のための〔　⑭　〕運動，ストレスの解消や交流を目的とした〔　⑮　〕活動であり，それぞれをまんべんなく楽しみながら行うことが理想である．

3 介護予防における運動の意義

- 健康長寿を実現するためには，〔　⑯　〕活動が活発であること，健康度の自己評価が高いこと，栄養状態が良好であることや，体力面では〔　⑰　〕の速度が速いこと，バランス能力が高いこと，〔　⑱　〕が強いことなどが重要な要素であると報告されている．日常生活においては，自ら〔　⑲　〕していることや，日常生活動作能力の保持につながるといわれる〔　⑳　〕や体操を日常的に実践しているなども高齢者の健康長寿にかかわる要因として報告されている．

解答 ①高齢化　②団塊　③前期　④要介護認定者　⑤維持・向上　⑥把握・対処　⑦改善と重度化　⑧自立度　⑨選択　⑩継続　⑪要介護化の予防　⑫複数の運動種目　⑬有酸素性　⑭レジスタンス　⑮レクリエーション　⑯社会的　⑰歩行　⑱筋力　⑲定時起床　⑳散歩

<u>1</u> <u>2</u> <u>3</u> ①ストレッチングについて正しい組み合わせを選びなさい
  a. ボブ・アンダーソンが提唱した静的ストレッチングは，日本では 1981 年に翻訳本が出版されたことを機に普及した
  b. パートナー・ストレッチングには，PNF の概念を用いたストレッチングが含まれる
  c. ウォームアップの一部として静的ストレッチングを行う場合の持続時間は，60 秒以上が推奨されている
  d. ストレッチングは，身体活動を改善するための運動としては不適当である
    1. a, b　　2. b, c　　3. c, d　　4. a, d

<u>1</u> <u>2</u> <u>3</u> ②ストレッチングの効果について正しい組み合わせを選びなさい
  a. ストレッチングは柔軟性や疲労回復には効果はあるが，慢性的な頸や腰の痛みは軽減しない
  b. クールダウンに行うストレッチングによる循環促進は，疼痛物質の早期除去に役立つ
  c. 主運動としてのストレッチングは，スローペースのウォーキングと同程度の 2 ～ 2.5 メッツの運動強度がある
  d. 主運動前の静的ストレッチングは，神経系・筋系の興奮性の抑制などによりリラクセーションを促すため，運動能力を向上させる可能性がある
    1. a, b　　2. b, c　　3. c, d　　4. a, d

<u>1</u> <u>2</u> <u>3</u> ③レジスタンストレーニング実施上の留意点について正しい組み合わせを選びなさい
  a. 姿勢を保持しにくい人には，マシントレーニングよりフリーウエイトトレーニングが安全に行いやすい
  b. レジスタンストレーニングは，血圧上昇が起きやすいので高血圧症の人には絶対に実施させない
  c. 等速性トレーニングは外傷などの危険性が低いので，中高年がトレーニングを始める際には有効である
  d. レジスタンストレーニングの筋力増強効果は，行ったトレーニング動作と速度においてより高く現れる
    1. a, b　　2. b, c　　3. c, d　　4. a, d

<u>1</u> <u>2</u> <u>3</u> ④介護予防について正しい組み合わせを選びなさい
  a. 介護予防において，歩行能力・筋力・バランス能力を高く保つことは非常に意義がある
  b. 運動の習慣化は，虚弱や転倒，脳血管疾患に対する効果的な予防法であるが，認知症と運動の関係性はまだ明らかにされていない
  c. 介護予防において，上肢筋力の維持・向上を目的としたレジスタンス運動は特に重要である
  d. 要介護化のリスクを高める要因として，意図的ではない短期間での体重の減少があるので，定期的に身体計測を行うとよい
    1. a, b　　2. b, c　　3. c, d　　4. a, d

⑤ストレッチングの種類について正しいものを選びなさい

1. ストレッチングは，大きく分けると動的と静的と静動混合型に分かれる
2. バリスティック・ストレッチングは，スタティック・ストレッチングよりも柔軟性の向上，疲労回復に効果がある
3. 腱や靱帯の傷害の再発予防には，スタティック・ストレッチングが推奨されている
4. 健康づくりが目的の場合には，傷害のリスクの低いダイナミック・ストレッチングが推奨されている

⑥ストレッチング指導について正しいものを選びなさい

1. 一般的に，骨折後の8〜12週間は全身の筋や関節を安静に保つため，ストレッチングは中止すべきである
2. 加齢によりバランス能力は著しく低下するため，立位でのストレッチングは避けるべきである
3. ストレッチング開始前には，姿勢と呼吸法の確認を必ず行うべきである
4. 椅子座位で運動する場合は，殿部はできるかぎり前に寄せ，両脚をしっかりそろえ安定した姿勢を保つよう指導する

⑦ウォーキングとジョギングについて正しい組み合わせを選びなさい

a. 両脚支持期は，歩行にはあるが走行にはない
b. ウォーキングにより最も期待できる効果は心のリフレッシュである
c. ウォーキングは自己流ではなく，正しいフォームにこだわるほうがよい
d. ジョギングは体重の約2倍の負担が膝や足首にかかるため，ウォーキングに比べ膝や腰などの障害発症の危険性が高い
   1. a, b   2. b, c   3. c, d   4. a, d

⑧ジョギングの実践について正しい組み合わせを選びなさい

a. ピッチ走法はストライド走法よりも足への衝撃が小さい
b. ジョギングは慣れてきたら速度を上げるより時間を延ばすとよい
c. ジョギングでは踵から着地し，つま先で蹴るように意識するとよい
d. 腕振りはウォーキングと同様，ジョギングでも大きめにするとよい
   1. a, b   2. b, c   3. c, d   4. a, d

⑨レジスタンストレーニングについて正しいものを選びなさい

1. レジスタンストレーニングには，静的トレーニングと動的トレーニングがある
2. アイソメトリックトレーニングとは，静かに1人で行うトレーニングのことである
3. 筋持久力を高めるには，低強度のトレーニングより高強度のトレーニングが適している
4. 外観上，動きを伴わないトレーニングである動的トレーニングには，等張性トレーニングのほか，等速性トレーニングや増張性トレーニングなども含まれる

等尺性トレーニングと等張性トレーニングについて正しいものを選びなさい

1. 等張性トレーニングでも，強度や回数の調整をすることにより筋持久力を高める効果は望める
2. アイソメトリックトレーニングとは，筋力を増強するための等張性運動のことである
3. アイソメトリックトレーニングは手軽に行えるが，外傷や障害の危険性が高い
4. 等尺性トレーニングはエネルギー消費が多いため，最大の効果は週に2〜3日の実施により得られる

⑪レジスタンストレーニングの実践について正しい組み合わせを選びなさい

a. 自重を使った有効なトレーニングでもあるスクワットの正しいフォームの習得には，椅子からの立ち上がり動作を行うとよい
b. スクワットにより鍛えられるおもな肢位は，大腿四頭筋・大胸筋・ハムストリングである
c. プッシュアップの際に膝を床に着くと，負荷が上がる
d. レッグレイズは腹筋群のトレーニングである
　　1. a, b　　2. b, c　　3. c, d　　4. a, d

⑫身体の加齢変化について正しい組み合わせを選びなさい

a. 背筋の萎縮，椎骨と椎間板の退行変性による身長の低下は前期高齢者において顕著となる
b. 高齢者の姿勢の特徴である円背は，主要姿勢筋群の筋力保持により予防が可能である
c. 腸腰筋や前脛骨筋が衰えると脚を高く上げにくくなるため，つまずきの要因となる
d. 加齢による体力の変化が一般的に最も著しい測定項目は，握力である
　　1. a, b　　2. b, c　　3. c, d　　4. a, d

⑬高齢者の運動教室について正しいものを選びなさい

1. 介護予防運動は他者との競争ではないので，自分に合った方法やペースで行うべきである
2. 運動教室中に高齢者が転倒するリスクを軽減するため，トイレへの移動には車椅子を利用してもらうとよい
3. 水分補給はのどの渇きを感じたときに行うよう指導する
4. 高齢者の運動教室は介護予防が目的であるため，楽しさや参加者どうしの交流は特に必要ではない

⑭運動指導において注意・配慮すべき点について正しい組み合わせを選びなさい

a. 高齢者の運動教室では，筋力強化の観点から考えると，立位で行うべきである
b. 高齢者の運動教室は運動強度が低いため，体調チェックやウォームアップ・クールダウンは特に必要ない
c. 運動時によい姿勢を保持しながら行うだけで，主要姿勢筋群の刺激につながる
d. ストレッチングは運動制限がある人でも可能な範囲で行うべきである
　　1. a, b　　2. b, c　　3. c, d　　4. a, d

① 1　c：ストレッチングのみを実施するのであれば 30 〜 60 秒の実施が有効であるが，主運動前の準備運動として行う場合はストレッチングの時間も限られてくるため，持続時間は 15 〜 30 秒が推奨されている．

　　　d：身体不活動による健康改善に活かすため，生活のなかにストレッチングを取り入れるよう早くから促されている．

② 2　a：慢性的な首や腰の痛みに対するストレッチングによる軽減効果は，運動後の実施により疼痛物質の除去に役立つなど多く報告されている．

　　　d：神経系・筋系のリラクセーションが促されることにより，運動能力を低下させる可能性がある．

③ 3　a：動作時に体幹を固定できるため，軽負荷でのマシントレーニングが安全に行いやすい．

　　　b：トレーニング実施前の血圧測定により実施の可否を決定する，軽負荷・短時間で行うなど，高血圧の人の実施には注意が必要であるが絶対禁止ではない．

④ 4　b：運動と認知症の関連，運動が認知症予防へ効果があることは多く報告されている．

　　　c：上肢より下肢筋力の低下が著しいため，下肢筋力の維持・増進が重要である．

⑤ 3　1：ストレッチ刺激の違いでは，静的ストレッチング，動的ストレッチング，PNF の概念を用いたストレッチング（固有受容性神経筋促通法）に分類される．

　　　2：バリスティック・ストレッチングは，急激に筋を伸張させるため伸張反射を起こしやすく，柔軟性の向上は期待できない．

　　　4：健康のための運動には，伸張反射が起きにくいことで筋肉へのダメージが少なく筋肉痛になりにくいことからスタティック・ストレッチングが推奨される．

⑥ 3　1：骨折部位のストレッチはせず，部位以外はストレッチングを行ったほうがよい．

　　　2：個人差があるため，無理せず自分に合った肢位で行うように指導する．立位でのストレッチングは，姿勢を安定させるため基底面を広くし，転倒予防に努める．

　　　4：殿部は椅子の背に寄せ，両足は腰幅くらいに開き姿勢を安定させる．

⑦ 1　c：ウォーキングはフォームにこだわりすぎず，自分に合った歩き方で行うのが望ましい．

　　　d：ウォーキングは体重の約 1.5 倍，ジョギングは約 3 倍の負担が膝や足首にかかるといわれている．

⑧ 1　c：ジョギングでは一般的に足裏全体での着地を意識し，踵やつま先での着地を意識しすぎないのが望ましい．

　　　d：ジョギングにおける腕振りは走りのリズムを整える要素が強いので，意識せずリラックスし小さめにリズムよく振るとよい．

⑨ 1　2：アイソメトリックトレーニングは，外観上の動きを伴わないトレーニング．

　　　3：筋持久力を高めるには高強度のトレーニングより低強度のトレーニングが適している．

　　　4：動的トレーニングは外観上の動きを伴うトレーニング．

⑩ 1　2：アイソメトリックトレーニングは等尺性トレーニング．

　　　3：アイソメトリックトレーニングは偶発的な外力は作用せず，外傷の危険性は低い．

　　　4：エネルギー消費量は少なく，毎日実施することにより最大の効果が得られる．

⑪ 4　b：スクワットにより鍛えられるおもな部位は，大腿四頭筋，大殿筋，ハムストリングである．

　　　c：膝を床に着くとレベルダウンでき，足を椅子などにのせると負荷が上がる．

⑫ 2　a：身長の低下は，特に高齢後期になるほど顕著である．

　　　d：加齢による体力変化は閉眼片脚立ちで最も低下幅が大きく，握力は最も少ない．

⑬ 1　2：移動の導線上には障害になるものを置かないなど配慮は必要だが，自立歩行による移動が望ましい．

　　　3：のどの渇きを感じなくとも 20 〜 30 分ごとを目安に水分補給を促す．

　　　4：運動継続のためにも参加者どうしの交流や楽しさは重要である．

⑭ 3　a：対象者の動作を確認し，立位か椅子座位かを選択する必要がある．

　　　b：体調チェックは自身の身体の状況を感じ取るためにも必要なので促す．高齢者の運動においても徐々に身体を温めるウォームアップ，疲労を残さないためのクールダウンは必要である．

第 X 章

救急蘇生法

第 X 章からの試験問題出題数は 2 問である.

高齢者や有疾患者が増加している運動指導の場において，利用者の外傷や容態の急変はいつでも発生する可能性があり，健康運動指導士は応急手当や一次救命処置を実施し二次救命処置につなげることが求められる.

学習のポイントは，

①心肺蘇生法のガイドラインは 5 年ごとに改訂（最新 2015 年）されており，最新のガイドラインの内容，成人と子どもでの違いを押さえておくこと.

②外科的応急処置では RICE を行う意義や効果，運動実施中に発生し得る頻度の高い外科的損傷や一般的注意事項を理解しておくこと.

である.

（稲次潤子）

1 救急蘇生法

MEMO

BLS：basic life support
（一次救命処置）

応急手当は医師が行う医療行為に該当しない．命を守るために行った手当に対して法的責任をとらされることはない．

1 救急蘇生法とは

- 容態が急に変化した人の命を守り苦痛を和らげ，それ以上の病気やけがの悪化を防ぐための必要な知識と手当をいう．一次救命処置（BLS）と，外傷などに対する応急手当（ファーストエイド）がある．
- 近年心臓突然死が増加し，院外心停止のうち 60％が〔　①　〕心停止で増加傾向にある．脳は血流低下による〔　②　〕に弱いので，居合わせた市民（バイスタンダー）が，最初の 8 分間で行う救急車到着までの対応が，救命の鍵となる．

2 4 つの救命の連鎖

予防　　早期認識と通報　　一次救命処置　　二次救命処置と集中治療

（総務省消防庁 HP 救急蘇生法の指針 2015）

❶心停止の予防
- 成人：冠動脈硬化リスクを減らし，〔　③　〕や脳卒中の初期症状を見逃さない．
- 子ども：けが，溺水，異物による〔　④　〕を未然に防ぐ対策を講じる．

❷心停止の早期認識と通報：心停止が疑われる場合，呼吸の判断に迷っても「正常の呼吸がない」ことをもってただちに〔　⑤　〕を開始する．確実な 119 番通報を行う．

❸一次救命処置：心肺蘇生と AED の実施．心臓が停止し意識が消失し倒れると，〔　⑥　〕分以上の血流停止（無酸素状態）で脳に不可逆性変化を生じる．AED による除細動はできるかぎり早期（〔　⑥　〕分以内）に実施．

❹二次救命処置と心拍再開後の集中治療．

わが国では心停止の発生は 75％が自宅で起きており，市民の誰でもが心肺蘇生を実施できることが望まれる．

3 気道異物除去

気道異物による窒息は幼児と高齢者に多く，予防が大切．

表 1　気道異物除去の対象別対処法

子ども，大人	腹部突き上げ法と背部叩打法を交互
乳児	胸部突き上げ法と背部叩打法
妊婦，肥満者	背部叩打法

解答　①心原性　②低酸素・無酸素状態　③心筋梗塞　④窒息　⑤胸骨圧迫　⑥5

❹ 一次救命処置の手順

「JRC 蘇生ガイド 2015」はよりシンプルな手順となり，市民による人工呼吸が省略された．

❶安全の確認（状況の確認）

❷傷病者の反応確認．

❸心停止の早期の認知：全身がひきつるようなけいれんや，あえぎのような呼吸，呼吸をしていない，顔色が紫色などの症状を呈した場合には〔　①　〕を想起．

❹応援要請，119番通報と AED の手配：救助者が1人の場合，心肺蘇生に着手する前に通報と AED 手配．

❺呼吸をみる：呼吸の観察は胸と腹部の動きを横から6秒程度で観察．〔　②　〕秒を超えない．呼吸の判断に迷ったときもすぐに胸骨圧迫を開始する．

❻胸骨圧迫を行う．

胸の真ん中を圧迫する．

「**強く**　胸が〔　③　〕以上沈み込むような強さで6cm は超えない」．

「**速く**　1分間に〔　④　　～　　〕回」1人約1分100回を目安に交代する．

「**絶え間なく**　圧迫する」．

強く速く圧迫
（少なくとも100〜120回/分のテンポで）
押したらしっかり離す

5cm以上の強さで

（健康運動指導士養成講習会テキスト下 p546）

胸骨圧迫の中断は，
- 2回の人工呼吸を行うとき．
- 自発呼吸の確認を行うとき．
- 除細動のため電気ショックを行うとき．
- 胸骨圧迫を交代するとき．

❼人工呼吸（市民は必ずしも実施しなくてよい）
- 気道確保：頭部後屈あご先挙上．
- 胸骨圧迫と人工呼吸の比率は〔　⑤　〕．

❺ AED の使用

- 心臓突然死の60％近くは心臓に原因があり，心室細動などの〔　⑥　〕がその70～80％を占める．〔　⑦　〕は心肺蘇生のみでは回復しにくく除細動以外救命し得ない．手近に設置されている AED の使用手順を習熟しておく．
- 除細動実施後はただちに胸骨圧迫を再開する．
- 電極パッドの位置は，右上前胸部：鎖骨の下で胸骨の右，左下側胸部：乳頭の斜め下．
  ❶2枚の電極パッドが重ならないように．
  ❷貼り薬（ニトログリセリンなどの経皮的薬剤）は〔　⑧　〕．

解答　①心停止　②10　③5cm　④100～120　⑤30：2　⑥致死性不整脈　⑦心室細動　⑧剝がす

MEMO欄:
AED を使用する前に胸骨圧迫を行うと，救命率は2～3倍上昇する．

心停止した直後に「死戦期呼吸」と呼ばれる，しゃくりあげるような呼吸がみられる．これを呼吸ありと誤って判断しない．

圧迫解除時には，毎回胸を完全に元の位置に戻す（圧迫の深さを0cmに戻す）．力がかかり続けないようにする．

胸骨圧迫の中断は10秒以内にとどめる．

除細動が1分遅れるごとに救命率は7～10％低下する．

❸胸が濡れているときはタオル等で拭く.

❹永久ペースメーカーや植込み型除細動器がある場合はその膨らみ部分を避けて貼る.

⑥ 子どもの一次救命処置

乳児・小児の心肺停止は呼吸原性心停止が多いため，低酸素状態の改善が第一．できるだけ早く人工呼吸を２回行う．

- 成人との違い：救急蘇生では，小児：１歳〜８歳未満，乳児：１歳未満とする．

❶人工呼吸開始のタイミング：小児では窒息や溺水，外傷など，〔　①　〕心停止が少なくないため人工呼吸と胸骨圧迫を組み合わせ，心肺蘇生を行う．

❷乳児に対する胸骨圧迫法：〔　②　〕で，胸の厚みの 1/3 を目安にする．

❸乳児の気道異物への対応：〔　③　〕突き上げを行わない．

❹小児用 AED パッドを使う．

❺口対口鼻人工呼吸を行う．

AED の電極パッドが成人用パッドのみの場合は緊急避難として成人用を小児に用いることができる．しかし小児用は成人に使えない．

表2 市民による一次救命処置の年齢別比較

一次救命処置		年齢 成人（８歳以上）	小児（１〜８歳未満）	乳児（１歳未満）
通報		反応がなければ大声で叫ぶ 119番通報・AED の手配		
人工呼吸（省略可能）		約１秒かけて２回吹き込む・胸が上がるのがみえるまで		
		口対口		口対口鼻
胸骨圧迫	圧迫の位置	胸の真ん中		両乳頭を結ぶ線の少し足側
	圧迫の方法	両手で	両手で（片手でもよい）	〔　②　〕で
	圧迫の深さ	5 cm 以上（6 cm を超えない）	胸の厚みの 1/3	
	圧迫のテンポ	１分間に 100〜120 回のテンポで		
	胸骨圧迫と人工呼吸の比	人工呼吸を行う場合には 30：2 小児と幼児は救助者２人の場合 15：2		
気道確保		頭部後屈あご先挙上法		
心肺蘇生開始の判断		普段通りの息（正常な呼吸）をしていない または判断がつかない		
AED	装着のタイミング	到着次第		
	電極パッド	成人用パッド	小児用パッド（ない場合は成人用パッド）	
	電気ショック後の対応	ただちに心肺蘇生を再開（５サイクル２分間）		
気道異物による窒息	反応あり	〔　③　〕突き上げ法 背部叩打法 （妊婦・肥満者では背部叩打法のみ）		背部叩打法 （片腕にうつぶせに乗せ） 胸部突き上げ法 （片腕に仰向けに乗せ）
	反応なし	通常の心肺蘇生と同様の胸骨圧迫を実施		

解答　①非心原性　②２本指　③腹部

2 外科的応急処置

外傷の場合も必ず全身の一般状態（顔色，瞳孔，脈拍，呼吸など）の観察を行う.

❶ 外科的応急処置

運動中に不慮の外傷を受傷したり急性疾患を起こした人に対し，医師が来るまでの間あるいは病院到着までの間，応急的一時的に行われる手当.
❶外傷の場合も全身状態の異常を見落とさない.
❷至急を要する処置をまず行う.
❸すみやかに救急車の手配をする.
❹沈着冷静であること.

❷ 外科的応急処置の基本要素

- RICE：〔　①　〕，〔　②　〕（順不同）を抑え，〔　③　〕を軽減.
- RICE 処置に対しやってはならない受傷時の三禁則：〔　④　〕・温浴・温湿布.
- Rest（安静）損傷部位の二次的腫脹や血管神経の二次的損傷を防ぐために重要. 全身の安静と局所の安静.
- Icing（冷却）：受傷直後に患部を冷やし出血を抑えると同時に受傷部位の〔　②　〕を抑え二次性の低酸素障害による細胞壊死を最小限に抑える. 氷での Icing は 1 回 20 分を限度として 24 〜 48 時間間欠的に行う.
- Compression（圧迫）：患部の内出血や腫脹を抑える.
- Elevation（挙上）：心臓より高い位置. 腫脹を防ぎ，早く引かせる. 挙上により動脈血の流入が減少し，静脈血の流出が増大する.

❸ 外傷の種類と外科的処置

種目別外傷発生件数は参加人口が影響し，サッカー＞バレーボール＞野球.

- 疾患別外傷発生頻度：〔　⑤　〕＞骨折＞挫傷（打撲）.
- 種目別外傷発生頻度（/10 万人／年間）：〔　⑥　〕＞ドッジボール＞ラグビー＞柔道.
- 部位別外傷発生頻度：手指＞足関節＞頭頸部.

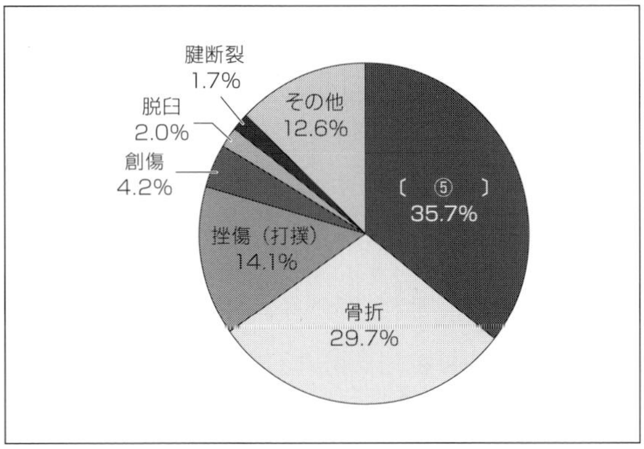

図1　疾患別外傷発生件数
（スポーツ安全協会：スポーツ安全協会要覧 2016-2017. スポーツ安全協会，2016 をもとに作成）

解答　①出血　　②細胞の代謝活性　　③疼痛　　④飲酒　　⑤捻挫　　⑥アメリカンフットボール

❶骨折

- 全身性のショックや末梢血管障害，末梢神経損傷にも注意を払う．
- 開放骨折の場合は皮膚損傷を合併しているので感染を起こさないよう注意が必要．
- 悪化のないよう強固に固定保持．
- 骨折が疑われる場合は必ず X 線検査が必要．

❷捻挫・靱帯損傷

- 足関節で最も多く，そのほか手指や膝．
- 動揺性の有無および程度・腫脹・疼痛の程度をみてから約 15 分冷却．
- X 線検査を受け，骨折の合併を確認．

❸脱臼・亜脱臼

- 肩関節（スキーやラグビーでの転倒時），手指（野球・バレーボール），肘（柔道）．
- 脱臼の整復を試みるより，なるべく痛まない肢位で固定しながら医療機関に搬送．

❹打撲

通常放置しても 1 ～ 3 週間で軽快するが頭部・腹部・腰部は要注意．

- 頭部打撲：意識障害の有無に注意（意識障害や頭痛・吐き気が続けば脳神経外科受診）．
- 腹部打撲：内臓破裂の合併症をチェック．
- 腰部打撲：横突起骨折や腎臓破裂に注意（血尿の有無）．

④ 頭部外傷

【頭部外傷 10 か条の提言】

1. 頭を強く打っていなくても安心はできない
脳損傷は一般に，頭部に強い衝撃が加わることで起きますが，首から上が揺さぶられるだけで発生することもあります．頭をぶつけた覚えがない，あるいは少し転んだ／打った程度でも，脳損傷が生じることがあります．

2. 意識消失がなくても脳振盪である
脳の損傷の度合いを示す重い症状のひとつに「意識障害」があります．呼びかけても応答がないような「意識消失」は，意識障害の中でも重症の部類に入りますが，もっと軽い意識障害でも，また意識障害がなくても注意が必要な場合があります．

3. どのようなときに脳神経外科を受診するか
持続する，あるいは急激に悪化する意識障害，手足の麻痺，言語障害，けいれん（ひきつけ），何度も繰り返す嘔吐，瞳孔不同（瞳の大きさが左右で違う），呼吸障害などの症状が現れたら，ただちに救急搬送する必要があります．

4. 搬送には厳重な注意が必要
頭を強く打った選手の搬送に際しては，頭の保護と同時に頸部（頸椎や頸髄）の保護に努めます．

5. 意識障害から回復しても要注意
意識障害から回復することは普通，病状が好転していることを意味しますが，頭蓋内出血を起こした場合には，少し時間が経ってから再び症状が悪化することがあります．意識が回復した場合も油断は禁物です．

6. 脳振盪後すぐにプレーに戻ってはいけない
繰り返し頭部に衝撃を受けると，重大な脳損傷が起こることがあります．スポーツへの復帰は慎重にし，専門医の判断を仰ぐ必要があります．競技種目によっては，復帰のための規則が定められています．

7. 繰り返し受傷することがないよう注意が必要
スポーツによる頭部外傷というと，どうしても重症な例に目が向けられがちです．しかし実際の現場では，軽いケガの後に復帰し，再び頭をケガすることによる問題が多いのです．

8. 受診する医療機関を日頃から決めておこう
頭部外傷では一般に，受傷あるいは症状が出てから処置するまでの時間が短いほど救命率が高くなります．日頃から現場近くに，専門性の高い医療機関が確保されていると心強いでしょう．

9. 体調がすぐれない選手は練習や試合に参加させない
これまでの調査によれば，重大な頭部外傷は頭痛を訴えたり，体調がすぐれなかったりした選手に発生しています．

10. 頭部外傷が多いスポーツでは脳のメディカルチェックを
頭部外傷を受ける頻度が高いスポーツ選手には，定期的に脳のメディカルチェックを行うことが望まれます．選手に CT 検査を義務づけている競技種目もあります．

（日本臨床スポーツ医学会 学術委員会 脳神経外科部会：頭部外傷 10 か条の提言，第 2 版．2015 より一部改変）

1 2 3 ① AED に関する記述で正しい組み合わせを選びなさい

  a. AED の実施は「4 つの救命の連鎖」の 2 番目である．心臓停止後，5 分以上の血流停止状態で脳は不可逆性変化を生じ回復困難となるため，AED による除細動は可能なかぎり早期の実施が効果的である

  b. AED の電極パッドを貼りつける際，ニトログリセリンなどの経皮的薬剤パッチが貼ってある場合は剝がさずにその上から電極パッドを貼る

  c. 心臓突然死の約 60％は心臓が原因で，心室細動などの致死性不整脈がその 70 ～ 80％以上を占めるとされる．心室細動は心肺蘇生のみでは回復しにくく，AED 使用なしに救命し得ない不整脈である

  d. 小児に AED を使用する場合，成人用と小児用の 2 種類の電極パッドがある機種では小児用パッドを用いるが，成人用しか存在しない場合は緊急避難として成人用パッドを用いることができる

  1．a, b 2．b, c 3．c, d 4．a, d

1 2 3 ②外科的救急処置について正しい組み合わせを選びなさい

  a. AED や人工呼吸を必要に応じて行う．あわせて応急の止血や至適体位の保持も行う

  b. 外傷の場合は受傷部位のみを注視する

  c. 脳の損傷は頭がゆさぶられるだけでは発生せず頭部を打つことのみで発症する

  d. 意識障害は脳損傷の程度を示す重要な症状である

  1．a, b 2．b, c 3．c, d 4．a, d

解答

①3 a：AED の実施は 4 つの命の連鎖の 3 番目．除細動が 1 分遅れるごとに救命率は約 10％低下するため 1 分でも早い AED 実施が有効である．

  b：狭心症患者の多くが胸部にニトログリセリンなどの薬剤パッチを貼付している．AED 実施時には薬剤パッチを剝がして電極パッドを貼る．

  d：逆に成人（6 歳以上または体重 25 kg 以上）に小児用（0 ～ 6 歳未満）の電極パッドは使用しない．小児用モードの切り替えがある機種では小児用のモードでショックを実施する．

②4 b：外傷の場合も全身状態を見落とさない．

  c：頭を打ったかどうかわからないような場合や一見大きな衝撃がなかったと思われる場合にも重症脳損傷がみられる．

心肺蘇生フローチャート

　救急蘇生法のガイドラインの改訂は5年ごとに行われます（最新2015年）．その内容は，救急の場に遭遇したとき，一般市民の誰でもが「何もできない」ことを回避し，勇気をもって胸骨圧迫などの「何か」の行動を開始しやすいように，単純化・簡素化されてきています．一方で，胸骨圧迫については圧迫の深さ約5cm（6cmを超えない），リズム100〜120回/分とより詳細な手技を求める推奨内容となっており，救急救命士でも正確な手技の維持には訓練が欠かせないそうです．より救急の場に遭遇する可能性の高い健康運動指導士は，講習会や勉強会に積極的に参加して最新の内容を学ぶとともに，ぜひ定期的な救急対応の訓練を行ってください．

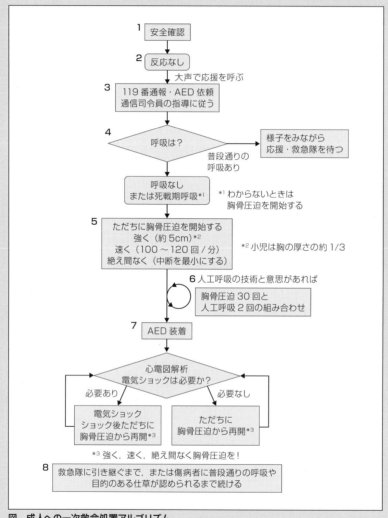

図　成人への一次救命処置アルゴリズム

（日本蘇生協議会監修：JRC蘇生ガイドライン2015，医学書院，2016）

重要度
★★★★

第XI章

運動プログラムの実際

第XI章からの試験問題出題数は6問である.

学習のポイントは,

①運動プログラム作成に関する基本

②健診結果と特定保健指導の基準値

③安静時心電図の読み方と電極の装着

④メディカルチェックでの運動に伴うリスクの層別化

⑤生活習慣病をもつ人に対するそれぞれの疾患に合わせた運動療法のプログラムの作成,主となる運動や運動を行う際の強度,実施する際の注意点など

である.

（友金明香）

1 運動プログラム作成

1 健康運動指導士の役割

- 特定の対象者の〔　①　〕，身体機能，〔　②　〕に変化をもたらすことを目的に，運動実践の〔　③　〕を示すこと（運動プログラムの提供）.
- 目的にかなった運動が実践できるように物理的環境を整えて，〔　④　〕や文字によって円滑に運動実践を促進すること.
- ただ単にサービスとしての〔　⑤　〕だけではなく，プログラム参加実践を通じて運動実践者の〔　⑥　〕増進あるいは〔　⑦　〕の改善を達成することを〔　⑧　〕目的とする.

2 運動プログラムの基本原則

- 対象者特性は，人口動態的変数，地理的変数，身体的変数，生活行動的変数，心理的変数によって類似化される.
- 個々の目的に応じたプログラムを設定する.
- 体力測定を行う場合は，達成されたか評価できる（効果測定）項目を選定する.
- 指導現場で必要なことは，指導者との〔　⑨　〕，運動環境の〔　⑩　〕，運動実践者の〔　⑪　〕.

3 運動実践者の状況把握をするために注意すべきこと

- 運動前：発熱，頭痛，腹痛やだるさなどの自覚症状（セルフチェック）. 血圧測定，脈拍測定（バイタルサインのチェック）.
- 運動中：実践者は胸痛，めまい，冷汗，吐き気，息苦しさ，動悸がないかセルフチェックする. 指導者は，実践者の顔つき，姿勢，動作，話し方などをつねに注意する.
- 運動終了時：脈拍や呼吸が落ち着かない実践者には注意を払う.

4 運動処方

【目的】
身体フィットネスの向上と慢性疾患の危険性を減少させ，健康な状態を保持・増進すること.

【手順】
❶メディカルチェック→❷運動負荷試験→❸運動強度の決定→❹運動処方.

【運動処方を実践する4つの要件】
❶運動の種類：有酸素性運動，レジスタンストレーニング，ストレッチング運動，レクリエーション的運動.
❷運動強度：物理的強度，生理的強度，主観的強度.
❸持続時間：1回当たりの所要時間.
❹頻度：1週間当たりの運動回数.

☞ 有酸素性作業能力：運動によって動員される骨格筋へ酸素を供給する能力のことで，最大酸素摂取量（$\dot{V}O_2max$）によって評価される.

☞ 柔軟運動のみでも神経筋反射機能を賦活させることで，筋機能の向上に役立つ.

☞ 物理的強度：仕事率（W），速度（m/分）

☞ 酸素1L当たりを消費するエネルギー量は，約5 kcal（糖が燃焼する場合は5.1 kcal/L，脂肪が燃焼する場合は4.6 kcal/L）.

⑤ 運動の種類

❶〔 ① 〕運動：〔 ② 〕を利用して持続的に行う運動で，心拍数が高まるとともに，酸素摂取量が増大する．呼吸循環器系全般に負荷を与え，〔 ③ 〕を向上させる．適度なレベルの〔 ① 〕運動を適切に継続させることで，〔 ① 〕作業能力が改善する．適切な強度の〔 ① 〕運動を長時間行うことで多くの〔 ④ 〕を消費することができる.

❷ 筋力増強（筋抵抗性）運動：筋に適切な負荷刺激を与え，筋力や〔 ⑤ 〕を向上させたり，〔 ⑥ 〕を改善させる〔 ⑦ 〕.

❸ ストレッチング運動：筋腱のこわばりをほぐし，〔 ⑧ 〕を拡大させることで，動作を円滑にしたり，〔 ⑨ 〕を向上させる.
  • 動的技法：反動をつけて筋・腱を伸張.
  • 静的なストレッチング：反動をつけないで筋・腱を伸張.

❹ レクリエーション的運動：仲間とのコミュニケーションを良好にし，〔 ⑩ 〕などの引きこもりの防止に効果的.

⑥ 有酸素性運動の強度

【物理的強度】
• 自転車エルゴメータ：仕事率（W）.
• ウォーキング・ランニング：速度（m/分）.

【生理的強度】
• 酸素摂取量（$\dot{V}O_2$）：身体内に取り込まれた酸素の量．表記法は，単位時間当たりの酸素摂取量（L/分）と，体重1 kg当たり，1分間当たり（mL/kg/分）.
• メッツ（METs）：安静時の$\dot{V}O_2$を基準とし，その倍数で表す（体重当たりの$\dot{V}O_2$の簡略表記）．1メッツ = 3.5 mL/kg/分.
• 心拍数（拍/分）：運動中の心拍数は$\dot{V}O_2$の増加に比例して増大する.
• 血中乳酸濃度（mmol/L）.

【主観的強度（主観的運動強度：RPE）】
• 主としてボルグスケール（表1）.
• 運動実践者の内省を直接反映する.
• 内服薬の種類によっては運動時の心拍数上昇が抑えられるものもあることから，心拍数による処方より適切である.

表1　主観的運動強度（RPE）

	小野寺ら	Borg	
20			20
19	非常にきつい	very very hard	19
18			18
17	かなりきつい	very hard	17
16			16
15	きつい	hard	15
14			14
13	ややきつい	somewhat hard	13
12			12
11	楽である	fairly light	11
10			10
9	かなり楽である	very light	9
8			8
7	非常に楽である	very very light	7
6			6

(Borg, GAV：Perceived exertion as an indicator of somatic stress. Scand J Rehab Med 2：92-98, 1970/ 小野寺孝一ほか：全身持久性運動における主観的強度と客観的強度の対応性．体育学研究. 21：191-203, 1976)

解答　①有酸素性　②大筋群　③心肺機能　④エネルギー　⑤筋持久力　⑥筋機能　⑦レジスタンストレーニング　⑧関節可動域　⑨パフォーマンス　⑩虚弱高齢者

❼ 有酸素性運動のプログラム

【運動の種類】

〔　①　〕を利用して，持続的に行う反復運動（ウォーキング，ジョギング，水泳・水中運動，エアロビックダンス，自転車エルゴメータなど）．

【運動強度】

- 最大酸素摂取量（$\dot{V}O_2max$）の 55 ～ 75% 強度．
- 最高心拍数（HRmax）の 70 ～ 85% 強度．
- 最大酸素摂取量予備（$\dot{V}O_2R$）または最高心拍数予備（HRR）の 40 ～ 89% 強度（低体力者の場合は 30 ～ 39%HHR ～）．

%HRmax の求め方

40 歳の健常者を対象に 70%HRmax の強度の運動を処方する場合

最高心拍数：220 − 40 = 180

目標心拍数：0.7 × 180 = 126（拍/分）

%HRR の求め方

40 歳の健常者，安静時心拍数が 60 拍/分を対象に 70%HRR の強度の運動を処方する場合

最高心拍数：220 − 40 = 180

目標心拍数：0.7 ×（180 − 60）+ 60 = 144（拍/分）

【運動時間】

20 ～ 60 分（運動強度に依存）．

【運動頻度】

3 ～ 5 日 / 週．

❽ 筋肉増強運動のプログラム（健常な成人を対象とした場合）

【運動の種類】

- 筋力トレーニングにはダンベル，バーベルなどの〔　②　〕や重量負荷によるトレーニングマシンを利用した負荷の与え方がある．高齢者・虚弱者にはゴムチューブ（セラバンド）や徒手抵抗でも十分な負荷を与えることができ，水中運動でも筋への〔　③　〕を与えることができる．
- 主要筋群を鍛える運動 8 ～ 10 種目．

【運動強度】

最大重量（RM）を 1 回だけ持ち上げられる重量が 1 RM．

【持続時間】

- 各種目 8 ～ 12 回を 1 セットとして，数セット実施する．
- 高齢者・虚弱者が対象の場合は各種目 10 ～ 15 回．

【頻度】

2 ～ 3 日/週．

表 2　目的に合わせた挙上可能回数

筋トレーニングの目的	負荷強度（RM）
筋力	1 ～ 8
筋肥大	8 ～ 12
筋持久力	12 ～ 20

（NSCA ジャパン：パーソナルトレーナーの基礎知識, 1999）

解答　①大筋群　②フリーウエイト　③抵抗負荷

【注意点】
- 漸増性，個別性の原則に基づいて実施する．
- 息を止めずに動きに合わせて呼吸をしながら行う．
- 一部の関節可動域に限定することなく，おのおのの運動を全可動域で行う．
- 関節に痛みを感じたらやめる．

❾ 健康づくりのための身体活動基準 2013

- 2006 年に策定された「健康づくりのための運動指針 2006（エクササイズガイド 2006)」では，安全で有効な運動を広く国民に普及することを目的に，国民一人ひとりの身体活動量の増進を図ろうとした．しかし専門的かつ厳密な内容であったため，国民の身体活動量の促進に必ずしも結びつかなかった．そこで，「プラス・テン（＋10 から始めよう）」という簡略な標語を前面に出し，国民に広く周知させる「健康づくりのための身体活動基準 2013」が策定された．

- プラス・テン（＋ 10 から始めよう）．
- 「1. 気づく！」「2. 始める！」「3. 達成する！」「4. つながる！」．
- 18 ～ 64 歳は，1 日合計 60 分，元気に身体を動かすことを目標とする．
- 65 歳以上は，運動強度を問わず（3 メッツ未満の身体活動でも），1 日合計 40 分，動くこと（じっとしていないこと）を目標とする．

従来（健康づくりのための運動基準 2006）は 3 メッツ未満の身体活動を「低強度」，3 メッツ以上を「中強度以上」に区分し，3 メッツ以上の身体活動を促した．
「健康づくりのための身体活動基準 2013」では，「65 歳以上の身体活動基準」も新たに策定され，3 メッツ未満の身体活動を含めた「10 メッツ・時/週」を目標としている．

2 健診結果と特定保健指導の基準値

健康診断は，〔　①　〕（ふるい分け）検査によって生活習慣病などの〔　②　〕や健康状態の把握のために実施される．

- 特定健康診査：高齢者の医療確保に関する法律に基づき，〔　③　〕保険者が行う．
- 一般健康診断：〔　④　〕法に基づき，事業者が行う．
- 定期健康診断：〔　⑤　〕法に基づき，学校が行う．

① 臨床検査における基準範囲

「基準値」に幅がある理由
- 測定技術に起因する変動．
- 個人間変動（人種差，性差，職業など）．
- 個人内変動（日内変動，季節）．
- 基準範囲から外れた値は異常値とみなされるが，即「病気」というわけではない．

検査結果は「基準範囲」をもとに評価される．「基準範囲」とは，健常者をある一定以上集め，統計処理をした結果，基準値の分布の中央 95% を含む範囲（平均値 ± 2 標準偏差の範囲）．正常・異常の区別，特定の病態の有無を判断するのではなく，測定値を解釈する尺度として用いられる．

② 臨床判断値

- 感度：有疾患者を「疾患あり」と判定する確率．
- 特異度：ある疾患に罹患していないと判定される確率．

❶ 診断閾値（cutoff value）
- 特定の疾患や病態があると判断する検査の限界値．
- カットオフ値を低く設定すると，疾患者を見逃さないが（診断の感度が上昇），非疾患者を患者者と判定してしまう（特異度の低下）．
- 〔　⑥　〕を高く設定すると，非疾患者を疾患者と判定しなくなるが（特異度が上昇），疾患者の見逃しが多くなる（診断的感度が低下）．

❷ 治療閾値（treatment threshold）

❸ 〔　⑦　〕閾値（prophylactic threshold）：疫学的調査研究（主としてコホート研究）で特定疾患の発症リスクが高いと予測される検査の臨界値（血圧，血糖，LDL コレステロール，ALT，rGT（γ-GTP）などの判定値）．

③ 血液検査の読み方と基準値

TG（トリグリセリド）は遊離脂肪酸（FFA）に分解されエネルギー源になる．

【脂質検査】
- 中性脂肪（トリグリセリド：TG）：特定健診基準値〜 149 mg/dL．
- 総コレステロール（TC）：特定健診基準値 120 〜 219 mg/dL．
- HDL コレステロール（HDL-C）：特定健診基準値 40 mg/dL 以上．
- LDL コレステロール（LDL-C）：特定健診基準値〜 139 mg/dL．
  LDL-C は動脈硬化を促進し，HDL-C は抑制する．

血清 TC の増加→動脈硬化→冠状動脈硬化→狭心症，心筋梗塞

HDL-C はたんぱく質が多いため比重が高くなる．

動脈硬化指数（AI）= (TC − HDL-C)/HDL-C
3.0 未満が正常で，3.0 以上で動脈硬化のリスクが高いと判断される．

解答　①スクリーニング　②早期発見　③医療　④労働安全衛生　⑤学校保健安全
⑥カットオフ値　⑦予防医学的

血糖は脳や神経系にとっては重要なエネルギー源，絶食状態でも 60 mg/dL 以下に低下することはまれ．

- AST（aspartate aminotransferase）は細胞内に存在する酵素のため，血中に逸脱することは細胞内の活性上昇や細胞膜の損傷が考えられる．よって，血清 AST の上昇のみでは障害臓器を特定できない．
- 急性肝障害では AST，ALT（alanine aminotransferase）の上昇は顕著だが，γ-GTP（γ-glutamyl transpeptidase）の上昇は 100 単位以下程度にとどまる．
- 高齢者において，血清 Alb 濃度が 3.5 g/dL 未満になると，たんぱく質エネルギー低栄養状態と判定される．

腎機能低下により排泄障害になると，血清 UA 濃度は上昇する．
- 無尿：100 mL/日以下．
- 乏尿：400 mL/日以下．
- 軽度減少：400〜800 mL/日（脱水など循環血漿量の減少時）．
- 多尿：2,000 mL/日以上（糖尿病，腎疾患時）．

収縮期は最高または最大とも表現される．拡張期は最低または最小とも表現される．

【空腹時血糖とグリコヘモグロビン A1c（HbA1c）】
- 空腹時血糖（FBS）：基準値 60 〜〔　①　〕mg/dL．
- 空腹でない随時血糖：基準値 140 mg/dL 未満．
- HbA1c：過去 1 〜 2 ヵ月の〔　②　〕状態を反映．赤血球の寿命は約 120 日間で，この期間に血糖値の〔　③　〕状態が続くと HbA1c と結合する〔　④　〕が多くなる．FBS 110 mg/dL に相当するのが 6.0 %，FBS 100 mg/dL に相当するのが 5.6 %．
- 糖尿病の診断基準となる値
  ・FBS：〔　⑤　〕mg/dL 以上．
  ・随時血糖：200 mg/dL 以上．
  ・HbA1c：〔　⑥　〕% 以上（血糖値の基準を満たした場合）．

【肝機能検査】
- AST または GOT（glutamic oxaloacetic transaminase）：特定健診基準値 30 IU/L 以下．心臓，肝臓，骨格筋などの臓器に存在する酵素．
- ALT または GPT（glutamic pyruvic transaminase）：特定健診基準値 30 IU/L 以下．AST と同様にほとんどの臓器に存在する酵素であるが，肝臓に含まれる割合が最も高いため，ALT の特異的な上昇は肝臓障害が疑われる．
- γ-GT〔γ-glutamyl transferase または γ-GTP〕：特定健診基準値 50 IU/L 以下（アルコール性肝障害で特異的に上昇する）．
- 血清総たんぱく（total protein：TP）：6.7 〜 8.3 g/dL．
- アルブミン濃度（albumin：Alb）：3.5 〜 5.2 g/dL．

【腎機能検査】
- クレアチニン濃度：男性 0.5 〜 1.1 mg/dL，女性 0.4 〜 0.8 mg/dL．

【痛風検査】
- 尿酸（UA）：男性 3.1 〜 6.9 mg/dL，女性 2.2 〜 5.4 mg/dL．血清 UA 濃度が 7.0 mg/dL 以上になると，尿酸ナトリウム（Na）結晶になり，足の親指のつけ根や膝関節に沈着し炎症反応を起こし〔　⑦　〕を誘発する原因になる．

【血液一般検査】
- 赤血球数（RBC）：男性 400 〜 539×10^3/μL，女性 360 〜 489×10^3/μL．
- ヘモグロビン（Hb）：男性 13.0 g/dL 以上，女性 12.0 g/dL 以上．
- 白血球数（WBC）：3.80 〜 8.60×10^3/μL．
- 血小板数（PLT）：150 〜 350×10^3/μL．
- 血清鉄（Fe）：男性 60 〜 165 μg/L，女性 40 〜 145 μg/L．
- フェリチン：男性 40 〜 360 ng/mL，女性 3 〜 120 ng/mL．

❹ 血圧検査

測定は水銀血圧計を用い，コロトコフ音を聴診器で聴く．リバロッチ・コロトコフ法か，心拍動に同調した血管壁の振動を反映したオシロメトリック法がある．最近はオシロメトリック法による血圧計が主流となっている．
- 収縮期血圧：心臓の収縮により血液が駆出されるときの血圧．
- 拡張期血圧：大動脈弁，肺動脈弁が閉鎖したときの血圧．
- 平均血圧：拡張期血圧＋（収縮期血圧－拡張期血圧）/3 で表し，末梢の血圧を示す．

解答　①109　②血糖コントロール　③高い　④糖　⑤126　⑥6.5　⑦痛風発作

血糖値において，メタボリックシンドロームの診断基準と特定健診の基準は一致しない（特定健診は 100 mg/dL）．

⑤ メタボリックシンドロームの診断基準

❶必須項目は〔 ① 〕で，臍部内臓脂肪面積〔 ② 〕cm² 以上に相当する周囲径は，男性〔 ③ 〕cm，女性 90 cm 以上である．内臓脂肪蓄積の指標となる．

❷血清脂質異常として，血清中性脂肪≧〔 ④ 〕mg/dL，または〔 ⑤ 〕< 40 mg/dL．

❸血圧高値として，収縮期血圧≧〔 ⑥ 〕mmHg，拡張期血圧≧〔 ⑦ 〕mmHg．

❹高血糖として，〔 ⑧ 〕時血糖値≧ 110 mg/dL．

❷〜❹の 3 項目のうち，〔 ⑨ 〕項目以上が該当するとメタボリックシンドロームと診断される．

⑥ 健診検査項目の判定値（保健指導判定値と受診勧奨判定値）

	項目	特定健診基準値	保健指導判定値	受診勧奨判定値
血圧	収縮期（mmHg）	〜 129	130	140
	拡張期（mmHg）	〜 84	85	90
脂質代謝	中性脂肪（mg/dL）	〜 149	150	300
	HDL-C（mg/dL）	40 以上	39	34
	LDL-C（mg/dL）	〜 139	120	140
	Non-HDL コレステロール（mg/dL）	90 〜 149	150	170
糖代謝	空腹時血糖（mg/dL）	60 〜 109	100	126
	HbA1c（%）	5.5 未満	5.5	6.1
肝機能	AST（IU/L）	30 以下	31	51
	ALT（IU/L）	30 以下	31	51
	γ-GTP（IU/L）	50 以下	51	101
貧血	Hb（g/dL） 男性	13.0 以上	13	12
	女性	12.0 以上	12	11

（厚生労働省：標準的な健診・保健指導プログラム　平成 30 年度版をもとに作成）

Non-HDL コレステロール値
総コレステロール値−HDL コレステロール値中性脂肪が 400 mg/dL 以上，または食後採血の場合は，LDL コレステロールに代えて，Non-HDL コレステロールでもよい．

⑦ 尿検査

尿検査は被検者に無侵襲で簡便に行えるため，スクリーニング検査として学校や職場において汎用される．外来や職場健診では〔 ⑩ 〕が用いられる．

・健常者の尿量：男性 1,000 〜 1,500 mL/日，女性 800 〜 1,200 mL/日．

・尿糖検査：糖尿病のスクリーニング検査として行われる．

・尿たんぱく：定性試験判定基準値 15 mg/dL 以下．

・微量アルブミン尿：糖尿病腎症の早期発見の有力な指標となる（20 〜 200 μg/分）．

1 日の尿量：
100 mL/日以下：無尿
400 mL/日以下：乏尿
2,000 mL/日以上：多尿

空腹時血糖値 60 〜 109 mg/dL であると，腎糸球体で濾過されたブドウ糖のほとんどは近位尿細管で再吸収され，尿中にはほとんど排泄されない．糖尿病の血糖高値例のように限界を超えたブドウ糖が腎に負荷されると，再吸収しきれずに残った糖が尿中に排泄される．

⑧ 眼底検査

眼底には網膜血管が縦横に走行し，脳や全身の血管の状態を反映している．体外から直接観察できる唯一の血管である．また糖尿病の三大合併症の 1 つに網膜症があり，特定健診では医師の判断で行う健診項目である．

⑨ 肺機能検査

電子スパイロメータを用い，呼吸器異常がないか換気機能を測定する．

・肺容量の評価指標：正常値は標準肺活量（VC）の 80% 以上．

・気道における呼気ガスの通りやすさ（にくさ）：正常は一秒率（FEV$_1$）70% 以上．

慢性閉塞性肺疾患（chronic obstructive pulmonary disease：COPD）では一秒率が 70% 未満．

解答　①臍部ウエスト周囲径　②100　③85　④150　⑤HDL コレステロール　⑥130　⑦85
　　　⑧空腹　⑨2　⑩随時尿

3 安静時心電図の読み方

MEMO

心電図：電極誘導部位から遠ざかる興奮は下向きに，近づく興奮は上向きに記録される．

心房-心室間の伝達に障害があると，
- PQ時間が0.22秒を超える：第1度房室ブロック．
- QRS波が間欠的に脱落する：第2度房室ブロック．
- P波とQRS波が完全に独立する：完全房室ブロック．

心筋細胞に障害が発生すると，
- ST部分が0.1mV以上低下：心筋虚血状態．
- ST部分が上昇：心筋梗塞や異型狭心症（貫壁性心筋障害）．

💡 運動負荷試験中の心電図モニターには，NASA誘導やCC₅誘導，CM₅誘導など，胸部双極誘導法が用いられる〔ホルター心電図（24時間にわたっての心電図含）〕電極装着部位を覚えよう！

💡 心拍数60拍/分のR-R間隔は25mmであるため，この間隔の幅から60拍より速いか遅いか判断できるようにしよう．

💡 正常波形と異なる波形，不整脈（リズム異常）がわかるようにしよう．

1 心電図（electrocardiogram：ECG）

- 心電図とは，〔　①　〕の電気的活動を記録したもの．
- 〔　②　〕脈の診断をはじめ，心室肥大・心房負荷，心筋梗塞，〔　③　〕，心膜・心筋炎，血清電解質濃度異常などが生じた場合，心電図に異常がみられる．
- 心電図はP波，QRS波，T波およびU波からなる．
- 心臓の興奮は，洞結節を起始部とし，洞結節→心房筋→房室結節→ヒス束→右・左脚→プルキンエ線維→心室全体に伝えられる．

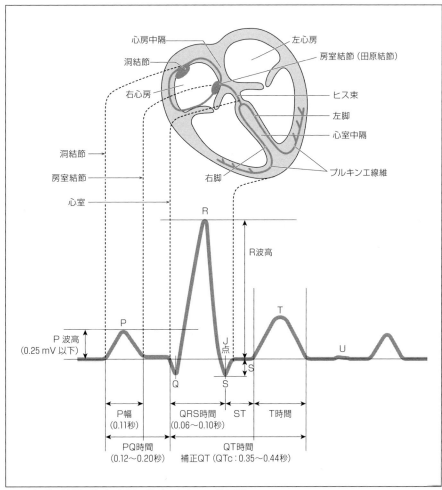

図1　心臓の刺激伝導系と心電図波形の由来および基準値

(鈴木政登：心電図のとり方. 体育の科学 54：393-399, 2004)

解答　①心臓　　②不整　　③心筋虚血

表3　心電図波形の成り立ちと波形名称および基準値

P 波	心房の興奮	P 幅 心房内の伝達時間 （基準値：0.11 秒以下）	PQ 時間 洞結節の興奮が心室筋に到達するまでの 時間（基準値：0.12 ～ 0.22 秒） P 波の始まりから QRS 波の始まりまで
QRS 波	心室筋の脱分極	QRS 波の幅 （基準値：0.06 ～ 0.10 秒）	QT 時間 QRS 群の始めから T 波の終わりまでの 時間 QT 時間は心拍数の影響を受けるため R-R 間隔で補正した補正 QT 時間（QTc） を用い判定する
J 点		QRS 波の終了点	
ST 部分	心室筋の脱分極終了	J 点から T 波の始まり	
T 波	心室筋興奮の消退		
U 波	心室内プルキンエ線維の再分極過程		

② 心電図誘導方法

心電図の誘導法には，2点間の電位差を記録する双極誘導法と，ある誘導部位の絶対的電位を記録する〔　①　〕誘導法に大別される．

❶双極誘導法（標準肢誘導）：右手（RA），左手（LA），左足（LF）に電極をつける．－から＋の方向に電気興奮が進むときに上向きになる．

第Ⅰ誘導：右手（RA，－）→
　　　　　左手（LA，＋）

第Ⅱ誘導：右手（RA，－）→
　　　　　左足（LF，＋）

第Ⅲ誘導：左手（LA，－）→
　　　　　左足（LF，＋）

❷〔　①　〕誘導法（標準的胸部〔　①　〕誘導）

心臓を取り囲むように胸部に6つの電極を装着する．肢誘導電極の導線と結合したものであり，ウィルソンの結合電極という．P，QRS，T 波の向きや ST 部分の偏移などを記録することで，心臓の虚血部や梗塞部位を推定する．

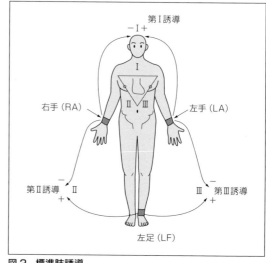

図2　標準肢誘導
（鈴木政登：心電図のとり方．体育の科学 54：393-399，2004）

💡電極の色は「あきみちゃくむ」（赤・黄・緑・茶・黒・紫）と覚える．

表4　誘導名と電極装着部位

誘導名	取りつけ位置	電極色
V₁	第Ⅳ肋間胸骨右縁	赤（あ）
V₂	第Ⅳ肋間胸骨左縁	黄（き）
V₃	V₂ と V₄ との中間点	緑（み）
V₄	第Ⅴ肋間・鎖骨中線上	茶（ちゃ）
V₅	V₄ と等しい水平位置，左前腋窩線上	黒（く）
V₆	V₄ と等しい水平位置，左中腋窩線上	紫（む）

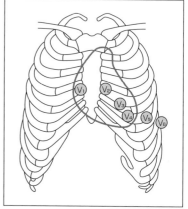

図3　胸部単極誘導電極装着の解剖学的部位

解答　①単極

❸ 心電図の判定・評価

【記録方法】

- 準備：対象者の上半身を露出させるため，室温には注意を払う．時計や装飾品，靴下（タイツ）はあらかじめ外させておく．対象者をベッド上で仰臥姿勢にさせ，電極を装着する部位をアルコール綿で清拭する．胸部に吸盤電極を，四肢にクリップ電極を装着する．
- 記録：最低 5 ～ 6 拍記録する（不整脈が出現した場合は長めに記録）．

【正常心電図〔調律（リズム）と波形（向き・形など）〕】

- リズム：正常洞調律の R-R 間隔は 0.6 ～ 1.0 秒（心拍数 60 ～ 100 拍/分）の範囲．
- 波形：P 波，QRS 波，T 波は I，II，aV_F，$V_4 ～ V_6$ 誘導で上向き，aV_R 誘導で下向き（正常心電図）．
- 心電図の異常は調律（リズム）異常と波形（向き・形など）異常に大別される．

【波形からの心拍数算出方法】

- 安静時心電図の紙送り速度は 25 mm/秒（1 mm = 0.4 秒），分速に換算すると〔　①　〕mm/分．
- ❶ 心電図第 I 誘導の R 棘から 5 ～ 10 拍後の R 棘までの長さを測り〔A（mm）〕，その間の拍数を数える〔B（拍）〕．
- ❷ A（mm）× 0.04（秒）= C（秒）．
- ❸ B（拍）が C（秒）となるので，1 分間当たりの心拍数は，60（1 分間）÷ C × B となる．

💡健康運動指導士として心電図から不整脈が認識できるためにも正常波形と異なる波形，リズムの異常を判読できるようになろう．

房室ブロック：PQ 間隔の延長，P 波に続く QRS の脱落．

第 1 度房室ブロック：PQ 時間が 0.22 秒を超える場合．

第 2 度房室ブロック：QRS 波が間欠的に脱落する場合．

完全房室ブロック：P 波と QRS 波が完全に独立している場合．

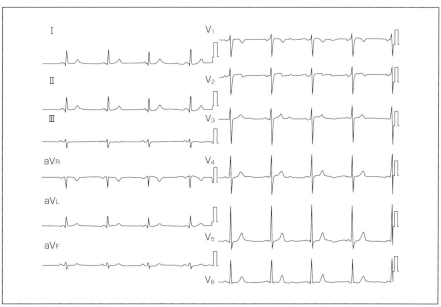

図 4　正常安静時心電図　　　　　　　　　　　　（健康運動指導士養成講習会テキスト（F））

解答　① 1,500

4 メディカルチェック

MEMO

☞
- 虚血性心疾患による若年死の家族歴は，運動中のリスクを評価する手段として有効．
- 運動中突然死の原因疾患の半数以上が〔　⑩　〕疾患である．

運動によって重大な事故が発生しないように事前に身体を調べることを目的に行う医学的検査のことを〔　①　〕という．問診から運動負荷試験までを基本項目とし，その他必要な項目を追加する．

【目的】
- 保有する疾患が治癒またはコントロールされるまで，医学的に運動が禁忌である人の識別．
- 臨床上重大な疾患または異常を有し，医学的監視下の運動プログラムに参加すべき人の識別．
- 運動プログラムの開始前，進行中のプログラムの頻度・強度を増加する前に，医学的評価・運動負荷試験を受けるべき人の検出．

❶ メディカルチェックの基本

【問診】
運動開始前に医学的検査，運動負荷試験の要否を判断するために行う．健診を受けている場合はその結果を活用し，必要な項目のみを追加する．

【運動に伴うリスクの分類】
- 病歴の確認：既知の疾患，心血管疾患危険因子の保有状況など．
- 既知の心血管疾患，呼吸器疾患，代謝性疾患がある場合：なくても主要な徴候や症状がある場合は高リスクと判断される→必ず確認．
- 心血管疾患危険因子の数．

💡主要徴候 / 症状：
胸部痛，息切れ，めまい，失神，発作性夜間呼吸困難，足の浮腫，頻脈，日常身体活動による異常な疲労感．

【心血管危険因子と基準】
❶年齢：男性≧〔　②　〕，女性≧ 55 歳．
❷〔　③　〕歴：父親または一親等の他の男性親族では 55 歳以前に，母親または一親等の他の女性親族では 65 歳以前に発症した心筋梗塞，冠動脈形成術，突然死．
❸喫煙：喫煙中，禁煙後 6 ヵ月以内，受動喫煙．
❹〔　④　〕の少ない生活習慣：30 分以上（40 ～ 60%$\dot{V}O_2max$）/回，3 回/週を 3 ヵ月間実施していない．
❺肥満：BMI ≧〔　⑤　〕kg/m^2，またはウエスト周囲径 男性≧ 85 cm，女性≧ 90 cm．
❻高血圧：収縮期血圧 ≧ 140 mmHg または拡張期血圧 ≧ 90 mmHg（いずれも時間をあけて 2 回以上測定した値），降圧薬服用中．
❼脂質代謝異常：血清 LDL コレステロール≧〔　⑥　〕mg/dL，HDL コレステロール＜ 40 mg/dL，中性脂肪（トリグリセリド）≧〔　⑦　〕mg/dL，脂質異常症治療薬服用中，のうち 1 つ以上該当．
❽空腹時血糖異常：空腹時血糖≧〔　⑧　〕mg/dL，75 gOGTT の 2 時間値が〔　⑨　〕～ 199 mg/dL．
※ただし，血清 HDL コレステロール＞ 60 mg/dL の場合は危険因子の数から－1 となる．

解答　①メディカルチェック　②45　③家族　④身体活動　⑤25　⑥140　⑦150　⑧110
⑨140　⑩心血管

💡 医師が行うが内容については健康運動指導士も知っておこう.

間欠性跛行：歩行を続けると下肢に痛みやしびれを生じて歩行の持続が困難になり，しばし休むとまた歩行可能となることを繰り返すもの.

特定保健指導における運動指導を医師の介在なしで行ってよいのは，有病者でないメタボリックシンドロームとその予備群である.

メタボリックシンドローム該当者は，運動実施の際，健常者と比較して心血管系の事故が発生する可能性が高い.

【運動の安全性に関する項目（健診に追加する項目）】
- 運動負荷試験（自転車エルゴメータ，トレッドミル）.
- ホルター心電図，心エコー図など.

【身体所見】
- 視診：顔の表情，瞼結膜の貧血所見の有無，皮膚の色調，マルファン症候群にみられる身体的特徴の有無.
- 聴診：心音（心拍数，心雑音），呼吸音など.
- 触診：皮膚温，浮腫の有無.
- 身体計測：身長・体重，BMI，腹囲（必須）.
- 血圧測定：大動脈疾患では上肢血圧の左右差があるため両方で測定. 間欠性跛行（末梢動脈疾患が疑われる場合）は足背動脈など触診で拍動の有無を確認.

【メディカルチェックの実施頻度】
運動を安全に実施するためには日常的な〔　①　〕を徹底し，異常を感じない場合でも，特に〔　②　〕危険因子を１つでも保有している人は，１年に１回程度の定期的なメディカルチェックを受けることが必要である.

❷ 運動実施直前の体調の把握

運動実施当日にメディカルチェックを行うことは，場所や時間的な制約などで困難なため，運動実施者の体調の把握と〔　①　〕の徹底は運動中の事故を防止するうえで重要である.

【特殊な環境条件】
基礎病変のない人であっても，高温，低温，多湿，高圧，低圧，強風など種々の環境の影響による生体調整機構の破綻が，重大な事故や突然死の発生につながる. そのため，運動を実施する〔　③　〕条件の把握は重要である.

【リスクの把握】
- メタボリックシンドローム該当者に運動指導を行う際は健診結果や質問票，面接などによってリスクを把握する.
- 脳卒中，冠動脈疾患などの心血管疾患の〔　④　〕の有無について把握する.
- 高血圧，糖尿病，脂質異常症などでは，〔　⑤　〕の有無について把握する.

【障害と事故の予防】
メタボリックシンドローム該当者やその予備群には体重が重い人が多く，運動による足腰への物理的負担が大きいため，運動強度や運動様式など配慮が必要である.

解答　①自己管理　②心血管疾患　③環境　④既往歴　⑤服薬

5 生活習慣病に対する運動療法プログラム

目的を明確にし，運動内容，1回当たりの運動〔　①　〕，1週間当たりの運動〔　②　〕，取り組む期間を決定する．対象の生活リズムに合わせて，運動を実施する場所，タイミングを話し合いながら決めていく．

膝や腰に負担の少ない運動様式で目的に応じたプログラムとする．

運動様式は運動療法の目的によって決定し，基本的には，有酸素性運動，レジスタンス運動，ストレッチング，レクリエーション運動などから構成され，2〜3種目選択する．

表5　生活習慣病別運動様式（指導者不在でも自宅・施設で取り組める種目）

COPD：chronic obstructive pulmonary disease（慢性閉塞性肺疾患）

	時間/1回	頻度/週		高血圧	肥満	糖尿病	心疾患	脳血管疾患	COPD
有酸素性運動	30分（小分けでもよい）	5〜6日/週	ウォーキング	◎	◎	◎	◎	◎	◎
			自転車エルゴメータ	◎	◎	◎	◎	◎	◎
			水中ウォーキング	◎	◎	◎	○	○	○
レジスタンス運動	8〜12回（高齢者10〜15回）	2〜3日/週	ゴムバンド	○	◎	◎	◎	◎	◎
			ダンベル	○	◎	◎	◎	◎	◎
			自重	○	◎	◎	◎	◎	◎
ストレッチング	10〜30秒を数セット（高齢者30〜60秒）	2〜3日/週，できれば毎日	1つの筋腱群において60秒間が目安	◎	◎	◎	◎	◎	◎
レクリエーション				◎	○	◎	◎	◎	◎

◎：積極的に取り組む，○：取り組む
指導者がいれば，ジョギング可能（しかし肥満，高血圧，心疾患，脳血管疾患，COPDの人は要注意）．
水泳においても指導者がいれば実施可能（しかし高血圧，脳血管疾患，COPDの人は要注意）．
（日本体育協会監修，田中喜代次ほか編：中高年者の疾病予防・改善のための運動プログラム，ナップ，2010）

❶ 高血圧/血圧高値

正常高値血圧・軽症の高血圧は運動療法が有効．加えて，〔　③　〕や軽度食事制限といった〔　④　〕療法も併用する．強制的に運動をさせることはかえって血圧を上昇させることがあるため，説明は十分に行い，納得させたうえで運動を実践させることが重要．

【目標】

10 mmHg程度の血圧下降．期間は3〜6ヵ月間．〔　⑤　〕運動をメインに運動強度を低く時間を長めに．

解答　①時間　②頻度　③減塩療法　④食事　⑤有酸素性

中等度強度は，最高心拍数予備（HRR）の40〜59%，最高心拍数（HR-max）の55〜69%，主観的運動強度（RPE）の12〜13.
HRmax＝220－（年齢）
HRR＝HRmax－（安静時心拍数）

【目的】

❶〔　①　〕運動：主運動とする．運動中の血圧上昇を可能なかぎり抑制する強度．1日のなかで最も血圧が上昇する早朝起床時頃の血圧の降圧効果が期待される．安全で効果的な降圧効果が得られる．

運動強度は中等度強度（50〜60% $\dot{V}O_2$max），1回の運動時間は30〜60分，運動頻度は3〜4日/週（2日/週以上）．可能なかぎり3〜4回/週程度が望ましい．

❷レジスタンス運動：動的で，息こらえがなく，等張性の内容．強度は最大筋力の30〜40%，回数は10〜15回を2〜3セット，頻度は2〜3日/週．必ず呼吸を止めずに，反復して続けていくことが重要．

・1セットの回数，セット数，1週間当たりの頻度を明確にする．

・高血圧の改善をもたらさないが，悪化はさせないため，積極的に取り入れてよい．

❸ストレッチング：静的ストレッチを呼吸をしながら実施し，筋腱群を伸ばす．怪我予防や疲労回復を目的に，入浴後や軽運動の後に実施．

【注意点】

・心拍数に影響を及ぼす降圧薬を処方されている場合は，HHRから算出した運動強度は適さない（高負荷な）ため，可能なかぎり運動負荷試験を行い（降圧薬を服用した後），運動処方を作成する必要がある．

・β遮断薬（ブロッカー），一部のCa（カルシウム）拮抗薬などを服薬している場合は運動時の心拍上昇が抑えられるため，心拍数ではなくRPEやトークテスト，無酸素性作業閾値（AT）による運動処方が適している．

・運動強度は運動中の収縮期血圧の上昇が200 mmHg未満になる強度を設定する．

・日常の家庭血圧の把握とともに運動前には必ず血圧測定を行うことは重要である．高血圧は心房細動を併存することが多く，心房細動の合併は脳心血管イベント発症の強いリスクとなるため，特に注意が必要．

・高血圧の誘因（原因）は肥満が考えられ，肥満を合併している場合が多いので，運動様式や強度を設定する場合は考慮する．

❷ 肥満（過体重）・肥満症

肥満は単純性肥満〔　②　〕と二次性肥満〔　③　〕に分類される．

【目標】

減量（最初は体重の5〜10%減を目安）は，約3〜6ヵ月かけて10%程度を減量するペースが望ましい．〔　①　〕運動をメインとし，低強度で長時間実施可能で，習慣化できる種目から取り組む．

運動強度（メッツ）は年齢によって異なる．

【目的】

❶〔　①　〕運動

・運動強度：初期はRPE 10〜11の低強度（40%$\dot{V}O_2$max，4メッツ前後）のウォーキングを20〜30分/1回，3〜4日/週から取り組む．運動に慣れてきたら，1回当たりの時間か1週間当たりの頻度，または強度を増やす．

・運動量＝強度×時間×頻度

・到達目標：30〜90分/1回，5回/週．

・一過性にRPE 12〜14の中等度（3〜6メッツ前後）〜高強度（6メッツ〜）まで高めることができたら，運動による体脂肪の減少と$\dot{V}O_2$maxの増加が期待できる．しかし，体力水準によって高強度の意味が異なることから，高強度の定義づけについては慎重さが必要である．

解答　①有酸素性　②原発性肥満　③症候性肥満

❷〔　①　〕運動：大筋群を中心に，減量によって減少しがちな筋量の維持．自体重やダンベル，チューブなどを用いた低強度の内容，または水の抵抗を用いた運動から始め，フリーウエイトを用いた高強度の運動を導入する．負荷設定は最大筋力の60〜70%で，10〜12回を2〜3セット，頻度は2〜3日/週.

❸ストレッチング：呼吸をしながら筋腱群を伸ばす．怪我予防や疲労の早期回復を目的に，入浴後や就寝前または起床時に実施.

【注意点】
・関節や腰背部への負担が少ない運動様式を選択し，有酸素性運動をメインにする.
・運動のみより，食習慣改善を取り入れることでより高い減量効果が期待できる.
・リバウンド防止のために，減量教室などの介入が終了した後も自立を支援するフォローアップが必要となる.
・高血糖・糖尿病を合併した場合も同様のプログラム.

❸ 高血糖・糖尿病

・肥満（過体重）・肥満症に準じてプログラム作成が可能.
・運動は空腹状態と食事の直後を避け，頻度は1週間で連続しない2〜3日の実施がよい（運動後半日〜数日間はインスリン感受性が良好な状態が続くため）.
・ウエイトコントロール（減量）することで改善可能なため，血糖コントロールに加えて，食事療法と運動療法が基本となる.

【注意点】

糖尿病薬物治療中の注意点については，❺服薬者参照.

・糖尿病でインスリン療法や服薬治療を行っている場合は運動前に主治医に相談する.
・低血糖に備えて，砂糖，アメ，ソフトドリンクのような即効性のある糖分を常備する．なお，服用薬の種類によってはこれらの糖分摂取が適切でない場合もあるため，事前に主治医に相談する.
・血糖コントロールが良好でない場合，脱水症を起こすリスクが高まるため，脱水を起こさないようにのどの渇きを感じる前に水分を補給する．発汗量が多い場合は15〜30分おきに100〜150 mL 程度の補給が目安.
・夜間に長時間運動した場合，睡眠中に低血糖を起こすことがあるため注意する.

❹ 脂質異常症

・高血圧に準じた内容でプログラム作成が可能.
・運動により〔　②　〕コレステロール上昇と中性脂肪値の減少が期待できる．LDL コレステロール値は体重の減量を伴わなければ効果が十分でないため，減量も目標とする．期間は3〜6ヵ月間.

比較的軽度の体重減少でも血清脂質値の改善が期待できる.

【目標】
血清脂質値を10%程度改善.

【目的】
❶有酸素性運動：高血圧の運動療法と同じ．特に肥満を合併する際は呼気ガス分析による最大脂質酸化量時の運動強度（40〜50%$\dot{V}O_2$max）が安全で効果的である.

❷〔　①　〕運動：高血圧の運動療法と同じ．脂質異常症の改善をもたらさないが，悪化させることはないため，積極的に取り入れてよい．スタチン系薬剤を服薬している場合は，横紋筋融解症などの副作用があるため，レジスタンス運動をする際は筋肉痛などの自覚症状の有無を確認．血液検査では，CK，AST，LDH などの血清

解答　①レジスタンス　②HDL

酵素の上昇の有無にも注意する.

❸ストレッチング：高血圧の運動療法と同じ.

❺ 服薬者

【運動プログラムを作成する際の注意点】

- 運動を希望する対象者の病態や重症度，合併症などによるリスクの層別化→運動強度の設定の際に重要.
- 内服薬の情報→運動に影響を及ぼす薬物を服用しているか否か.
- 運動を行う際は原則として，内服薬を服用して行う.

【高血圧】

DHP：ジヒドロピリジン
HR：心拍数
RPE：主観的運動強度

❶Ca（カルシウム）拮抗薬：副作用として低血圧や顔面紅潮，浮腫，頭痛，歯肉増生，動悸，便秘など，非DHP系では徐脈に注意する．心拍数に影響がある場合はRPEや運動負荷試験の結果をもとに運動プログラムを処方する.

❷β遮断薬：運動中のHRが上がりにくく，HRを用いた負荷設定は過負荷になりやすい．RPEやトークテスト，運動負荷試験の結果をもとに運動プログラムを処方する.

❸Ca拮抗薬，利尿薬，血管拡張薬：運動終了後に運動誘発性低血圧を起こすことがあるため，クールダウンは段階的に，長めに行う.

❹利尿薬：高温多湿の環境下で運動の際，脱水による熱中症にならないよう注意する.

❺ACE阻害薬：空咳の頻度が高くなる.

【糖尿病】

α-GI：α-グリコシダーゼ阻害薬
SU薬：スルホニル尿素薬
グリニド薬：速効型インスリン分泌促進薬

- 経口血糖降下薬には7系統の薬剤があり，血糖降下薬で体重が増加しにくいのは，ビグアナイド薬，α-GI，DPP-4阻害薬である.
- SU薬，グリニド薬，インスリン製剤はインスリン分泌を刺激する作用があるため，体重増加をきたしやすく，チアゾリン薬もインスリン抵抗性を改善させるため体重増加をきたしやすい．そのため，より厳重な食事・運動療法が必要となる．また，SU薬とグリニド薬は低血糖の発生に注意が必要で，2種類以上の薬剤を併用している場合も低血糖発生の可能性を考慮する必要がある.
- SGLT2阻害薬は尿糖排泄を促進する作用があるため，体液量の減少をきたし，軽度の脱水症状を起こすおそれがあるため，適度な水分補給が必要となる.
- 糖尿病薬物治療中にみられる頻度の多い緊急事態は低血糖で，運動プログラム実施の際は注意が必要となる．食事の前や就寝時，早朝空腹時，食事が遅延した際，食事量または糖質の摂取が少ない場合に低血糖になりやすい．また，いつもより強い運動後や長時間運動した日の夜間，翌朝，飲酒，入浴時にも低血糖を起こしやすい.
- 血糖値が60～70mg/dL未満で，ふらつきや脱力感，手足の震え，冷や汗などの交感神経症状が出る．50mg/dL未満で，嗜眠や集中力低下などの中枢神経症状が現れ始める．30mgdL未満で，けいれん，意識消失，昏睡に陥る危険性がある.

❶2型糖尿病・経口血糖降下薬治療中：運動は原則として，食後1時間頃が望ましい．しかし，実施可能な時間であればいつでもよい.

- 低血糖発作に備えて，ブドウ糖5～10g，チョコレート・アメなどを携帯する．低血糖を疑う症状が出た場合，落ち着いて速やかに糖分を補給し，安静にする.
- α-GIを服用時には，ショ糖（二糖類）の分解吸収が阻害されているため，ショ糖を摂取しても低血糖の改善は少ない．そのため，α-GI服用時では，必ずブドウ糖を含むものを選択する．摂取後15分程度安静にしても症状が持続する場合，もう一度同様の処置を繰り返す．改善しなければ医療機関を受診する.

ブドウ糖を含む飲料（コーラなど）とショ糖を含む飲料（缶コーヒーなど）があるので，注意する.

- けいれんや昏睡などの意識障害を認めた場合，経口摂取が困難な場合は，大至急，医療機関に搬送する．

❷インスリン療法

運動を行う際の注射部位は原則として腹壁（臍の下）とする．大腿部への注射は，筋肉への血流量増加によるインスリン吸収を促進し，血糖降下作用を増強させる可能性があるため避ける．

- 運動は食後1～3時間後に行う（低血糖防止のため）．
- 運動量が多いときは，運動前のインスリン量を減量する．運動前・中・後に補食する（クッキーなど）．運動終了後も十数時間後にも低血糖が出現する可能性があるため，注意が必要である．
- 運動中口渇感がなくても水分を十分に摂取することで，脱水，高血糖の予防につながる．

【脂質異常症】

脂質異常症治療薬は運動中・後の血圧や心拍数，運動機能などに対して，特に問題となるような影響は及ぼさないため，配慮の必要はない．

【虚血性心疾患】

- 虚血性心疾患，特に心筋梗塞では慢性期の再発予防が必要不可欠で，動脈硬化の進展予防と血栓症予防が重要となる．再発予防として，抗血小板薬，β遮断薬，スタチン，ACE阻害薬，ARB，長時間作用型Ca拮抗薬が薬物療法としての効果が証明されている．
- 抗血小板薬であるアスピリンは血栓予防のために禁忌がない限り生涯にわたり服用する．病態の重症度，合併症，治療などの患者の状態の正確な把握が必要なため，主治医との連携が安全な指導につながる．病態の安定した維持期の陳旧性心筋梗塞患者において，安全に運動療法の実施が可能となる．
- 抗血小板薬，抗凝固薬のなかでも併用されている薬の種類によっては接触の危険性のある運動において出血しないように，注意が必要となる．
- 抗血小板薬，抗凝固薬は心拍数や血圧，運動能力などに対して影響はない．
- β遮断薬，Ca拮抗薬，ACE阻害薬などは個々の症例の服薬状況に応じて運動を実施する．

【その他】

- かぜや熱発などの急性感染症は運動禁忌（自覚症状消失後1日以上してから運動再開）．
- 抗アレルギー薬，抗ヒスタミン薬，睡眠薬，向精神薬はめまい，眠気などの中枢神経系の副作用があるため，衝突の危険のある運動やバランス感覚を必要とする運動で，転倒・骨折の事故の危険が高くなる．特に高齢者では注意する．
- 男性では，泌尿器科から前立腺肥大による排尿障害治療薬としてα遮断薬が処方されている場合があり，運動誘発性低血圧を引き起こす可能性があるので注意する．

❻ ロコモティブシンドロームと運動器退行性疾患

年齢による筋線維の萎縮，身体活動低下による〔　①　〕性の筋萎縮などが原因で運動器に障害が生じ介護・介助が必要になる状態．運動器の後退性変化がある年代では，身体機能，筋力，持久力の〔　②　〕が著しいため，個々の状況に応じた運動処方が必要となる．

解答 ①廃用　②個人差

💡 腰部，大腿後部の柔軟性の低下は，慢性的な腰痛につながる．

✍ 一般的な運動プログラムはウォームアップ→主運動→レジスタンス運動→クールダウンの流れで運動を進めるが，ロコモティブシンドローム対策のプログラムは，順序にこだわらず進める．できるかぎり毎日継続するためにも，低負荷で苦痛を感じない内容の運動がよい．

【目標】

• 適切な運動でロコモティブシンドロームの予防，進行の抑制，障害レベルの改善など，重症度に応じて目標を定める．また，改善によって変えていく．
• 身体を支持する筋力強化と関節や筋・腱の柔軟性を改善する内容がメインとなる．

【目的】

有酸素性運動：20分以上/日，5日/週の歩行や，自宅での足踏みなど，身体を動かすことに重点をおく．

• レジスタンス運動：身体を支持するために筋力を強化する．
• ストレッチング：関節や筋・腱の柔軟性低下を改善する．
• 膝痛：膝関節伸筋の大腿四頭筋，股関節外転筋および内転筋の強化，強化した箇所のストレッチをする．ストレッチングにより膝関節屈曲・伸展の可動域を改善させる．
• 腰痛：体幹筋力の強化，体幹・下肢の柔軟性を改善する．

【注意点】

心疾患や呼吸器疾患などを合併している場合は運動法の選択に注意する．運動で血圧，脈拍は上昇するため，運動前に体調を確認し，〔　①　〕および脈拍を測定しておく．

【膝痛】

• 変形性膝関節症による膝痛は運動療法のよい適応となるが，膝関節の屈曲・伸展や荷重で強い疼痛が出た場合は無理な運動はせず，薬物治療（消炎薬の併用）をする．
• 関節リウマチ，膝部の骨壊死などの疾患は現疾患の治療を優先させる．
• 安静時に膝痛，膝周囲の熱感がある場合は運動を休止する．
• 高齢者の膝痛，腰痛には運動が適さず，治療すべき疾患が潜在している場合があるため判断に迷う場合は，医師への受診を勧める．

【腰痛】

腰椎内を走行する神経の障害による下肢のしびれ・痛みや筋力低下など神経症状がない変形性腰椎症，新鮮な骨折のない骨粗鬆症が運動療法の適応となる．禁忌は，急性の腰痛，脊椎の腫瘍，感染症，骨折が原因で生じた腰痛．

解答 ①血圧

①健康診断，スクリーニング検査において正しい組み合わせを選びなさい

　　a. 臨床検査における定量検査結果を評価する際，基準となる尺度のことを集団の正常範囲という

　　b. 集団の基準範囲から外れた測定値は異常値とみなされ，即「病気」となる

　　c. 臨床検査における基準範囲は，正常・異常の区別や特定病態の有無を判断する値ではなく，測定値を解釈する尺度として用いられる

　　d. カットオフ値は，特定の疾患や病態があると判定する検査の限界値のことで，カットオフ値を低くすると患者を見逃さないが非患者を疾患者と判定してしまう．

　　　　1. a, b　　2. b, c　　3. c, d　　4. a, d

②検体検査の読み方について正しいものを選びなさい

　　1. HDLコレステロールは動脈硬化を促進させる

　　2. Non-HDLコレステロール値は中性脂肪からLDLコレステロールを引いた値である．

　　3. 血糖値は絶食状態を続けると60 mg/dL以下に低下する

　　4. HbA1cは過去1～2ヵ月の血糖コントロール状態を反映させる

③特定保健指導の基準値とメタボリックシンドロームの診断基準について正しい組み合わせを選びなさい

　　a. 空腹時血糖値110 mg/dL以上はメタボリックシンドロームの診断基準である

　　b. 空腹時血糖値100 mg/dLは保健指導判定値である

　　c. 血清LDLコレステロール値140 mg/dL以上は保健指導判定値である

　　d. ヘモグロビン濃度男性15.0 g/dL，女性13.0 g/dLは保健指導判定値である

　　　　1. a, b　　2. b, c　　3. c, d　　4. a, d

④安静時心電図に関する記述で正しい組み合わせを選びなさい

　　a. 心筋の興奮伝導速度は部位によって異なり，房室結節上の速度が最も速く，プルキンエ線維上の速度が最も遅い

　　b. PQ時間は洞結節で生じた興奮が心室筋に到達するまでの時間を示す

　　c. 心電図上PQ間隔の延長またはP波に続くQRS波の脱落が起こることを房室ブロックと呼ぶ

　　d. 心電図波形で電極誘導部位から遠ざかる興奮は上向きに，近づく興奮は下向きに記録される

　　　　1. a, b　　2. b, c　　3. c, d　　4. a, d

⑤心電図誘導法に関する記述について正しいものを選びなさい

　　1. 第I誘導は，右手と左足の電位差をとる誘導法である

　　2. ウィルソンの結合電極とは，胸部単極誘導のことである

　　3. 運動負荷心電図をモニターする際，胸部双極誘導法が用いられる

　　4. NASA誘導は，ST低下の検出に優れる

心電図の読み方について正しい組み合わせを選びなさい
   a. 運動負荷時の心電図で ST 部分の低下を確認した場合は，心筋虚血が考えられる
   b. 運動負荷時の心電図で ST 部分の上昇は，急性心筋梗塞や異型狭心症のような貫壁性心筋障害が考えられる
   c. 安静時心電図記録の標準紙送り速度は 25 mm/秒なので，1 mm が 0.08 秒となる
   d. 心拍数が 60 拍/分の場合，R-R 間隔は 25 cm となる
      1. a, b　　2. b, c　　3. c, d　　4. a, d

⑦メタボリックシンドローム該当者に関する記述で正しい組み合わせを選びなさい
   a. メタボリックシンドローム該当者やその予備群の人は体重が重いため，4 メッツ以上の強度で運動を行い減量する必要がある
   b. メタボリックシンドローム該当者やその予備群の人は有病者であるため，健常者と比べて運動実施時に傷害や内科的イベントに遭遇するリスクが高い
   c. 心血管疾患や高血圧や糖尿病などの既往歴がある人は，保健指導の対象にはならない
   d. 糖尿病，高血圧，脂質異常症の服薬治療中の人は，医師の管理下で運動を実施する
      1. a, b　　2. b, c　　3. c, d　　4. a, d

⑧運動開始前，運動中のセルフチェックに関する記述で正しい組み合わせを選びなさい
   a. 睡眠不足で体調が悪いときは運動を中止する
   b. 運動中に「きつい」と感じる場合は強度が強すぎる
   c. 40 〜 50 歳代であれば，脈拍が 145 拍/分の強度が適切である
   d. 熱中症警報が出ていても，薄着であれば運動をしてよい
      1. a, b　　2. b, c　　3. c, d　　4. a, d

⑨高血圧症がある対象者に対する運動プログラムの記述で正しい組み合わせを選びなさい
   a. 有酸素性運動を主とし，運動強度は中等度（50 〜 60% $\dot{V}O_2max$）が適している
   b. β 遮断薬を服薬している場合は RPE より HRR での負荷設定が適している
   c. レジスタンス運動により高血圧は改善されるため，積極的に取り入れたほうがよい
   d. 血管拡張薬を服薬している場合はクールダウンは長めに行う必要がある
      1. a, b　　2. b, c　　3. c, d　　4. a, d

⑩保健指導に関する記述で正しいもの選びなさい
   1. 保健指導の担当者は，対象者のリスクを管理する必要はなく，運動実施中に注意すればよい
   2. 特定健診の質問票には，運動の安全性に関する項目も入っている
   3. 脳卒中や心疾患でない者が保健指導の対象となる
   4. 空腹時血糖 110 mg/dL が保健指導の判定値となる

⑪生活習慣病に対する運動プログラムの記述で正しい組み合わせを選びなさい
a. 自重負荷運動は強度設定が難しく，注意が必要である
b. 有酸素性運動では基本的に膝・腰に負荷がかかる種目から行うべきである
c. 生活習慣病患者では，動的ストレッチングやバリスティックストレッチングが適当である
d. PDCA サイクルとは Plan（計画），Do（実行），Check（評価），Act（改善）のことである
　　1. a, b　　2. b, c　　3. c, d　　4. a, d

⑫肥満がある対象者に対するプログラムの記述で正しい組み合わせを選びなさい
a. BMI ≧ 25 では，開始1ヵ月で10% 減量することを目標にする．それが意欲の向上につながる
b. 運動のみで減量することは容易ではなく，摂取エネルギーの制限（食習慣改善）の併用が減量には効果的である
c. 運動に慣れてきて，一過性に中～高強度（RPE 12 ～ 14）まで高めることができたら，運動による体脂肪の減量が期待できる
d. 体脂肪 1 kg は 9,000 kcal である
　　1. a, b　　2. b, c　　3. c, d　　4. a, d

⑬糖尿病がある対象者に対する運動プログラムの記述で正しいものを選びなさい
1. インスリン治療における運動では，早朝空腹時や食事前の運動が適している
2. 低血糖を疑う症状が出た場合，a-GI 服用時には缶コーヒーなどのショ糖を含む飲料を飲むと低血糖が改善される
3. 2型糖尿病（経口血糖降下薬治療）では，原則として食後1時間頃に運動を実施することが望ましいが，実施可能であればいつでもよい
4. 血糖コントロールが良好でないとき，運動を実施することで血糖コントロールは良好になる

⑭ロコモティブシンドロームと運動器退行性疾患に対する運動療法に関する記述で正しい組み合わせを選びなさい
a. ロコモティブシンドローム対策の運動は，筋力強化や体力向上を目的とするのではなく，運動器の機能低下を抑制し，障害を改善する内容でなくてはならない
b. 退行性疾患に伴う膝痛・腰痛の運動は，有酸素性能力の向上が中心となる
c. 変形性膝関節症の有病率は，40 歳以上の男性で約 60%，女性で約 40% と推察される
d. 関節リウマチなどの疾患は，原疾患の治療を優先させる
　　1. a と b　　2. b と c　　3. c と d　　4. a と d

解答
①3　a：正常範囲→基準範囲．
　　b：「病気」というわけではない．
②4　1：HDLコレステロールが動脈硬化を抑制．
　　2：総コレステロール値－ HDLコレステロール値
　　3：血糖値は絶食が続いても 60 mg/dL 以下に低下することはまれ．
③1　c：140 → 120 mg/dL.
　　d：男性 15.0，女性 13.0 →男性 13.0，女性 12.0.

④ 2　a：心臓の興奮は房室結節上の速度が最も遅く，プルキンエ線維上の速度が最も速い．

　　　d：心電図波形で電極誘導から遠ざかる興奮は下向きに，近づく興奮は上向きに記録される．

⑤ 3　1：心電図誘導法で第Ⅰ誘導は右手と左手の電位差をとり，第Ⅱ誘導は右手と左足の電位差をとる．

　　　2：ウィルソンの結合電極とは，胸部単極誘導電極と肢誘導電極（RA，LA，LF）を結合したものである．

　　　3：運動負荷心電図をモニターする場合の胸部双極誘導法には，NASA 誘導や，CC₅，CM₅ が用いられる．

　　　4：NASA 誘導は，P 波の検出に優れ，不整脈の解析に適する．

⑥ 1　安静時心電図の標準紙送り速度は 25 mm/ 秒なので，1 mm は 0.04 秒となり，心拍数が 60 拍 / 分の場合の R-R 間隔は 25 mm となる．

⑦ 3　a：体重の重い者は足腰への物理的負担が大きいため，4 メッツ未満の歩行運動でも方法を誤ると膝や腰などに痛みが出現する可能性がある．

　　　b：有病者であるため→有病者ではないが．

⑧ 1　c：145 拍/分は強すぎる可能性がある．

　　　d：熱中症警報が出ている場合，運動は行わない．

⑨ 4　b：β遮断薬は運動中，心拍数が上がりにくいため HRR での処方は過負荷となる可能性がある．

　　　c：改善される→改善されないが，悪化することはない．

　　　d：運動誘発性低血圧にならないように段階的に長めに行う．

⑩ 3　1：リスク管理を徹底することが重要．

　　　2：特定健診の質問票には運動の安全性に関する項目は入っていない．

　　　4：空腹時血糖値 100 mg/dL が保健指導判定値，110 mg/dL がメタボリックシンドローム基準値．

⑪ 4　a：自重負荷運動は方法を間違えると必要以上に高負荷となる可能性があるため．

　　　b：膝・腰への負担が小さいものを選択する．

　　　c：動的ストレッチングや，バリスティックストレッチング→静的ストレッチング．

⑫ 2　a：3 ～ 6 ヵ月間で 10% 程度の減量が望ましい．達成困難なプログラムは意欲低下につながる．

　　　c：最大酸素摂取量の増大効果も高まる．

　　　d：9,000 kcal → 7,000 kcal．

⑬ 3　1：運動は食後 1 ～ 3 時間後がよい（空腹状態での運動は低血糖を引き起こす可能性がある）．

　　　2：ショ糖は分解吸収が阻害されているため，コーラなどのブドウ糖を含む飲料を飲む．

　　　4：血糖コントロールが良好でない人は，良好になるまで運動を控えなければならない場合がある．

⑭ 4　b：身体を支持する筋力強化と関節や筋・腱の柔軟性の低下に対するストレッチングが中心．

　　　c：男性で約 60%，女性で約 40%→男性で約 40%，女性で約 60%．

第XII章

運動負荷試験

第XII章からの試験問題出題数は2問である.

適切な運動処方を作成し安全に運動を実施するための重要なメディカルチェック項目である.

被検者の状態によっては危険を伴う検査であり,運動負荷試験を安全に終了させるためには禁忌事項と中止基準の的確な判断が重要で出題頻度が高い.

学習のポイントは,

①開始前の問診内容や,運動中にみられる注意すべき症状・徴候を理解しておく.

②トレッドミル,エルゴメータ負荷の長所・短所および用いられる代表的なプロトコール,より精度の高い検査を行うための心電図電極装着法などの手順を拒さえておく.

である.

(稲次潤子)

1 運動負荷試験の実際

中高年におけるスポーツ中の突然死の原因は虚血性心疾患が最も多い.

① 目的：なぜ運動負荷試験を行うか

運動中のことは運動させてみないとわからないことから，運動によって重大な事故が発生しないように運動開始前に医学的検査を行い，運動可否を判定したうえで適切な運動プログラム作成に役立てる.

❶潜在性〔　①　〕の診断，重症度の判定.
❷運動誘発性〔　②　〕の評価.
❸運動耐容能の推定・運動中の〔　③　〕反応の確認.
❹治療効果・薬物療法や運動療法の効果判定.

② 適応：運動負荷試験を受ける必要があるのは誰か

心血管疾患の危険因子保有状況や心血管疾患，呼吸器疾患，代謝性疾患の有無によりリスク層別化を行い判断する.

③ 禁忌：運動負荷試験を行ってはいけない状態

左冠動脈は主幹部の先で左前下行枝と左回旋枝に分かれるため，主幹部狭窄は血流への影響大.

運動負荷検査を行う〔　④　〕に，必ず問診や安静時検査により可否判断を行う.
❶絶対的禁忌：運動負荷試験を絶対行ってはいけないもの.
　超急性期の心筋梗塞，〔　⑤　〕狭心症，重症症候性大動脈弁狭窄，急性大動脈〔　⑥　〕など.
❷相対的禁忌：検査による有益性がリスクを上回ると医師により判断された場合に施行することがあるもの.
　左冠動脈主幹部狭窄，安静時高血圧（収縮期血圧 200 mmHg 以上または拡張期血圧 110 mmHg 以上），高度・完全心ブロック，重度貧血など.

表1　運動負荷試験の禁忌

絶対的禁忌	相対的禁忌
1. 2日以内に発症した心筋梗塞 2. 不安定狭心症 3. 血行動態の悪化を伴う治療が不十分な不整脈 4. 活動期心内膜炎 5. 重症症候性大動脈弁狭窄 6. 非代償性症候性心不全 7. 急性肺塞栓，急性肺梗塞，または深部静脈血栓 8. 急性心筋炎または心膜炎 9. 急性大動脈解離 10. 安全かつ適切な検査不可能な身体的障害	1. 既知の左冠動脈主幹部狭窄 2. 症状との関連が不確実な中等度～高度大動脈弁狭窄 3. 心拍数のコントロールが不十分な頻脈性不整脈 4. 後天性高度・完全心ブロック 5. 最近発症した脳梗塞または一過性脳虚血発作 6. 運動実施が制限される精神的障害 7. 安静時高血圧（収縮期血圧 200 mmHg 以上，または拡張期血圧 110 mmHg 以上） 8. 重度貧血，重度電解質平衡異常，甲状腺機能亢進などのコントロール不良な医学的状態

（American College of Sports Medicine：ACSM's Guidelines for Exercise Testing and Prescription, 10th edition, Wolters Kluwer, 2017 より改変）

不安定狭心症：狭心症発作の頻度が増える，胸痛持続時間が長くなるなど，いつ心筋梗塞を起こしてもおかしくない状態.

解答　①心疾患　②不整脈　③血圧　④直前　⑤不安定　⑥解離

狭心症スケール：
①軽度でやっと感じる程度
②中等度で不快感を伴う
③かなり強く非常に不快
④これまでに経験したなかで最も耐えがたく強烈な痛み

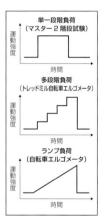

図1　運動負荷の種類

マスター2段階試験は運動中の心電図記録や血圧測定を行わないためメディカルチェックには適さない．

表4　自転車エルゴメータのプロトコールとおもな対象者

ランプ	対象者
10W	男60歳以上 女50歳以上
15W	男40〜59歳 女20〜49歳
20W	女性スポーツ選手
30W	男性スポーツ選手

❹ 中止基準：どこで運動負荷試験を止めるか

十分な負荷（予測最大心拍数の〔　①　〕％以上が目安）をかけることが必要で，ボルグ指数17〜20に相当する下肢疲労あるいは呼吸困難で終わるのが正常であるが，症状・徴候に異常反応が出現した時点で中止する．

❶狭心痛：心電図変化とともに典型的な狭心症状が出現する．

❷血圧反応の異常
- 収縮期血圧が〔　②　〕mmHg以上に上昇する．
- 運動強度の増加にもかかわらず，収縮期血圧が〔　③　〕mmHg以上低下する．
←左室収縮機能が低下している可能性がある．

❸心電図変化：〔　④　〕などの頻拍性不整脈や高度房室ブロックの出現，〔　⑤　〕部分の虚血性変化．

表2　運動負荷試験の中止基準

絶対的基準	相対的基準
1. 異常Q波のない誘導（V_1とaV_Rを除く）における1mm以上のST上昇 2. 運動強度の増加にもかかわらず，収縮期血圧が10mmHg以上低下する場合（ほかの心筋虚血の兆候を伴う） 3. 中等度〜高度狭心痛* 4. 神経症状（運動失調，めまい，ほぼ失神状態など） 5. 循環不全の兆候（チアノーゼ，皮膚蒼白） 6. 持続性心室頻拍，またはほかの不整脈（第2度，3度房室ブロック） 7. 心電図，収縮期血圧の監視が技術的に困難となった場合 8. 被検者からの中止要求	1. 著名なST偏位（虚血性心疾患が疑われる患者で，J点から60〜80m秒後の点で2mm以上の水平または下向型のST低下） 2. 運動強度の増加にもかかわらず，収縮期血圧が10mmHg以上低下する場合（ほかの心筋虚血の兆候を伴わない） 3. 胸痛の増強 4. 疲労，息切れ，喘鳴，下肢けいれん，跛行 5. 持続性心室頻拍以外の不整脈（多形性心室性期外収縮，3連心室性期外収縮，上室性頻拍，徐脈性不整脈）（これらは血行動態の安定性を阻害する） 6. 高血圧反応（収縮期血圧250mmHg以上かつ／または拡張期血圧115mmHg以上） 7. 心室頻拍と鑑別不可能な脚ブロックの出現 8. $SpO_2 \leqq 80\%$

*狭心痛スケール　1. 軽度でやっと感じる程度　2. 中等度で不快感を伴う　3. かなり強く非常に不快　4. これまでに経験したなかでもっとも耐え難く強烈な痛み

（American College of Sports Medicine：ACSM's Guidelines for Exercise Testing and Prescription, 10th edition, Wolters Kluwer, 2017 より改変）

❺ 安全対策

突然死をはじめとする運動負荷試験の合併症の予防において最も重要なことは運動負荷試験の適応と禁忌と負荷中止基準を的確に判断することである．

事故発生時に十分対応できる準備（除細動器，救急医療機器，救急医薬品）を必ずしておかなければならない．

❻ 負荷の種類とプロトコール

❶単一段階負荷：運動開始前のメディカルチェックには適さない．

❷多段階負荷：低強度の運動負荷から開始し徐々に負荷量を増加するため安全性が高く，負荷中心電図モニターや血圧測定を行うためメディカルチェックに適する．

表3　トレッドミルのプロトコール

〔　⑥　〕法	傾斜とスピードを増加	日本で最も一般的
Balke法	傾斜のみを増加	高齢者でも対応しやすい
Elestad法	スピードのみを増加	

解答　①85　②250　③10　④心室頻拍　⑤ST　⑥Bruce

- 自転車エルゴメータでは確立されたプロトコールはない．ウォームアップ後の運動時間が 10 分前後になるように設定する．

❸ランプ負荷：負荷終了まで少しずつ負荷が増加する．呼気ガス分析により最大酸素摂取量（$\dot{V}O_2max$）や〔 ① 〕を実測する．

7 心電図誘導法（電極装着部位）

心疾患のスクリーニングを行うためには最低限 3 誘導心電図が必要である．

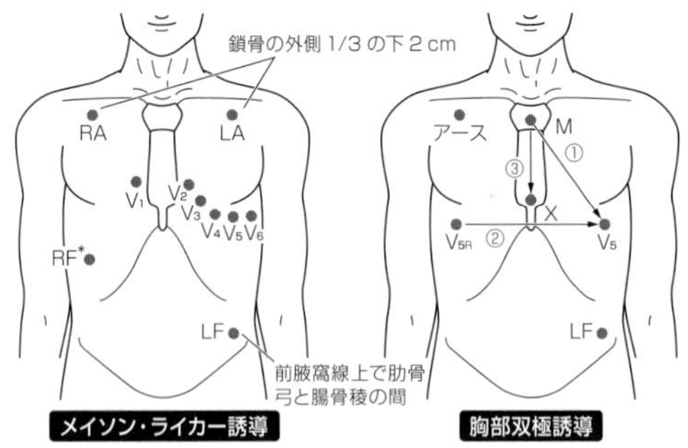

- 12 誘導心電図：〔 ② 〕誘導．
- 3 誘導心電図：胸部双極誘導 CM_5，CC_5．

	(＋)	(－)
① CM_5	V_5	M（胸骨柄）
② CC_5	V_5	V_{5R}
③ NASA	X	M

図2　心電図誘導法

8 運動負荷試験の開始から終了まで

❶負荷前に行うべきこと：まず，運動負荷試験を行ってもよいかどうかを決定する．
- 現時点での自覚症状や体調・既往歴・現病歴・家族歴を被検者自身から聞き取り．〔 ③ 〕禁忌，相対禁忌がないことを確認する．

❷負荷中観察すべきこと
- 1 分ごとの心電図波形記録：不整脈出現・〔 ④ 〕部分の変化・心拍数変動．
- 1 分ごとの自動血圧測定：収縮期血圧の異常上昇，異常下降．
- 適宜自覚症状を聴取：増悪する胸痛，強い息切れなど病的症状の出現の有無．
- 他覚徴候：下肢のもたつき・チアノーゼの有無．
- 適宜主観的運動強度（ボルグスケール）を確認．

❸負荷中止から回復期
- しばらく（1～2 分）クールダウンを行いゆっくり停止．
- 椅子に座らせるかベッドに寝かせてさらに 5～6 分観察．
- 定期的な心電図記録・血圧測定を継続．

解答　①無酸素性作業閾値（AT）　②メイソン・ライカー　③絶対　④ST

❾ トレッドミルと自転車エルゴメータの比較

ほとんどの運動は歩く・走る動作が基本となっており，トレッドミルのほうが自然な全身運動でオーソドックスな負荷方法といえる．しかし，健康増進施設などではスペースやコスト面での利点から自転車エルゴメータが使われることが多い．対象と目的により適切な選択を行うべきである．

表5　自転車エルゴメータの特徴

長所	短所
• 転倒リスクが少ない • 定量性に優れる • 測定にノイズが少ない • 省スペース • 同時に数人の検査が可能 • 関節への荷重負荷が少ない	• 動員される筋肉が下肢に限られる • 下肢疲労が運動中止理由になりやすい • 最大運動時の酸素摂取量は10%程度低くなる

実 践 問 題

1 2 3 ①トレッドミル運動負荷試験で運動（検査）を継続してもよいものを選びなさい

1. 次第に増強する胸痛
2. 被験者からの中止要求
3. 多形性心室期外収縮の出現
4. 2 mm 以上の水平型 ST 低下
5. 収縮期血圧の 120 mmHg から 180 mmHg への上昇

1 2 3 ②運動負荷試験の禁忌について正しい組み合わせを選びなさい

a. 不安定狭心症は相対的禁忌である
b. 重症症候性大動脈弁狭窄は絶対的禁忌である
c. 安静時高血圧（収縮期血圧 200 mmHg 以上または拡張期血圧 110 mmHg 以上）は相対的禁忌である
d. コントロール不良な甲状腺機能亢進症は絶対的禁忌である

　1. a, b　　2. b, c　　3. c, d　　4. a, d

解答

①5　収縮期血圧は健常例で負荷強度の増加とともに 160～220 mmHg まで上昇する．収縮期血圧が 250 mmHg 以上となった場合に中止する．

②2　a：不安定狭心症や2日以内に発症した心筋梗塞は絶対的禁忌
　　　d：重度貧血，重度電解質異常，甲状腺機能亢進などのコントロール不良な医学的状態は，相対的禁忌

運動負荷試験

　公共の健康増進施設でも民間のスポーツクラブでも，中高年，特に60歳代以上の運動参加者が増えています．当然の傾向として，種々の生活習慣病をもち，その程度もさまざまな人たちが運動を行っており，長年健康スポーツ医としてメディカルチェックや運動処方，運動相談に携わっているとヒヤリとさせられることも珍しくありません．

　Tさん（68歳，男性）は最近，坂道や階段で息切れがするようになり，運動習慣のなかったTさんはこれを機に運動をして体力づくりをしようと相談にみえました．退職後はろくに健康診断も受けていなかったそうで，いくつかの検査を行い診察を始めたところ心臓に雑音があります．聞くと，過去に心臓の精密検査を勧められたが放置していたとのことでした．心臓超音波検査を行うと重症の大動脈弁閉鎖不全症で，ただちに心臓外科を紹介し，手術が行われました．心臓から血液を送り出してもまた心臓に逆流してしまうために多大な負荷がかかり，坂道や階段で息切れしていたのです．病院でも心臓がへばる一歩手前だったと言われたそうです．Tさんには改めて運動処方をつくり，今度こそ定期的な運動で体力づくりに励んでいます．

　Sさん（64歳，男性）は現役時代は営業職で接待続き，大酒に多量喫煙の生活でした．30歳から糖尿病と言われ，40歳から薬剤治療開始，60歳からインスリン治療となりました．50歳頃からはタバコもやめ食事療法や週2回のジム通いで体重を減らしましたが，相変わらず飲酒が多く，なかなかHbA1cが7.0%以下になりません．時間の余裕ができたので運動を増やし運動療法を強化したいと相談にみえました．病歴からは明らかに動脈硬化のハイリスク者です．糖尿病では胸痛の自覚がないことも多いことから，トレッドミルでの多段階運動負荷試験を行いました．開始間もなく自覚強度ボルグ指数9で心電図のST部分が低下をはじめ，さらに負荷を上げていくと「のどが渇くような焼けるような」（狭心痛）症状が出現し，虚血性のST低下が明瞭となりました．ただちに糖尿病の主治医に報告し，循環器内科へ紹介され冠動脈造影検査の結果，複数の冠動脈狭窄があり治療が行われました．現在は厳重な管理のもとに運動を行っています．

　おふたりとも自分の心臓に問題があるとは思ってもいませんでした．そのままメディカルチェックなく運動を開始したり，運動量を増やしていたらと思うと冷や汗が出ます．

　あなたの目の前の運動参加者は，ほんとうに運動指導を実施してもよい人ですか？

第XIII章

運動行動変容の理論と実際

第XIII章からの試験問題出題数は2問である.

健康増進や生活習慣病予防に果たす運動の役割は大きいが, 目に見える成果が得られるまでには, それなりの継続が必要となる. しかし, 実際には運動の継続は難しい.

そこで, 心理学や行動科学では, 運動の継続を助ける理論や技法が考えられている.

学習のポイントは,

①行動変容＝運動を継続するようになる.

②認知＝主観的な解釈.

③動機づけ＝やる気.

④セルフエフィカシー＝自己効力感.

である.

特に以上4つの言葉を覚えることが重要である.

（橋本和幸）

1 行動変容の理論

行動変容の理論やモデルは，適用範囲ごとに，①個人内レベル，②個人間レベル，③集団レベルの3つのレベルに分類できる.

❶ 個人内レベルへの働きかけ

【学習理論】

学習とは，経験により起こる比較的永続的な行動の変化のことである.
学習の代表例が条件づけで，2種類ある.

❶ レスポンデント条件づけ（古典的条件づけ）：ベルを鳴らしながら餌を与えられた犬は，ベルが鳴るだけで餌が出てくると期待するようになる（〔　①　〕の犬）.
たとえば，子どもの頃の体育や部活の指導が厳しいと，成人後も運動と聞くだけで嫌な気持ちになることである.

❷ オペラント条件づけ：特定の行動を自発的に起こすたびに，ごほうびや罰を与える（〔　②　〕箱）.たとえば，運動に対してごほうびがもらえると，続けてやるようになることである.

【期待×価値理論】

結果と価値をどう認知するかによって，行動が変わると考えるという考え方.
＋（和）ではなく，×（積）→期待か価値のどちらかが0だと行動は起こらない.

【トランスセオレティカル・モデル（TTM）】

行動変容に関する既存の理論を統合したもの.4つの概念からなる.

❶ 変容ステージ：準備と実践の程度から次の5つに分類される.

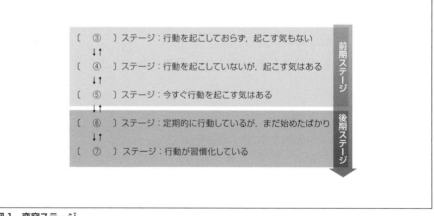

図1　変容ステージ

各ステージを行ったり来たりしながら，〔　⑦　〕ステージに向けて進む.〔　⑦　〕ステージまで到達しても，後戻りすることもある.

MEMO

ロシアの生物学者〔　①　〕による，条件反射の実例の1つ.次の手順で行う.①唾液分泌という反応を引き起こす，食べ物という刺激がある.②食べ物を呈示する際に，ベルの音という中性刺激を繰り返し呈示する.③やがて，ベルの音が鳴るだけで，唾液分泌という反応が起こるようになる.

アメリカの心理学者〔　②　〕による，報酬を何度ももらえることで，行動が起こる確率が高まる実例の1つ.次の手順で行う.①動物をレバー（またはキー）がある箱に入れる.②このレバーを押すと，餌や水のような報酬が与えられる.③動物はじっと静止していないかぎりは，レバーに触れる機会がある.そのたびに報酬が与えられていると，やがてレバーを押せば報酬が得られることを学習する.

オペラント条件づけのごほうびと罰：ごほうびは，お金，品物，頭をなでる，褒める，ねぎらう，仲間の承認など.罰は，罰金，没収，叩く，叱責，無視，仲間外れなど.

解答　①パブロフ　②スキナー　③前熟考　④熟考　⑤準備　⑥実行　⑦維持

❷変容プロセス：10の方略があり，〔　①　〕プロセス（経験的プロセス）と〔　②　〕プロセスに分けられる（**表1**）.

表1　変容プロセス

〔　①　〕プロセス	〔　②　〕プロセス
意識の高揚	反対条件づけ
感情的体験	援助的関係
自己再評価	強化マネジメント
環境再評価	自己解放
社会的解放	刺激コントロール

- 前期ステージでは，〔　①　〕プロセスが有効．後期ステージでは〔　②　〕プロセスが有効.

❸意思決定バランス：行動することのメリット（恩恵）とデメリット（負担）を比較すること．後期ステージほど，負担よりも恩恵を知覚する.

❹セルフエフィカシー：行動を妨げる（バリア）要因を克服し，行動を遂行できる自信（見込み）．次の4つの情報源で高まる.

- 〔　③　〕：過去に成功していれば自信がもてる．スモールステップで体験させる.
- 〔　④　〕：自分と似た人が成功する様子を観察学習させる.
- 〔　⑤　〕：他者からの肯定的な評価.
- 〔　⑥　〕：成功したときの身体的感覚を覚えておく.

【自己決定理論】

- 動機づけ（モチベーション）には，外発的動機づけ（外からの働きかけで生まれたやる気）と内発的動機づけ（自分の内側から湧いてきたやる気）がある.
- 自己決定理論では，2つの動機づけは対立するものではなく，外発的動機づけで始めたことでも，行動の価値が変化すると自律的な動機づけに変化しうると考える.
- 自己決定（自分で行動を選択している感覚）の程度で，動機づけを**表2**のように分類できる.

外発的動機づけ：外からの働きかけでやる気になること（外発的動機づけ）も悪いことではない.

表2　外発的動機づけの分類

動機づけの種類	調整スタイル	特徴	例
無動機づけ		行動しようという気持ちがない	やりたいと思わない
外発的動機づけ	外的調整	行動の価値はわからない．賞罰など外からの働きかけがあるからやる	叱られる（褒められる）からやる
	取り入れ的調整	行動の価値は理解しているが，経過よりも結果がどうなるかを重視する	罪悪感と恥ずかしさからやる
	同一化的調整	行動の価値を重視し，積極的に取り組む	自分の将来に必要だからやる
	統合的調整	行動と自分の価値観が一致している	自分の力を高めたいからやる
内発的動機づけ		行動が手段ではなく目的になっている	面白い，楽しい

- 次の3つの基本的欲求が満たされることによって，内発的動機づけが促進される.

❶自律性：自分でやると決めたと思える.

❷有能感：自分はできると思える.

❸関係性：他者と結びついている，受け入れられていると思える.

解答　①認知的　②行動的　③成功体験　④代理的体験　⑤言語的説得　⑥生理的・情動的状態

❷ 個人間レベルへの働きかけ

社会的認知理論に基づいて働きかける．この理論では，行動変容は，〔　①　〕，〔　②　〕，〔　③　〕（順不同）の三者関係で起こると考える．次の3つの概念が有名である．

【観察学習】

直接体験したり，強化を与えられたりしなくても，他者の行動を観察することによって学習が成立すること．たとえば，他者が褒められているのを見るとまねしてやるようになる．バンデューラの研究が有名である．

【セルフコントロール】

目標設定，セルフモニタリング，自己報酬により，自分で自分に報酬あるいは罰を与えること（自己強化という）．通常，一定の年齢を超えると，他者からの報酬や罰（強化）ではなく，自己強化で動くようになる．

【セルフエフィカシー】

行動を遂行できる〔　④　〕（〔　⑤　〕）．

バンデューラ（アメリカの心理学者）の研究では，攻撃的なシーンがよく出てくる動画を見た子どもは，その後の遊びのなかで攻撃的な遊び方が目立った．

❸ 集団レベルへの働きかけ

【ソーシャルマーケティング】

- 多くの人びとの行動を，社会的に望ましい方向に変えるための活動．
- 経済・商業分野や，国や自治体など大規模なレベルで働きかけを行う場合に用いられる．
- 活用例：〔　⑥　〕，薬物乱用防止，肥満防止，運動増進のキャンペーン．
- 「4つのPを組み合わせる」というマーケティングの考え方を，行動変容に利用する．

4つのP

❶製品（product）：運動の内容．
❷価格（price）：金銭など経済的負担とともに，心理的・時間的負担も含む．
❸場所（place）：運動を行う場所．アクセスのしやすさなど．
❹宣伝（promotion）：行動変容を促すために，情報伝達やイベントやキャンペーンを開催する．

解答 ①行動　②認知　③環境　④自信　⑤見込み　⑥禁煙

2 行動変容理論の実践的適用

MEMO

❶ アドヒアランス

行動の維持や継続のこと．実践者と提供者が互いに納得して，自分の意思で選択する．似た言葉に「コンプライアンス」がある．コンプライアンスは，医療従事者や指導者の指示に従うというイメージであるが，アドヒアランスは実践者の選択権が重視される．

提供者は，実践者のアドヒアランスを高める〔　①　〕（促進役）になる．

❷ 運動行動変容プログラム

提供者側には実行可能性，実践者には受容性が，それぞれ求められる．
- 実行可能性：人員，予算，場所，〔　②　〕など．
- 受容性：時間的制約，体力レベル，〔　③　〕など．

実行可能性と受容性に配慮したプログラムは，継続して取り組むことができて，成果を生みやすい．

❸ フォーマティブ・リサーチ

実施する前の調査全般のこと全般．ニーズ，促進要因，バリア要因などを調べる．

【代表的な目的】

次のことを明らかにするために行う．
- プログラムに関係するテーマや社会規範．
- 介入に必要なキー行動．
- 対象者の知識レベル．
- 対象者とコミュニケーションを効果的にとれる情報チャンネル（例：〔　④　〕，電話，SNS，教室タイプなど）．
- 対象者とのラポート（〔　⑤　〕）のつくり方．
- 対象となる集団およびそのなかの下位集団に合わせたメッセージやアプローチの方法．
- 対象となる地域の特徴．

【方法】
- 既存の文献や資料の閲覧．
- 対象者の観察．
- フォーカスグループ・インタビュー（集団インタビュー）および個人面接（〔　⑥　〕的調査）．
- アンケート（〔　⑦　〕的調査）．

フォーカスグループ・インタビューの条件：
- 5〜10名程度で行う．
- 特徴が似ている人を集める（ただし，親しい友人，家族，親戚は避ける）．
- 質問したいことを絞り込んで（フォーカスして）おく．

解答　①ファシリテータ　②スタッフの能力　③アクセス　④冊子　⑤信頼関係　⑥質　⑦量

❹ 理論・モデルの適用例

【社会的認知理論，またはセルフマネジメント技法】

- 社会的認知理論では，人の行動は，個人要因（認知を含む）および環境と影響し合うと考える．
- 観察学習や〔　①　〕（できる！　という自信）を重視する．
- セルフマネジメント技法は，社会的認知理論だけでなく，他の理論の構成概念や単独でも用いられる．

【行動修正技法】

- スキナーの研究が基礎にある．「先行する出来事（先行刺激）」と「結果（後続刺激）」を重視する．
- 先行刺激をコントロールする方法を，刺激コントロールという．
  例：運動器具や目標を見えるところに置く．他人と約束をする．
- 結果が自分にとってよいこと（＝〔　②　〕，正の強化子）であると，行動が〔　③　〕．
- 反対に，結果が自分にとって悪いこと（＝罰，負の強化子）であると，行動が〔　④　〕．
  →正の強化子を与え，負の強化子を減らす方法を見つける必要がある．

【認知行動技法】

人の行動は認知（〔　⑤　〕）と環境の影響を受ける．そのため，グループワーク，他人の成功体験の観察，行動後に報酬を与えること，セルフコントロールの方法を教えることでアドヒアランスの強化を行う．

以下に，実際に適用する方法を示す．

❶セルフモニタリング：自分の行動を観察して把握すること→目を背けないため．進歩や問題を把握するため．

❷目標設定：セルフモニタリングで得た記録から，次の目標を設定する．
　例：SMART ポイント（以下の5つの頭文字をとったもの）．

SMART ポイント
目標設定のときには，次の5点を心がけるようにする．
- Specific：いつ，何を，どのくらい行うかが具体的である．
- Measurable：行うことを数値化できる．
- Appropriate：ニーズや好みに沿っている．
- Realistic：実現可能である．
- Time-bound：期限を区切っている．

---

❸行動計画：
- 自分で決めさせる．
- 成果ではなく内容を設定する．
- 行動を明確にする．
- 〔　①　〕をもつことができて，バリア要因を除去できるものである．
- 短期間で行える．
- 〔　⑥　〕をする．

解答　①セルフエフィカシー　②報酬　③増える　④減る　⑤ものの見方　⑥フォローアップ

❹〔　①　〕：自分はできるという予測や確信.

❺ソーシャルサポート：他者との社会的支援関係＝①家族や友人の情緒的サポート，②組織による制度的サポート.

❻認知的技法：否定的な考え方を肯定的な考え方に修正するもの（**図2**）. 具体的には，次のようなものである.

　• 意思決定バランス：身体を動かすことの「恩恵」と「負担」を明確にして比較する.

　• 不合理な〔　②　〕の修正：正しいものの見方（〔　②　〕）をアドバイスする.

　• セルフトークの変化：対象者の語りを肯定的なものに修正させる.

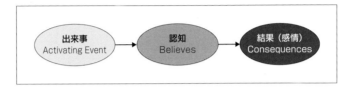

認知的技法は，「出来事」に対する「不適切な認知」が，抑うつ感情などの「結果」を生むという考えに基づいてつくられている.

図2　認知技法

【トランスセオレティカル・モデルの適用】

対象者の〔　③　〕（気持ちや身体の準備）はステージによって違う. それに合わせた介入やプログラムが必要である.

【ソーシャルマーケティング】

対象者のニーズや特徴に応じて，プログラムや宣伝（呼びかけ）の仕方を変える.

【逆戻り予防】

運動行動が習慣化しても，何かのきっかけ（例：疲労，悪天候，体調不良，怪我，仕事・学業，実生活における問題，人間関係，マンネリ化など）でやめてしまうことは誰にでもある. これを行動の逆戻りという.

逆戻りの要因には男女差がみられる. 男性は疲労を多くが挙げ，女性は〔　④　〕や悪天候を多く挙げている.

逆戻りの過程は**図3**の通りである.〔　⑤　〕まで生じると，元の状態に戻ることがむずかしい. そこで，対処方略を用意して伝えるようにする.

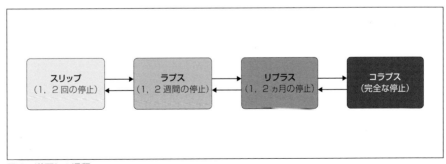

図3　逆戻りの過程

逆戻りを防止する対処方略
①認知的対処方略
• 課題指向の問題解決：直接的な解決方法を考える.
• 肯定的再評価：運動の効果を思い浮かべる.
②行動的対処方略
• 運動前に行ういつもの行動：着替える，運動の場に行く，準備運動をするなど.
• ソーシャルサポートの誘発：友人・家族からの支援. インストラクターに指導依頼.

逆戻りが進んでしまう対処方略
①認知的対処方略
• 合理化：言い訳や責任転嫁.
②行動的対処方略
• 回避・引き延ばし活動：運動以外のことをする.

解答　①セルフエフィカシー　②認知　③レディネス　④人間関係　⑤リプラス

3 実習：行動変容を意図した プログラム開発および カウンセリング

❶ プログラム開発の考え方

行動変容を意図した身体活動・運動プログラムの開発から実践，評価に至る流れをまとめる．

【プログラム開発の手順】

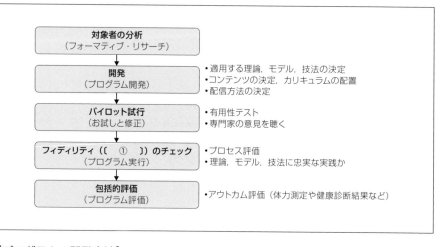

フォーマティブ・リサーチは，2「行動変容理論の実践的適用」を参照のこと．

健康診断結果の例：血圧，血糖値，血中脂質，腹囲，体重など．

【プログラムの開発方法】

❶プログラム開発の手順

①内容，対象に適合したプログラムのデザイン．

②適用する行動変容理論・モデルおよび技法の決定．

③カリキュラムの開発．

④期間の決定．

⑤週当たりのセッションの決定．

⑥課題内容の決定．

⑦課題の順番の決定．

⑧全体を整える．

⑨プログラムの配信方法の決定．

⑩プログラムの〔　②　〕．

❷カリキュラムの開発

カリキュラムとは，教育課程のことであり，プログラムの内容や計画が対象となる特徴および学習目的に応じて配列したものをさす．カリキュラムの開発には，アウトカ

解答　①忠実度　②評価

ム目的とプロセス目的を明確にする必要がある.

- アウトカム目的：プログラム実行の結果，どんな変化が起こるか．例えば，血圧やコレステロール値などで評定する.
- プロセス目的：プログラムが計画通りに実施されているか．例えば，セッション参加率などで設定する.

❸プログラム配信方法

どんなに素晴らしいプログラムでも，対象者に受け取ってもらえなければ意味はない．ある決められた時間に，特定の場所に来て実施する対面指導にこだわると，それ自体が開始や継続を妨げる〔　①　〕要因になり得る．対策は次の通りである.

- 自宅や職場で日常的に行える運動や生活活動の提案をする.
- 冊子やリーフレットを配布する.

❹三次元でみたプログラム開発

運動開発プログラムについて，次の3軸を組み合わせた三次元モデルがある.

理論的背景	場所（どこで行うか）	配信チャンネル（提供手段）
上流 ↑ 政策・規制立案／環境整備 政策づくり・地域連携 社会的認知理論 トランスセオレティカル・モデル 下流 ↓ 各種行動変容技法	大規模 ↑ 自治体 地域 職場 学校 小規模 ↓ 病院・施設	予防的集団 ↑ インターネット アプローチ 郵便，電話 集団セミナー 個別面接 臨床的 ↓ 治療 アプローチ

❺プログラムの評価

評価は，プログラムをさらによくすることと，参加者の習慣化を促すために必要である.

❻追跡記録およびマニュアル化の推奨

- 追跡記録：プログラム開始から終了まで，さらに〔　②　〕期間までの情報管理.
- マニュアル化：カリキュラム内容の質を確保するために，やるべきことをまとめておくこと．こうすると，〔　③　〕が変わっても提供できるプログラムの質が高いまま維持できる.

❷ 運動指導を目的とした個別アプローチ

個別アプローチには，カウンセリングとコンサルテーションという手法がある.

【カウンセリング】

相談にのり，助言をすること．運動指導では，言語的および非言語的コミュニケーションを通して，行動変容を試みる．単に指示や教示にとどまらず，クライエントとの間に〔　④　〕が生まれるように配慮する必要がある．カウンセリングは「5A」（MEMO 参照）によって進める.

【コンサルテーション】

- 専門家が非専門家（個人あるいは組織）に，情報や知識，技能などを伝達すること.
- カウンセリングよりも，短期的で〔　⑤　〕的なかかわり方をさす.
- ただし，カウンセリングと同様に，対象者の非言語的メッセージに気を配ることや，リラックスできる環境をつくることが大切である.

解答　①バリア　②フォローアップ　③担当者　④信頼関係（ラポート）　⑤教育

実 践 問 題

1 2 3 ①次のうち正しいものを選びなさい
1. やる気は報酬を得られたときだけ発生する
2. 外発的動機づけは内発的動機づけに変化しない
3. セルフエフィカシーは，自分の成功体験によってのみ高められる
4. 年齢を重ねると，自分で自分に報酬や罰を与えて行動するようになる

1 2 3 ②次のうち正しいものを選びなさい
1. トランスセオレティカル・モデルでは，ステージが進むほど負担を感じて苦しい
2. 運動の継続に友人の助けは役に立たない
3. 行動は対象者の主観的なものの見方の影響を受ける
4. アドヒアランスとは専門家の指示に従うことである

1 2 3 ③次のうち正しいものを選びなさい
1. プログラム開発では，パイロット試行を行ってから具体的な開発を行う
2. プログラム評価のために，プログラム終了後もフォローアップが欠かせない
3. プログラム実行のためには，準備をした場所に来てもらわないと始まらない
4. 担当者が変わると，プログラムはつくり直しになる

1 2 3 ④次のうち正しいものを選びなさい
1. カウンセリングでは，相手の話を聞くことに専念して助言はしない
2. コンサルテーションでは，言語的メッセージのみを扱う
3. カウンセリングでは，相手と一緒に進め方を考える
4. カウンセリングでは，すぐに必要なことを教えるようにする

解答

①4　1：好奇心など自分の内側から湧いてくるやる気を内発的動機づけという．
　　2：たとえば，ごほうびにつられたことでも，やっているうちに楽しくなって続けることもある．
　　3：代理体験や他者の評価によっても高まる．

②3　1：ステージが進むと恩恵を感じるようになる．
　　2：家族や友人の情緒的サポートも大事．
　　4：アドヒアランスは自分の意思による選択，専門家の指示に従うことはコンプライアンス．

③2　1：開発したものをお試しでやってみる．その結果をもとに修正する．
　　3：自宅や職場でできる方法を提案することも援助になる．
　　4：マニュアルをつくれば，担当者が変わってもプログラムを提供できる．

④3　1．相手の状態に応じて，情報提供やアドバイスをする．
　　2．相手に非言語的メッセージにも気を配る．
　　4．相手との信頼関係をつくる配慮が必要である．

重要度

★★

第XIV章

運動とこころの
健康増進

第XIV章からの試験問題出題数は３問である．

テキストでは，ストレスと身体への影響および運動指導にカウンセリング
を用いる例を説明している．

学習のポイントは，

①ストレスは，ゴムボールを押す指（ストレッサー）と，その指に反発す
　る力（ストレス反応）の２つからできている．

②ストレスはメンタルヘルス（こころの健康）および身体の健康に影響を
　与える．

である．

（橋本和幸）

1 ストレスの考え方と評価法

① わが国のこころの健康（メンタルヘルス）の現状

- 自殺：1998年度以降，2011年度まで年間3万人台を推移した．2010年度以降は徐々に減少して，2018年度は20,598人であった．自殺の原因・動機は，健康問題が最も多く，うつ病が約半分を占めている．
- うつ病：増加している．2013年度より，医療計画に記載すべき疾患に，がん，脳卒中，急性心筋梗塞，糖尿病の「4疾病」に〔　①　〕疾患が加えられた．

② ストレスとその評価や対策

【ストレスの定義】

セリエによると，生体が刺激を加えられたときに生じる反応をストレス反応，加えられた刺激をストレッサーといい，2つを合わせてストレスという（**表1**）.

表1　ストレス反応とストレッサー

ストレス	ストレス反応	〔　②　〕的ストレス反応	血圧上昇，心拍数増加
		〔　③　〕的ストレス反応	ストレス関連ホルモンなどの増加
		〔　④　〕的ストレス反応	イライラ，気分の落ち込みなど
		〔　⑤　〕的ストレス反応	喫煙，過食など
	ストレッサー	〔　⑥　〕的ストレッサー	高温・低温，放射線など
		〔　⑦　〕的ストレッサー	借金，仕事，家庭内トラブルなど

【ストレス学説とストレスの理論モデル】

- セリエによると，ストレッサーによって生じる生体機能の反応は次の3段階を経る.
- ❶警告反応期：はじめは抵抗力が低下するショック相で，後に抵抗力が高まる反ショック相に移行する.
- ❷抵抗期：ストレス刺激に対する強い反応が生じる.
- ❸疲弊期：刺激に抵抗できなくなる．反応の疲労状態に陥り，病気や障害を起こすこともある.
- レナート・ナビは，心理社会的視点を導入した人間-環境モデルを提唱した.
- ストレス関連の疾患の発症は，環境因子と性格因子による．〔　⑧　〕的支援（依頼できる指導者や友人など）でストレスを減らすことが可能である.

【ストレスによる生体反応】

生体はストレッサーが加わると，ホルモンを分泌して，恒常性（ホメオスタシス）を保とうとする（**表2**）.

表2　ストレッサーによって身体に起こること

調整機構	分泌されるホルモン
交感神経－副腎髄質系	アドレナリン，ノルアドレナリン
視床下部－脳下垂体－副腎皮質系	副腎皮質刺激ホルモン（ACTH），コルチゾール

【ストレスと生活習慣病】

心理社会的ストレッサー→ホルモン濃度の変動→生活習慣病（糖代謝，循環器系の異常）

解答　①精神　②生理学　③生化学　④情動　⑤行動　⑥物理　⑦心理社会　⑧社会

【ストレスの評価法】

ストレスの評価には，主観的な評価法と客観的な評価法がある．

❶主観的な評価法：心理社会的ストレスの評価に用いる．おもに質問紙で測定する．

❷客観的な評価法：生物学的ストレスの評価に用いる．具体的には，次のものを測定する．

- ストレス関連ホルモンやその代謝産物（〔　①　〕，尿，唾液から）．
- 血圧，心拍数，心拍変動．

【職場のメンタルヘルス対策】

仕事のストレス要因により急性ストレス反応が生じ，〔　②　〕につながる．

メンタルヘルスによる問題を予防するために，3段階で対策を立てる．

- 1次予防：問題を起こりにくくする（表3）
- 2次予防：問題を早期発見し，早期治療をする
- 3次予防：問題で休業した人の職場復帰支援

表3　1次予防の例

要因	アプローチの例
個人要因	ネガティブ思考や認知の歪みの修正など
仕事以外のストレス要因	仕事の負担を減らす．個人の裁量に自由度を上げる
緩衝要因	リラクセーション，カウンセリング，運動，生活習慣の改善

職場環境を改善すると，労働者の健康だけではなく職場の〔　③　〕も向上する．

【ストレスチェック制度】

2014年6月に労働安全衛生法が改正され，2015年12月から職場でのストレスチェック制度が始まった．従業員50名以上の職場では事業者に〔　④　〕がある．

この制度は，PDCAサイクルで進めることが望まれる．

高ストレスと評価された場合，〔　⑤　〕による面接指導を受けるように勧める．

この制度で使用する調査票には，厚生労働省の職業性ストレス簡易調査票（57項目）が推奨されている．この調査票では，仕事のストレッサー（仕事の負担や自分の裁量），ストレス反応（心理状態や身体愁訴），修飾要因（他者とのつながりや現状の満足度）が測定できる．

ストレスチェック制度の
PDCAサイクル
P（Plan）：事業者による
方針表明→衛生委員会で
の調査審議．
D（Do）：ストレスチェッ
クの実施と労働者個人お
よび職場への対応．
C（Check）とA（Act）：
実施状況の点検・確認と
改善事項の検討．

ストレスチェックの実施
者：医師，〔　⑥　〕．
必要な研修を修了した看
護師，精神保健福祉士，
歯科医師，公認心理師．

❸ 身体活動・運動の精神・心理に及ぼす効果

身体活動・運動には，気分の向上，抑うつの軽減などの効果が報告されている．具体的には，メンタルヘルスに対する予防効果やうつ病に関する治療効果が挙げられている．

- 抑うつを軽減する効果は，運動開始から21週以降に効果が大きくなる．
- うつ病への効果は，1日少なくとも30分は息がはずむ程度に身体を動かすと効果的である．
- うつ病の人に身体活動・運動を勧めてよいかは，専門家と周囲の観察・指導が必要である．
- 精神科医，心療内科医，臨床心理士など医療・心理職との連携も重要である．

解答　①血液　②疾病　③生産性　④実施義務　⑤医師　⑥保健師

2 ストレスマネジメントと カウンセリング

MEMO

❶ ストレス・モデルに基づくストレスマネジメントの考え方

【ストレスマネジメントとは】

次の4つの対処法を活用して，ストレスの治療と予防，健康増進を計画的に図る活動のこと.

❶ストレス反応やストレス症状の解消.

❷〔　①　〕（ストレス源）となっている問題の解決.

❸ストレス源からの回避.

❹ストレス〔　②　〕の強化.

【ストレスマネジメントの過程（PDCAサイクル）】

```
P（計画）        D（実施）        C（評価）        A（見直し）

ストレス源や    ストレス対処法    対処法の効果    次の対処法の
ストレス反応の    の実施          の評価          処方と実施
評価
```

このサイクルを回して，健康づくりを進める.

PDCAサイクルとは目標達成活動を効果的に管理運営するマネジメント技法.
P（plan）：計画を立てる
D（do）：計画を実行する
C（check）：実行結果を点検評価する
A（act）：問題・課題があれば改善する.
のPDCAを繰り返す.
PDCAサイクルは，個人の活動の管理運営方法としても有効.

【ストレス・モデルに基づくストレスマネジメント】

• ラザルス（アメリカの心理学者）の「関係としてのストレス・モデル」：〔　①　〕と自分の対処能力の2つをどう〔　③　〕（自覚）するかで，ストレスの大きさが決まるという考え方.

❷ ストレス評価とストレスマネジメント

【ストレス評価尺度とその使用方法】

ストレス評価は，ストレス源，ストレス症状，対処の3点をアセスメントする. そのための質問紙やチェックリストがある.

❶ストレス源：心理社会的なもの（例：失業，退職，死別，離婚，怪我や病気，対人関係など）の影響が強い.

❷ストレス症状

• 〔　④　〕的症状：疲労や食欲低下.

• 心理的症状：意欲や気分の悪化，集中力の低下.

• 〔　⑤　〕的症状：活動低下や過剰飲酒.

❸ストレス対処（ストレスコーピング）の代表的3タイプ

①問題焦点型：問題に取り組み，問題を解決する.

②情動焦点型：心身の緊張や不安，怒り，敵意，うつなどの情動を緩和する.

③逃避・回避型：問題から逃げたり，ごまかしたりする.

ストレス源：ホームズとレイは生活出来事（ライフイベント）をストレス度に応じて序列化した. また，ラザルスは日常的な苛立ち事（デイリー・ハッスルズ）をストレス源と見なした.

解答　①ストレッサー　②耐性　③認知　④身体　⑤行動

【ストレス評価に基づくカウンセリング】

相談活動では，ストレス評価の結果に基づいて，ストレスマネジメントやメンタルヘルスの改善や促進のための支援を行う．

❶ストレスマネジメント

対象者が次の2つを形成できるように支援する．

・ストレスに対処できるというセルフエフィカシー＝〔　①　〕の力を信じること．
・社会的支援ネットワーク＝〔　②　〕に頼ること．

❷運動の効果：運動の効果には，**表4**のように，短期的なものと長期的なものがある．カウンセリングでは，両方を説明して，実践者の〔　③　〕を引き出すようにする．

表4　運動の短期効果，長期効果

短期的効果	不安が減る，気分が変わる，リラクセーション効果
	生活のペースが変わると，気分転換や心身の開放感につながる
長期的効果	質の高い健康な身体になると，自尊心や自己信頼感が生まれる
	運動を継続すると，生きがいをもたらし，自己実現につながる

❸ ストレス対処としての一次・二次・三次予防

不健康や〔　④　〕をもたらす要因には，社会環境要因と健康阻害要因がある．

社会環境要因→健康阻害要因→不健康→〔　④　〕の順に進行する．

予防とは，上記の危険要因を見つけて，取り除き軽減すること．

・一次予防：問題が起こらないように予防する．
・二次予防：問題の早期発見と迅速な治療をする．
・三次予防：すでに発生した問題や〔　④　〕の程度が最小限にとどまるようにする．

❹ 運動実施の心理的効果と社会的効果

運動がもたらす効果には，生理的効果のほかに心理的効果，社会的効果がある．それぞれに短期的効果と長期的効果がある．

表5　運動がもたらす効果

心理的効果	短期的	リラクセーションの強化，ストレスと不安の低減，気分の改善
	長期的	一般的安寧の獲得，メンタルヘルス・認知機能の改善，運動の制御とパフォーマンスの向上，技能の獲得
社会的効果	短期的	高齢者の権限の強化，社会的統合の強化
	長期的	社会とのかかわりの強化，新しい親交の形成，役割の維持，社会的ネットワークの拡大，新しい役割の獲得，世代間活動の強化

運動実施による心理的効果を得るためには，行っている運動やスポーツに関する感覚や〔　⑤　〕などの受け止め方が重要である．

・快感情を伴うこと．
・自己効力感や〔　⑥　〕が得られる活動を行うこと．

また，対象者に応じて，運動の種類を変えることも必要である．

・仕事が忙しい人：開放感やリラックスを味わえる運動を行う．
・目標達成による充実感を得たい人：距離やタイムなどの目標を設定する．
・人とのかかわりを求めている人：チームスポーツを行う．

解答　①自分　②他者　③やる気　④疾患　⑤意味づけ　⑥達成感

【運動指導の現場で行う健康づくりカウンセリング】

健康づくりカウンセリング（相談活動）では，**表6**のような理論と技法を用いて，利用者の感情，思考，行動の変容を図る．そして，健康な生活習慣とライフスタイルを築くことを支援する．

表6 カウンセリングの理論と技法

ロジャーズ	〔 ① 〕カウンセリング
行動理論	行動カウンセリング，動機づけ面接法
バンデューラ	社会的認知理論
バーン	交流分析
エリス	理性感情行動療法（論理療法）
ラザルス	〔 ② 〕理論と〔 ② 〕対処法
プロチャスカとディクレメンテ	トランセオレティカル・モデル（TTM）

健康づくりカウンセリングのプロセスは，次の通りである．

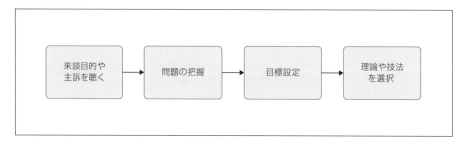

技法の具体例を2つ挙げる．

例1：動機づけ面接法の進め方

受容と共感→問題への気づき→解決への思考と決断を促す→〔 ③ 〕を考えさせる．

例2：タイムマネジメント技法の例

1日24時間や3日〜1週間の時間の使い方を書き出して，〔 ④ 〕をつけさせる．

動機づけ面接法は，薬物やアルコールなどの物質依存の行動変容のために開発された．

動機づけ面接法もタイムマネジメント技法も，答えは提供者が示すのではなく，対象者が模索して見つける．

⑤ メンタルヘルスを良好に保つための運動指導のアプローチ

運動による発汗や疲労のような運動ストレッサーを，〔 ⑤ 〕として実感する．そのためには，運動の種類や量を適切に選択する必要がある．ほかに，運動によって人とのつながりが生まれ，こころの健康づくりにもつながる．

解答 ①来談者中心　②ストレス　③未来　④優先順位　⑤良性ストレス

3 運動の健康行動（禁煙など）への影響

❶ 健康行動のゲートウェイとしての運動習慣

運動習慣がある人は，精神的健康度が高い．また，運動習慣は他の健康習慣のゲートウェイ（入口）になる．ここでは，喫煙行動への影響を中心に説明する．

❷ 喫煙の害

喫煙による健康被害は，心疾患，がん，慢性閉塞性肺疾患（COPD），〔　①　〕，胎児への影響，発達や体力への悪影響など広範囲に及ぶ．

タバコの煙にはさまざまな有害物質が含まれる．吸い口から吸収される主流煙より，燃えている箇所から出る副流煙のほうが，有害物質を多く含んでいる．このため，喫煙者のまわりにいる人の〔　②　〕による健康被害が深刻な問題となる．

❸ 禁煙治療の対象者

2006 年から，下記の 4 条件をすべて満たした患者には，薬物を用いた禁煙治療の〔　③　〕を認め，禁煙外来が行われている．

• 〔　③　〕の 4 条件：①ニコチン依存症の診断，②常習的な喫煙者，③ただちに禁煙を希望，④インフォームドコンセントの実施（治療計画の説明を受け同意する）．

❹ 禁煙治療の実際

❶査定：ニコチンの身体依存度と精神依存度をチェックリスト（質問紙）で査定する．また，呼気中の CO 濃度を CO モニターで測定する．

❷治療：薬物治療と心理療法を用いる．

①薬物療法：バレニクリン（ニコチン切れ症状の抑制）やニコチン製剤（タバコを吸わずにニコチンを摂取）を用いる．

②心理療法

• 応用行動分析：喫煙行動を記録して，喫煙という行動につながる先行条件(場所，状況，気分，刺激など)を特定する．そして，喫煙につながる条件を排除する．

• 認知行動療法：タバコを吸う状況を分析して，自分の認知や感情を明らかにする．そして，タバコを吸うとストレス解消になるなどの誤った〔　④　〕を修正して，禁煙への動機づけ（やる気）を高める．

• ストレスマネジメント：禁煙のニコチン〔　⑤　〕症状をストレス症状と見なして対応する．

表7 応用行動分析のアセスメント例

先行刺激（A）	行動（B）	行動の結果（C）
イライラする	タバコを吸う	スッキリする

解答　①糖尿病　②受動喫煙　③保険適用　④認知　⑤離脱

❺ 禁煙の促進要因，妨害要因

トランスセオレティカル・モデル（TTM，第13章参照）で禁煙を決意した人の禁煙ステージを特定する．そして，ステージに合った支援をする．

①熟考ステージ（1ヵ月以内にやめる気はない）：疾病リスクなど喫煙のデメリットを感じる情報を提供する．

②準備ステージ（1ヵ月以内にやめる気がある）以降：ニコチン〔　①　〕症状を抑える薬物療法が，〔　②　〕で安価に受けられることを伝える．また，周囲に禁煙を宣言したり，禁煙希望者どうしが協力し合う〔　③　〕，禁煙成功者の助言を受けたりする．

❻ 地域・職場での禁煙対策

2003年施行の健康増進法で〔　④　〕を防止するために，職場，各種施設，公共交通機関，路上などでの禁煙が進んでいる．

健康を扱う専門職は，禁煙することが望ましい．つまり，医師や看護師などの医療職はもちろん，体育教員，競技選手およびその指導者は喫煙を避ける．

❼ 禁煙と運動

禁煙に伴うニコチン〔　①　〕症状を軽減するために，運動は効果があると期待される．

また，禁煙で食欲が増したことによる体重増加も，運動習慣で〔　⑤　〕を増すことにより防げる．

解答 ①離脱　②保険適用　③ピアサポート　④受動喫煙　⑤代謝

実 践 問 題

1 2 3 ①次のうち正しいものを選びなさい
    1. 自殺者数は年々増加している
    2. すべての事業者に職場でのストレスチェックが法律で義務づけられている
    3. 職場のメンタルヘルス対策は，問題が起きてからでも実行できる
    4. 運動はストレスになるので，うつ病の人は避けたほうがよい

1 2 3 ②次のうち正しいものを選びなさい
    1. ストレスは心理的な要因に限られる
    2. ストレスはつねに回避したほうがよい
    3. 家族との死別は重大なストレス源になる
    4. ストレスの問題は，原因となるストレッサーを解消しないと解決しない

1 2 3 ③次のうち正しい組み合わせを選びなさい
    a. カウンセリングでは対象者の話を聴くことに専念して指示はしない
    b. やる気を生み出すためには，問題に気づかせたり，未来を考えさせたりする
    c. 運動にはリラクセーション効果がある
    d. カウンセリングは自力での解決を支援するものである
      1. a, b   2. b, c   3. c, d   4. a, d

1 2 3 ④次のうち正しいものを選びなさい
    1. 喫煙のリスクは喫煙者本人だけのことである
    2. 禁煙と運動には具体的な関連はない
    3. 禁煙治療はすべて自費診療になる
    4. 禁煙ステージが進むほど，周囲のサポートが有効である

解答
①2　自殺の件数は2011年をピークに，3万人を割り込んだ．
②3　1：温度など物理的な原因もある．
    2：時には立ち向かい乗り越えることも大事．
    4：逃げたり耐える力を鍛えたりすることも効果がある．
③2　a：問題によってはやり方を教えることもある．
    d：社会支援ネットワークという他者とのつながりをもつことも支援する．
④4　1：副流煙による受動喫煙が心配される．
    2：ニコチンの離脱症状の軽減や体重減少に効果があるとされる．
    3：条件を満たすと保険適用になる．この情報を伝えることも支援になる．

第XV章

栄養摂取と運動

第XV章からの試験問題出題数は5問である.

Check 欄には,栄養素や栄養素の生理機能が示されている.これは専門用語が使われているため,本項とテキストによって理解を深めてもらいたい.

学習ポイントは,

①栄養と栄養素ならびに食品による身体への役割と特徴,疾病とのかかわり.

②栄養素摂取状況の変遷を理解して,現代の栄養素摂取状況と疾病との関連を考えること.

③食事摂取基準の意味.

④消化吸収と栄養素（糖質）の代謝の仕組み.

である.

また,生活習慣病の罹患は栄養摂取状況によって影響を受けるので,その関係性や栄養素がもつ生理機能を理解することが望ましい.

（真野芳彦）

1 食生活と健康運動

MEMO

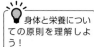

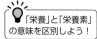

分解（異化）：糖質，脂質，たんぱく質などの科学的に複雑な構造の物質を単純な物質に分解する反応．これによりエネルギーがつくられる．

合成（同化）：外界から摂取した栄養素を人体を構成する特定の成分に変える作用．

1 栄養と栄養素

・健全な生活活動を営むために物質を体外から取り入れて利用し，排泄する過程を〔　①　〕といい，取り入れる物質を〔　②　〕という．つまり，生物が生命を維持し，活動し，繁殖するために必要な物質を体外から取り入れて，それを身体がつくられるための資材とし，さらにそれらの物質の化学変化によって生命現象を表す〔　③　〕を得ること，これを〔　①　〕という．

・炭水化物（糖質）・脂質・たんぱく質・ビタミン・ミネラル（無機質）を〔　④　〕栄養素という．そのうち，炭水化物（糖質）・脂質・たんぱく質はエネルギー供給源としても大切なので，この３つを〔　⑤　〕栄養素ということもある．ミネラルやビタミンを〔　⑥　〕栄養素と呼んでいる．

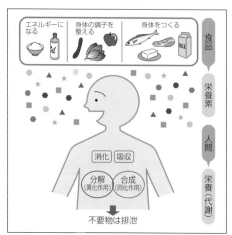

図1　栄養と栄養素

2 日本人の栄養素摂取状況

昭和30年代（経済の高度成長）から，①肉，卵，乳製品などの動物性食品・くだもの，緑黄色野菜などの植物性食品の摂取量増加，②米，麦類，いも類などのでんぷん性食品の摂取量減少で，高脂肪・低糖質の食事内容に変化した．

【総エネルギー摂取量に占める，たんぱく質，脂質，炭水化物エネルギー比率の目標量】

エネルギー産生栄養素バランスの目標量は，たんぱく質エネルギー比率13〜20％（中央値16.5％），脂質エネルギー比率20〜30％（中央値25％），炭水化物エネルギー比率50〜65％（中央値57.5％）と定めている．エネルギー産生栄養素バランスの年齢別階級によると，現在では脂肪エネルギー比率の平均27％は，1歳以上の目標量20〜30％の範囲におさまっている．

【エネルギー産生栄養素バランス】

エネルギーを産生する栄養素が，私たちの体内で1g当たり，たんぱく質が〔　⑦　〕kcal，脂質が〔　⑧　〕kcal，炭水化物が〔　⑨　〕kcal，アルコールが7kcalのエネルギーに変わる．このように，食べ物のエネルギーはおもに各栄養素の重量にそれぞれのエネルギー換算係数を乗じた数値の合計である．エネルギー産生栄養素バランスは，エネルギーを産生する各栄養素のエネルギー量が食品および食事全体のエネルギー量の何％に当たるか算出できる．

日本人の食生活の変遷とエネルギー産生栄養素バランスを理解しよう！食品群別摂取量の平均値を10年前と比較した結果，肉類はすべての年代において増加傾向にある一方，魚介類はすべての年代において減少傾向にある．

エネルギー産生栄養素バランス：以前はPFC（ピー・エフ・シー）バランスと表していた．

解答　①栄養（nutrition）　②栄養素（nutrient）　③エネルギー　④五大　⑤三大　⑥微量　⑦4
⑧9　⑨4

❸ 主要食品の栄養学的特徴

主要食品の栄養成分量は「日本食品標準成分表2015年版（七訂）」に収載されている．食品成分表では18の食品群に分類され，食品数の2,191品目について，52の成分項目が収載されている．

表1　主要食品の特徴

❶穀類	米，小麦・大麦・雑穀（ひえ，きび，あわなど）	・糖質（でんぷん主体）が両食品群（類）ともに多く含まれる．穀類と「エネルギー産生栄養素バランス」の炭水化物エネルギー比率の状況． ・穀類，いも類はともに，たんぱく質の供給源としては劣り，アミノ酸価は動物性食品と比較して劣る
❷いも類	さつまいも・じゃがいも・さといもなど	・ビタミンについては，穀類は未精製，精製食品の含有量に違いがあること．ビタミンCはさつまいもに比較的多く含まれる．
❸豆類	あずき・いんげん豆・大豆など	・豆類のうち，大豆はたんぱく質に富む ・生大豆（トリプシン阻害物質）とたんぱく質の消化の関係 ・大豆たんぱく質の生理作用 ・大豆の含有脂質の特徴を理解すること
❹野菜類		・野菜類は緑黄色野菜の定義および吸収阻害物質（シュウ酸，フィチン酸）の影響
❺果実類		・野菜・果実類ともにビタミン類，ミネラル，食物繊維の供給源であるが，摂取状況の含量の比較を押さえておくこと ・果実類は糖質に富む．また特にビタミンC，カリウム，食物繊維に富む．
❻きのこ類		・三大栄養素はほぼ含んでいないが，難消化性多糖類（食物繊維）の供給源である
❼藻類		
❽魚介類	あじ，あゆ，あさり，さば，まぐろなど	・国民1人1日当たり摂取量の年次推移をみると魚介類が長期的に〔　①　〕傾向である ・〔　②　〕（EPA）とドコサヘキサエン酸（DHA）は，血中中性脂肪の低下などの作用を示す ・脂肪酸は酸化されやすく過酸化脂質が生成． ・糖質量は少ない．主要なたんぱく質源である．脂質含量は魚の種類によって異なる
❾肉類	牛肉，豚肉，鶏肉など	・主要なたんぱく質源であり，魚介類同様にアミノ酸価は高い ・脂質含量は種類や部位によって異なり，飽和脂肪酸が多く含まれる ・飽和脂肪酸は化学的に安定しており，溶ける温度（融点）が高く室温では固体の状態である ・レバーにはビタミン類が豊富である．また，豚肉にはビタミンB₁が多く含まれる
❿卵類	鶏卵，うずら卵	・アミノ酸価が高い ・各栄養素をバランスよく含むが，糖質やビタミンCをほとんど含まない． ・卵黄にはリン脂質（レシチン）やコレステロールが豊富
⓫乳類	牛乳，ヨーグルト，チーズなど	・日本人の乳および乳製品の摂取量は増加傾向である ・糖質はすべて乳糖であり，乳糖分解酵素活性が低い人は牛乳を飲むと下痢を引き起こす
⓬油脂類	植物油，動物性油脂	・脂質がおもな成分であり，脂質は飽和脂肪酸と不飽和脂肪酸に分類される ・植物油は，ビタミンEの重要な供給源 ・動物性油脂はビタミンA，D，E，Kの供給源

大豆たんぱく質は，血中コレステロール低下作用がある．

緑黄色野菜は可食部100g当たりにカロテンが600µg以上含まれる野菜．

きのこ類や藻類に含まれる難消化性多糖類は生理作用が認められている．

多価不飽和脂肪酸：n-6系脂肪酸とn-3系脂肪酸が代表的な多価不飽和脂肪酸である．w-3脂肪酸もw-6脂肪酸も動物には合成できないため必須脂肪酸となっている．

肉類は，
・アミノ酸価が高い．
・飽和脂肪酸が多い．

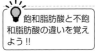

乳糖分解酵素活性：乳糖は乳糖分解酵素に分解される．乳糖分解酵素活性はその働きをさす．乳糖分解酵素活性が低下している人は，乳糖が分解されないまま腸内細菌の多い大腸に達して下痢が誘発される．

💡飽和脂肪酸と不飽和脂肪酸の違いを覚えよう!!

解答　①減少　②エイコサペンタエン酸

💡 設定指標の目的を
理解しよう！

❹ 食事摂取基準（DRIs）

- 目的：日本人の食事摂取基準は，健康増進法（平成14年法律第103号）第30条の2に基づき厚生労働大臣が定めるもので，健康の維持増進に望ましいエネルギーと栄養素の摂取量の基準を示しているものである．

表2　エネルギーおよび栄養素と設定指標との関係

エネルギーおよび栄養素	設定指標
エネルギー	推定エネルギー必要量
・炭水化物，たんぱく質 ・脂質（飽和脂肪酸，n-6系脂肪酸，n-3系脂肪酸，コレステロール） ・ビタミン（脂溶性ビタミン，水溶性ビタミン） ・ミネラル（多量ミネラル，微量ミネラル）	推定平均必要量，推奨量，目安量，耐容上限量，目標量

図2　設定指標の目的

表3　設定指標の意味

EER：estimated energy
requirement
EAR：estimated average
requirement
RDA：recommended
dietary allowance
AI：adequate intake
UL：tolerable upper
intake level
DG：tentative dietary
goal for preventing life-
style related diseases

〔　①　〕必要量（EER）	エネルギーは，エネルギーの摂取量および消費量のバランス（エネルギー収支バランス）の維持を示す指標としてBMIを採用することにした
〔　②　〕必要量（EAR）	ある対象集団において，その集団に属する50%の人が必要量を満たす（同時に，50%の人が必要量を満たさない）と推定される摂取量
〔　③　〕（RDA）	ある対象集団において，測定された必要量の分布に基づき，母集団に属するほとんどの人（97～98%）が充足する量．〔　③　〕は，推定平均必要量を用いて算出する
〔　④　〕（AI）	特定の集団における，ある一定の栄養状態を維持するのに十分な量．十分な科学的根拠が得られず「推定平均必要量」が算定できない場合に算定される
耐容上限量（UL）	健康障害をもたらすリスクがないと見なされる習慣的な摂取量の上限を与える量．これを超えて摂取すると，過剰摂取によって生じる潜在的な健康障害のリスクが高まる
〔　⑤　〕（DG）	生活習慣病の予防を目的として，特定の集団において，その疾患のリスクなどが低くなると考えられる栄養状態が達成できる量として算定されたもの

（「日本人の食事摂取基準（2015年版）策定検討会」の報告書より）

- 推定エネルギー必要量の算定式

$$\text{基礎代謝基準値（kcal/kg体重/日）} \times \text{参照体重（kg）} \times \text{身体活動レベル}$$

解答　①推定エネルギー　②推定平均　③推奨量　④目安量　⑤目標量

2 消化と吸収の機構

1 消化器の構造

消化を行う器官を消化器系といい，消化管と付属器で構成されている.

- 消化管：口から肛門に連なる管が消化管で，その壁を管壁，内部の空間を管腔という.

口唇	→	口腔	→	〔 ① 〕	→	胃	→	小腸	→	〔 ② 〕	→	肛門

- 付属器：唾液腺（顎下腺，耳下腺，舌下腺など），肝臓，胆嚢，膵臓. 付属器からは消化酵素が分泌され消化が助けられる.

2 食物が消化酵素によって消化される過程

> 各栄養素には消化するための酵素が決まっている. それらの関係を理解しておこう.

消化は，機械的消化と化学的消化に分類される.

- 機械的消化：口腔内で食物を噛み砕く〔 ③ 〕や胃や小腸で行われる蠕動運動など，物理的な力で食物を消化する方法.
- 化学的消化：唾液や膵液などの消化酵素による科学的作用で，食物の成分を分解していく. 図3は栄養素が化学的消化の過程である.

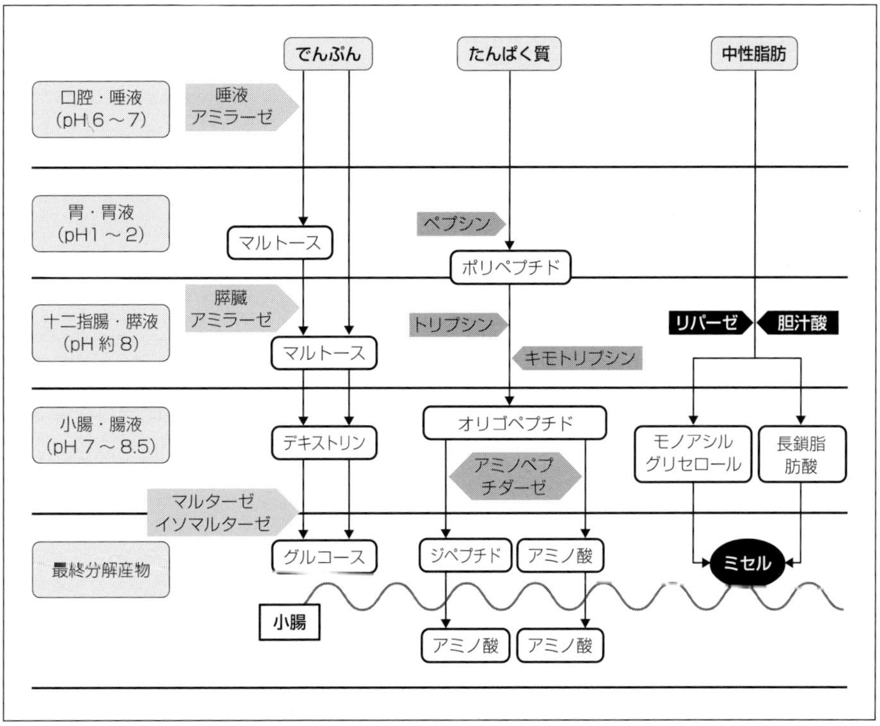

図3　おもな消化酵素と栄養素の消化の流れ

解答　①食道　②大腸　③咀嚼

SGLT1 および
GLUT5 がどの単糖の
輸送担体であるかを区
別しておくとよい.

❸ 糖質（グルコース，ガラクトース，フルクトース）の吸収経路

- グルコースは SGLT1（Na- 糖共輸送担体）により Na$^+$ と共輸送されて微絨毛を通過し，細胞内に入る．ガラクトースもグルコースと同様の経路で上皮細胞を通過する．
- フルクトースは SGLT1 との親和性が低いので，フルクトースに特異的な GLUT5（糖輸送担体）により微絨毛膜を促進拡散される．
- ガラクトースやフルクトースは，ヒトの吸収上皮細胞では代謝されず，肝臓でグルコースなどに転換される．一方，フルクトースは多くがトリグリセリドの合成に利用される．

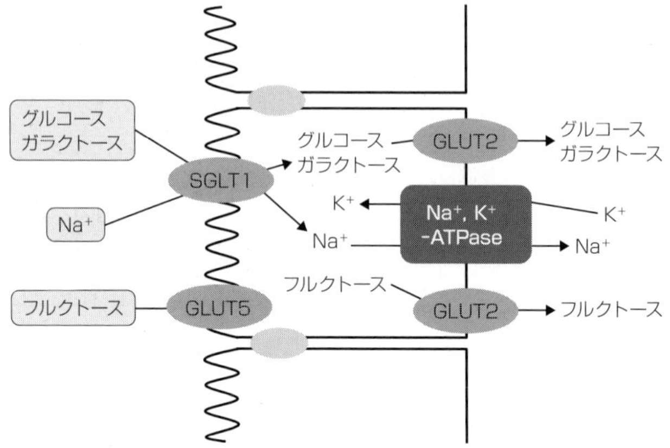

図4　糖の輸送

❹ 運動時の消化・吸収

- 運動時は，副交感神経機能が〔　①　〕するので，消化・吸収機能は〔　①　〕する．
- また，運動時の血流再配分により骨格筋などへの血流が〔　②　〕するため消化管の血流は減少し，消化・吸収機能をさらに〔　③　〕させる．そのため食直後は運動に適さない．また，運動時側腹筋痛の原因になると考えられている．運動実施の1～2時間前に糖質の食事摂取が勧められている．

解答　①低下　　②増大　　③低下

3 栄養素の機能と代謝

💡 各糖質の区別と働きを理解すること.

🖊 食物中のスクロース(ショ糖, 砂糖の主成分), ラクトース, トレハロースなどの二糖類は小腸に入るまで消化されない.

❶ 糖質の機能と種類

単糖	〔 ① 〕(ブドウ糖)	穀類, くだもの, はちみつなど	血液中に血糖として含まれ, エネルギーとして使われる
	〔 ② 〕(果糖)	くだもの, はちみつ, 飲料など	肝臓で〔 ① 〕に変換もしくはトリグリセリドの合成に利用. 甘味度が最も高い単糖
	ガラクトース	乳製品, てんさいなど	肝臓で〔 ① 〕に変換される
二糖類	〔 ③ 〕(ショ糖)	砂糖, てんさいなど	砂糖の主成分. グルコースと〔 ② 〕が結合
	ラクトース(乳糖)	牛乳, 人乳など	〔 ① 〕と〔 ④ 〕が結合
	〔 ⑤ 〕(麦芽糖)	麦芽, 水あめなど	〔 ① 〕と〔 ① 〕が結合
多糖類	でんぷん	穀類, いも類など	植物に貯蔵される多糖類がでんぷんである
	グリコーゲン	レバー, 貝類など	動物に貯蔵される多糖類がグリコーゲンである
	デキストリン	飲料など	でんぷんが部分的に分解されたもの

❷ 糖質代謝の特徴

💡 糖質代謝は糖尿病における耐糖能異常を理解するうえで重要である!

【食事直後の代謝】
- 食事により血糖値が上昇すると, 膵ランゲルハンス島〔 ⑥ 〕がこれを感知し, インスリン分泌が亢進して血糖が細胞内に取り込まれる(**図5左**).

【食間期の代謝】
- 血糖値が低下するとインスリン分泌は抑制され, インスリン拮抗ホルモン〔 ⑦ 〕が分泌される. インスリン拮抗ホルモンは肝臓からの〔 ⑧ 〕を促進させ, 糖は〔 ⑨ 〕などの重要組織でエネルギー源として利用される(**図5右**).

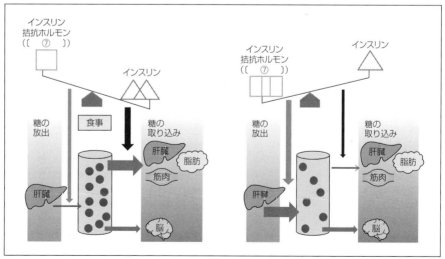

図5　ホルモンによる血糖調整

解答　①グルコース　②フルクトース　③スクロース　④ガラクトース　⑤マルトース　⑥β細胞
　　　　⑦グルカゴン　⑧糖の放出　⑨脳

❸ 脂肪酸の種類と機能

飽和脂肪酸	ミリスチン酸 パルミチン酸 ステアリン酸		炭素の二重結合を含まない脂肪酸. 油脂や乳製品に多く含まれ, エネルギー源として使われる. 体内で合成されるコレステロールの原材料としても使われ, 不足することはない	ラード, バター, やし油など
	中鎖脂肪酸		炭素数が8〜10個と少ない脂肪酸. 長鎖脂肪酸とは違って門脈から血液中に取り込まれて全身に回るため, 早くエネルギーになりやすい	ココナッツオイル, パームオイルなど
不飽和脂肪酸	一価不飽和脂肪酸	パルミトレイン酸 オレイン酸	炭素の二重結合が1ヵ所のみ(2ヵ所以上が多価不飽和脂肪酸である). 酸化しにくいので過酸化脂質になりにくい	オリーブ油, 種実類, アボガドなど
	多価不飽和脂肪酸	n-6系 リノール酸 γ-リノレン酸 アラキドン酸	炎症を起こす作用の強いプロスタグランディンを産生するので, 多量摂取は避ける. 血中コレステロールを減少させる	ひまわり油, コーン油, ごま, 大豆など
		n-3系 α-リノレン酸 ドコサヘキサエン酸(DHA) エイコサペンタエン酸(EPA)	植物油からα-リノレン酸, 魚油からEPA, DHAが供給される. 血中中性脂肪の低下, 血栓生成防止などの作用があり, 目標下限量が設定されている	しそ, えごま, 亜麻仁, まぐろ, ぶり, はまち, まいわしなど

❹ ビタミンの機能

〔 ① 〕ビタミンは, 水に溶けやすく, 一般に過剰に摂取しても尿中へ排泄されることから過剰症はほとんど考えられていない. 働きは糖質などの栄養素の代謝(ビタミンB複合体：物質代謝にかかわる酵素の〔 ② 〕として働く)や鉄の吸収(ビタミンC)などである.

〔 ③ 〕ビタミンは, 水に溶けにくく, 油脂やアルコールに溶けやすい. 働きは皮膚や粘膜を健康に保つ(ビタミンA), カルシウムの吸収(ビタミンD), 抗酸化作用(ビタミンE), 血液の凝固(ビタミンK)などである.

表4 ビタミンの生理作用

	ビタミン名	主な生理作用	過剰症の注意	典型的な欠乏症
脂溶性ビタミン	ビタミンA	視覚*1, 分化*2	○*3	乳児：角膜乾燥症 成人：夜盲症
	ビタミンD	〔 ④ 〕	○	小児：くる病 成人：骨軟化症
	ビタミンE	〔 ⑤ 〕		
	ビタミンK	〔 ④ 〕, 〔 ⑥ 〕		出血傾向
水溶性ビタミン	ビタミンB₁	〔 ⑦ 〕(補酵素)		脚気
	ビタミンB₂	〔 ⑦ 〕(補酵素)		口角炎, 口唇炎
	ナイアシン	〔 ⑦ 〕(補酵素)		ペラグラ
	パントテン酸	〔 ⑦ 〕(補酵素)		
	ビオチン	〔 ⑦ 〕(補酵素)		
	ビタミンB₆	〔 ⑧ 〕(補酵素), 貧血抑制	△	
	葉酸	核酸代謝(補酵素), 貧血抑制, 補酵素として〔 ⑧ 〕にかかわる		神経管閉鎖障害(胎児) 巨赤芽球性貧血
	ビタミンB₁₂	核酸代謝(補酵素), 貧血抑制, 補酵素として〔 ⑧ 〕にかかわる		
	ビタミンC	〔 ⑤ 〕		壊血病

必須脂肪酸：体内でほかの脂肪酸から合成できないために摂取する必要がある脂肪酸の総称をいう.
n-6系：3種類
n-3系：3種類(右表参照)

ビタミンの生理作用のうち, エネルギー産生およびアミノ酸代謝の作用があるビタミンを区別しよう！

＊1：網膜細胞の保護作用や視細胞における光刺激反応に重要な物質.
＊2：上皮細胞の分化.
＊3：過剰摂取による健康障害の報告は, サプリメントによる過剰摂取あるいは大量のレバー摂取などである.

解答 ①水溶性　②補酵素　③脂溶性　④骨の維持　⑤抗酸化　⑥血液凝固　⑦エネルギー産生　⑧アミノ酸代謝

⑤ 脂質の種類と機能

中性脂肪	エネルギー産生のおもな基質（9 kcal/g）．〔 ① 〕貯蔵
リン脂質	リン脂質はおもに必須脂肪酸でできている．リン酸を含む脂質である．生体膜の二重層を形成
コレステロール	胆汁酸，性ホルモン，副腎皮質ホルモン，ビタミン D の前駆体である

⑥ たんぱく質の機能と代謝

❶たんぱく質の構成：たんぱく質を構成するのは〔 ② 〕種類のアミノ酸で，このアミノ酸がさまざまな形で数十～数千結合した高分子化合物をいう.

❷アミノ酸：アミノ酸は体内で合成できない不可欠アミノ酸（必須アミノ酸）と合成できる非必須アミノ酸に分類される．必須アミノ酸は〔 ③ 〕種類，**ト**リプトファン・**ト**レオニン・**ロ**イシン・**フェ**ニルアラニン・**バ**リン・**リ**ジン・**ヒ**スチジン・**メ**チオニン・**イ**ソロイシンである.

プロ
アクセ

- **ト** ⇒ **ト**リプトファン
- **ト** ⇒ **ト**レオニン
- **ロ** ⇒ **ロ**イシン
- **フ** ⇒ **フェ**ニルアラニン

- **バ** ⇒ **バ**リン
- **リ** ⇒ **リ**ジン
- **ヒ** ⇒ **ヒ**スチジン
- **メ** ⇒ **メ**チオニン
- **イ** ⇒ **イ**ソロイシン

トトロ踏（ん）ばり悲鳴

❸アミノ酸スコア（**図6**）：食品に含まれるたんぱく質の各不可欠（必須）アミノ酸含有量を一定の基準値（アミノ酸評点パターン）と比較する．この比較割合（百分率）の最小値を「アミノ酸スコア」と呼び，最小値が100を上回る場合のアミノ酸スコアは通例100とする.

基準値と比して，最も割合の少ないアミノ酸の値がアミノ酸スコアとなり，これを第1制限アミノ酸という．米の場合，リジンが第1制限アミノ酸となる.

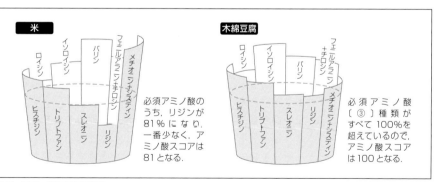

図6 アミノ酸の桶の理論

4 身体活動量の定量法とその実際

① エネルギー代謝

外部から取り入れ，蓄えたエネルギーを筋収縮（機械的エネルギー），神経伝達（電気的エネルギー），物質構成（化学的エネルギー），体温調節（熱エネルギー）などに変換する過程をいう.

② 呼吸商（RQ）

💡 呼吸商
糖質：1
脂質：0.7
たんぱく質：0.84

RQ：respiratiory quotient

体内でエネルギー源となる栄養素が燃焼するときに排出された〔　①　〕の量と，消費された〔　②　〕の量の体積比を〔　③　〕商（RQ）という. RQ は燃焼するエネルギー源栄養素により一定した値になる. グルコース1分子が燃焼する場合には，〔　④　〕の〔　②　〕を消費して〔　④　〕の二酸化炭素が排出されるので，RQ は〔　⑤　〕となる. 脂質パルミチン酸1分子が燃焼する場合には，23分子の酸素を消費して，〔　⑥　〕の〔　①　〕が排出されるので，RQ は〔　⑦　〕となる.

③ 1日の総エネルギー消費量および身体活動量の評価

方法		適用場面
〔　⑧　〕法	代謝チャンバーによる〔　⑧　〕法	基礎代謝，安静時代謝などの研究
〔　⑨　〕法	代謝室法，ダグラス・バッグ法，携帯型酸素分析法，二重標識水法	活動時や運動時などのエネルギー消費量の測定
〔　⑩　〕法	心拍数法 加速度計法 要因加算法 ・生活時間調査法 ・メッツからの推定	

💡 各推定法の特徴と欠点を理解しよう！

【各推定法の要点】
- 〔　⑪　〕：中〜高強度の活動において，心拍数と酸素摂取量との間には正の相関関係が認められ，1日以上にわたって心拍数を測定すれば，エネルギー消費量を推定できる. しかし，低強度の活動においては，酸素摂取量と心拍数の相関は弱いため推定誤差が生じる.
- 〔　⑫　〕：歩数あるいは加速度の大きさは酸素摂取量と正の相関があることを利用して，エネルギー消費量を推定する方法である. 比較的低強度の活動をはじめ，重いものを持ちじっと立っている場合，坂道を上り下りする場合など，加速度の大きさは，必ずしも酸素摂取量あるいはエネルギー消費量と対応しないことがある. 一般に1日のエネルギー消費量を過小評価する傾向にある.
- 〔　⑬　〕：生活内容を記録し，それぞれの活動強度（メッツ値）と活動時間により推定エネルギー消費量を求める方法である. 一般に集団の平均に大きな誤差はないこ

解答 ①二酸化炭素　②酸素　③呼吸　④6分子　⑤1　⑥16分子　⑦0.7　⑧直接
⑨間接　⑩推定　⑪心拍数法　⑫加速度計法　⑬要因加算法

とから，エネルギー消費量・必要量の推定などに，幅広く利用されてきた．しかし，推定誤差は大きく，活動量に大きな誤差がないかぎり個人間の比較には適さない．

④ エネルギー代謝の測定法

- 〔　①　〕法：代表的な〔　①　〕法の測定機器である Atwater-Rose-Benedict human calorimeter（アトウォーター・ローザ・ベメディクト熱量計）の場合，身体から発散する熱量を室内に循環する水に吸収させて，その温度の上昇から発散した熱量を直接測定する方法である（装置が大がかりで最近はほとんど使用されていない）．

- 〔　②　〕法：代謝室法，ダグラス・バッグ法，携帯型酸素分析器，二重標識水法（水素と酸素の安定同位体を含む水を飲用する）．ヒトが消費した酸素量と産生した二酸化炭素の両方またはどちらか一方を測定し，熱量を求める方法である．

⑤ 1日の総エネルギー消費量の内訳

❶〔　③　〕（BMR）

- ヒトが生きていくうえで必要最小限のエネルギー消費量．
- 筋肉の緊張を最小限にした状態で測定され，除脂肪量の約半分を占める筋肉が基礎代謝量測定時に消費するエネルギーは20％程度である．
- 食事摂取基準では，基礎代謝量の推定に，性・年齢別に体重に乗じる係数（基礎代謝基準値）が示されている．
- 基礎代謝は，体格，年齢，性の要因でほぼ決まる．

❷〔　④　〕

- 食物を摂取した後に，エネルギー代謝が亢進する．
- たんぱく質を摂取した後は，摂取したエネルギーの約20～30％，糖質は約8％，脂質は約2％の熱産生がみられる．

❸〔　⑤　〕

- 身体活動とは，骨格筋の収縮を伴い，安静時よりも多くのエネルギー消費を伴う身体の状態である．
- その身体活動によるエネルギー消費量である．

⑥ 推定エネルギー必要量（EER）

推定エネルギー必要量（EER）は，減量・増量の必要がない健康な成人の場合，基礎代謝量（BMR）に身体活動レベル（PAL）を乗じて求める．

$$EER = BMR \times PAL$$

⑦ 身体活動レベル（PAL）

主として，運動を含むすべての身体活動量を反映する．身体活動レベルは，1.4～2.2前後の広い範囲に分布する．身体活動レベル別にみた活動内容を表5に示す．

表5　身体活動レベル別にみた活動内容

身体活動レベル	低い（Ⅰ） 1.50 (1.40～1.60)	普通（Ⅱ） 1.75 (1.60～1.90)	高い（Ⅲ） 2.00 (1.90～2.20)
日常生活の内容	生活の大部分が座位で，静的な活動が中心の場合	座位中心の仕事だが，職場内での移動や立位での作業・接客など，あるいは通勤・買物・家事，軽いスポーツなどのいずれかを含む場合	移動や立位の多い仕事への従事者．あるいは，スポーツなど余暇における活発な運動習慣をもっている場合

解答　①直接　②間接　③基礎代謝量　④食事誘発性体熱産生　⑤身体活動量

5 栄養・食事アセスメント（低栄養対策を含む）

❶ 食事アセスメントの内容と限界点

【食事アセスメント（dietary assessment）】

食べている物や食べ方を量的または質的に評価すること．

【代表的な食事調査方法】

食事記録法（秤量法，目安量法），〔　①　〕，〔　②　〕がある．

調査の精度を高い順に示すと次のようになる．

秤量法＞〔　①　〕＞目安量法＞〔　②　〕

> 💡 代表的な食事調査方法の特徴や長所・短所があり，目的に応じて使い分ける必要がある．各食事調査方法の特徴や長所・短所を理解すること．

❶食事記録法

食事記録法は一定期間に飲食したものを，対象者に記録用紙を渡して記録する方法である．秤量法と目安量法に分けられる．

- 秤量法：食べる前に食べるものを秤で量る方法．秤，計量カップ，計量スプーンなどを使って，実際の食品の重量，容積を科学的単位で測定・記載するものである．
- 目安量法：食べるものは秤を使用せずに感覚的な大きさ，重さ，容器に記載された重量を転記するなどして秤量を行わない方法．

食事記録法の大きな長所は，実際に食べた内容そのものの情報が得られる点である．一方で，短所は，対象者への大きな負担と協力を必要とすることと，対象者から得られるデータは不完全なものがあるために，再調査や訓練を受けた栄養士など担当者による推定を必要とすることである．さらに，担当する栄養士によって結果が大きく左右されるため，標準化が難しいという短所がある．対象者の労力が多いので，大抵は，1〜3日間程度の記録を行うのが精一杯で，それ以上の期間にわたっての調査を行うのは困難である．そのため，調査時には，食品摂取の日間変動に注意を払うことが必要である．

❷24時間食事思い出し法

思い出し法は一定期間の過去に飲食したものを対象者に思い出してもらう方法である．訓練された調査員が対象者に問診し，フードモデルや写真を使って目安量を尋ねる．前日の食事，または調査の時点から24時間分の食事に関して尋ねることが多く，これを24時間食事思い出し法という．

対象者の負担は，食事記録法に比べると比較的小さくなるが，熟練した調査員が必要となる．また，食事記録法と同じく，長期間の調査を行うのは困難のため，個人の習慣的な摂取量を推定するのはやはり困難と考えられている．

❸食物摂取頻度調査法

限定された期間内の食品摂取頻度を質問する調査法である．一定数の食品を列挙し，その摂取頻度を質問する形式の調査が，食物摂取頻度調査法という．食物摂取頻度調査法には，食品の摂取頻度のみ質問している定性的食物摂取頻度調査と食物の摂取頻度ならびに摂取量の両方についても質問している半定量食物摂取頻度調査法がある．

解答　①24時間思い出し法　　②食物摂取頻度調査法

構造化された質問票を用いるため，食事記録法に比べると対象者の負担は少なく，同時に，入力作業や租データ不備の問題も食事記録法に比べると入力に要する時間，労力が少ないという長所をもっている．これは大人数を対象とする疫学調査や保健現場には向いている．しかし，長期間にわたる漠然とした記憶に頼るために，その精度は必ずしも高いとはいえない．

【食事調査の限界点】

- 食事調査期間や時期による変動：四季による影響や寒暖の違いによって，習慣的に食べる料理に変化が生じることがある．また，旬の食べ物，特にくだものの摂取状況は時期によって食事調査に影響がみられる．
- 食事内容が日によって違う日間変動：特に，平日と休日の食事に違いがみられる．
- 対象者の申告状況：肥満者や女性では過少申告，痩身者は過大申告の傾向がある．

❷ 栄養摂取量の算定法および栄養状態の評価・判定の定義と目的

【栄養摂取量の算定法】

エネルギーおよび栄養素摂取量を算出するには，「日本食品標準成分表 2015 年版（七訂）」）が用いられる．日常的に出現する 2,191 品目について食品 100 g 当たりの栄養成分値が記載され，食品の摂取量から栄養素ごとに栄養価を算出する．

【栄養状態の評価・判定の定義と目的】

臨床診査・身体計測・生理，生化学検査（臨床検査）・食事調査などの評価および判定によって，栄養状態を主観的かつ客観的情報から総合的に判定する．

❸ 低栄養状態および過栄養状態

【低栄養】

健康な身体を維持するために必要なエネルギーやたんぱく質が不足している状態のことである．低栄養において最も深刻なのは，エネルギーやたんぱく質がともに不足した PEM という低栄養状態である．栄養不良は健常者においても体脂肪減少，体水分と除脂肪量の減少，臓器重量の減少，免疫機能低下，身体機能低下をきたす．さらに，低栄養との関連が強いといわれているのが，「高齢による衰弱」，老年医学でいう「虚弱〔　①　〕（frailty）」である．また，高齢者の身体機能障害のリスク因子として「加齢に伴う筋力の減少，老化に伴う筋肉量の減少：〔　②　〕」が注目され，〔　②　〕によって，「〔　③　〕：ロコモティブシンドローム（locomotive syndrome）」といわれる筋，骨，関節になんらかの支障をきたし，日常生活が困難になることが問題視されている．この病態は，栄養障害，〔　①　〕とも関連が強いとされる．

低栄養の目安として，血清アルブミン値が用いられる．血液検査の血清アルブミン値が 3.5g/dL 未満で注意が必要である．

【過栄養】

肥満やメタボリックシンドローム，糖尿病などの疾患の要因となる．肥満症に関しては，日本肥満学会がガイドラインで定義を示している．肥満の状態を示す指標には，標準体重，BMI，内臓脂肪面積 100 cm^2 以上を推定する腹囲基準などが使われる．

PEM：protein-energy malnutrition

BMI：body mass index

解答　①フレイルティ　②サルコペニア　③運動器症候群

❹ アセスメント後の対策法（栄養ケア・食事ケア）

対象者への栄養改善には，栄養ケアプランを立て必要に応じて，栄養補給・栄養教育・多領域からの栄養ケアなどを取り入れる．

❺ 栄養状態の判定

【栄養状態の判定】

- 身体計測：BMI などの体格指数（小児の体格判定には肥満度などを用いる），周囲長（腹囲，上腕周囲長，上腕筋囲，下腿周囲長など），身体組成（体脂肪率，除脂肪量）などから判定する．
- 生理・生化学検査（臨床検査）：栄養状態を反映する血中または尿中成分などを測定したり，生理機能（心臓，腹部，肺，脳，神経，筋肉，血管，耳などの生理的反応，機能をグラフ化，画像化した検査）を評価することにより，栄養状態を推定する．栄養状態を反映する代表的な項目は，〔　①　〕・総たんぱく質（TP）・〔　②　〕（TG）・総コレステロール（TC）などがある．
- 食事調査：食事調査によって得られたデータは，日本人の食事摂取基準が定める栄養素摂取の推定エネルギー必要量や推定平均必要量などと比較して栄養状態を判定する．さらに，エネルギー産生栄養素バランスを算出して，各三大栄養素のエネルギー比率の目標量と比較する．

解答　①血清アルブミン　②中性脂肪

6 栄養・食事指導の基本

MEMO

❶ 食生活指針の成り立ち

- 1985（昭和60）年：厚生省（現厚生労働省）「健康づくりのための食生活指針」策定.
- 1990（平成2）年：厚生省「健康づくりのための食生活指針（対象別）」策定.
- 2000（平成12）年：文部省（現文部科学省），厚生省，農林水産省3省合同「食生活指針」策定.
- 2016（平成28）年：文部科学省，厚生労働省，農林水産省3省合同「食生活指針」策定.

❷ 食生活指針の意義と特徴

「〔　①　〕」は，国民を対象に，日常の生活のなかで「何をどれだけ，どのように食べたらよいのか」を，栄養学の〔　②　〕に基づいて，具体的な目標として示したもの．この指針は食料生産・流通から食卓，健康，生活までの全体像を視野に入れたものとなっている.

❸ 健康日本21（第二次）における「栄養・食生活」

2013（平成25）年の健康日本21（第二次）では，生活の質の向上とともに社会環境の質の向上を図るために，食生活，食環境の双方の改善を推進する観点から，目標設定が行われた.

❹ 食事バランスガイド

【食事バランスガイドの目的】

健康で豊かな食生活の実現を目的に策定された「〔　①　〕」（平成12年3月）を具体的に行動に結びつけるものとして，2005（平成17）年6月に厚生労働省と農林水産省が決定した.

「コマ」のイラストで示した教育媒体によって，1日に，「何を」（主食・副菜・主菜・牛乳乳製品・くだもの），「どれだけ」〔　③　〕（SV）という単位を用いて，日本人の食事摂取基準による対象者別の推定エネルギー必要量に準じて適量が定められる.

❺ 食品表示

2013（平成25）年6月，「〔　④　〕法」が新しく制定され，食品衛生法，JIS法および健康増進法の規定を統合した.

- 特定のアレルギー体質をもつ消費者の健康危害の発生を防止する観点から，過去の健康危害などの程度，頻度を考慮し，容器包装された加工食品へ特定原材料を使用した旨の表示を義務づけている.

食生活指針「10の指針」
①食事を楽しみましょう.
②1日の食事リズムから，健やかな生活リズムを.
③主食，主菜，副菜を基本に食事バランスを.
④ごはんなどの穀類をしっかりと.
⑤野菜，くだもの，牛乳・乳製品，豆類，魚なども組み合わせて.
⑥食塩や脂肪は控えめに.
⑦適正体重を知り，日々の活動に見合った食事量を.
⑧食文化や地域の産物を活かし，時には新しい料理も.
⑨調理や保存を上手にして無駄や廃棄を少なく.
⑩自分の食生活を見直してみましょう.

解答　①食生活指針　②科学的根拠　③サービング　④食品表示

義務づけと推奨に該当する品目数や理由を理解しよう！

表6 特定原材料等と表示の理由

用語	特定原材料等の名称	理由	表示の義務
特定原材料 （7品目）	卵，乳，小麦，落花生，えび，そば，かに	特に発症数，重篤度から勘案して表示する必要性の高いもの	〔 ① 〕
特定原材料に準じるもの （20品目）	いくら，キウイフルーツ，くるみ，大豆，バナナ，やまいも，カシューナッツ，もも，ごま，さば，さけ，いか，鶏肉，りんご，まつたけ，あわび，オレンジ，牛肉，ゼラチン，豚肉	症例数や重篤な症状を呈する者の数が継続して相当数みられるが，特定原材料に比べると少ないもの．特定原材料とするか否かについては，今後，引き続き調査を行うことが必要	〔 ② 〕

【消費期限と賞味期限】

• 消費期限：期限を過ぎたら食べないほうがよい．

• 賞味期限：おいしく食べることができる期限である．この期限を過ぎても，すぐに食べられないということではない．

⑥ 特別用途食品

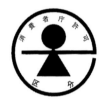

特別用途食品（特定保健用食品も含まれる）

〔 ③ 〕，〔 ④ 〕・授乳婦用粉乳，乳児用調製粉乳および〔 ⑤ 〕がある．表示の許可にあたっては，許可基準があるものについてはその適合性を審査し，許可基準のないものについては個別に評価を行っている．また，特定保健用食品も含まれる．

⑦ 保健機能食品

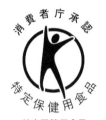

特定保健用食品

【特定保健用食品（〔 ⑥ 〕）】

関与成分の疾病リスク低減効果が医学的・栄養学的に確立されている場合，〔 ⑥ 〕を認める特定保健用食品．

【特定保健用食品（〔 ⑦ 〕）】

特定保健用食品としての許可実績が十分であるなど〔 ⑧ 〕が蓄積されている関与成分について規格基準を定め，消費者委員会の〔 ⑨ 〕なく，事務局において〔 ⑩ 〕するか否かの審査を行い，許可する特定保健用食品．

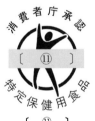

〔 ⑪ 〕特定保健用食品

【〔 ⑪ 〕特定保健用食品】

特定保健用食品の審査で要求している〔 ⑫ 〕のレベルには届かないものの一定の有効性が確認される食品を，〔 ⑬ 〕である旨の表示をすることを条件として，許可対象と認める．

許可表示：「○○を含んでおり，根拠は必ずしも確立されていませんが，△△に適している可能性がある食品です」．

解答　①義務づけ　②推奨　③病者用食品　④妊産婦　⑤嚥下困難者用食品　⑥疾病リスク低減表示　⑦規格基準型　⑧科学的根拠　⑨個別審査　⑩規格基準に適合　⑪条件付き　⑫有効性の科学的根拠　⑬限定的な科学的根拠

実 践 問 題

☐1 ☐2 ☐3 ①栄養素について正しいものを選びなさい
1. 三大栄養素には，ビタミン・ミネラルが分類される
2. 炭水化物・脂質・たんぱく質は，エネルギー供給源になる栄養素である
3. ビタミンやミネラルは，主に身体の構成組織をつくるために利用される
4. 炭水化物は，主に身体の調子を整える栄養素である

☐1 ☐2 ☐3 ②次の問いについて正しいものを選びなさい
1. 近年の食事は，経済の高度成長時代と比較して果物・緑黄色野菜の摂取量が増加して，低脂肪・高脂肪食へと変化した
2. 現在の栄養摂取状況は，脂肪エネルギー比率が平均30%を超える
3. アルコール1g当たりは9kcalのエネルギーに相当する
4. 炭水化物およびたんぱく質は1g当たりのエネルギー量が同じである

☐1 ☐2 ☐3 ③次の問いについて正しいものを選びなさい
1. 食品成分表は7年ごとに改訂される
2. 難消化性多糖類は消化されないため生理作用が認められない
3. 穀類の未精製および精製食品は，栄養素の含有量に違いがない
4. シュウ酸やフィチン酸は野菜などに含まれる吸収阻害物質である

☐1 ☐2 ☐3 ④肉類と魚介類について誤っているものを選びなさい
1. 魚介類には，生理作用が認められる脂肪酸が含まれる
2. 肉類には，不飽和脂肪酸が多く含まれている
3. 肉類・魚介類・大豆はアミノ酸価が豆類より高い
4. 魚介類に含まれる脂肪酸は多価不飽和脂肪酸の n-6 系および n-3 系脂肪酸が代表的である

☐1 ☐2 ☐3 ⑤食事摂取基準の設定指標について誤っているものを選びなさい
1. 生活習慣病予防 ― 耐用上限量
2. 摂取不足の回避 ― 推定平均必要量，推奨量
3. 推奨量 ― 推定平均必要量を用いて算出する
4. エネルギー必要量 ― 摂取量と消費量のバランス維持を示す指標にBMIを採用している

☐1 ☐2 ☐3 ⑥消化について正しいものを選びなさい
1. 消化管は口から大腸までに連なる管を指す
2. 口腔内による消化は咀嚼という機械的消化のみが行われる
3. 唾液腺からは，マルターゼが分泌される
4. 胃液のpHは消化液のうち最も低い

⑦消化酵素とその基質の関係について誤っているものを選びなさい
1. 中性脂肪 — リパーゼ・胆汁酸
2. ポリペプチド — ペプシン
3. デキストリン — マルターゼ・イソマルターゼ
4. オリゴペプチド — アミノペプチダーゼ

⑧食物の吸収について，正しいものを選んでください
1. ガラクトースとフルクトースの吸収は，GLUT5 により促進拡散される
2. グルコースの吸収は GLUT5 を介した能動輸送である
3. 一次性能動輸送は，ATP の分解に伴うエネルギーを直接に利用する方式である
4. フルクトースは SGLT1 との親和性が高い

⑨糖質について正しいものを選びなさい
1. ショ糖はブドウ糖とガラクトースが結合された二糖類である
2. グリコーゲンは動植物食品に貯蔵されている多糖類である
3. ラクトースは牛乳や人乳などに含まれる
4. ブドウ糖は単糖のうちで最も甘味度が高い

⑩糖質の代謝について誤っているものを選びなさい
1. 食直後にはインスリン分泌が促進される
2. 食直後はグルカゴン分泌がインスリン分泌より上回る
3. 空腹時には，グルカゴンの作用を受けて糖新生が促進される
4. インスリンは膵臓の β 細胞から分泌される

⑪脂肪酸について誤っているものを選びなさい
1. 中鎖脂肪酸の吸収は小腸リンパ管から胸管に送り込まれる
2. 魚油には EPA，DHA が含まれる
3. 飽和脂肪酸は二重結合を含まない脂肪酸である
4. オレイン酸は一価不飽和脂肪酸である

⑫ビタミンについて正しいものを選びなさい
1. 脂溶性ビタミンはビタミン A・D・E・K が分類される
2. 脂溶性ビタミンは過剰症の心配がない
3. ビタミン B 群は抗酸化作用が主な作用である
4. ビタミン D の欠乏症は視細胞による障害である

⑬たんぱく質について正しいものを選びなさい
1. アミノ酸スコアの評価は 100 以上から判定される
2. たんぱく質は 30 種類のアミノ酸で構成されている
3. 必須アミノ酸はバリン・ロイシン・イソロイシンの他，6 種類である
4. たんぱく質はアミノ酸が構成された低分子化合物である

⑭次の問いについて正しいものを選びなさい
1. 食事調査の精度は食物摂取頻度調査が最も高い
2. 食事調査の申告状況はどんな対象者でも正確に申告する傾向である
3. 低栄養については，エネルギーと糖質がともに不足する状態が問題である
4. ロコモティブシンドロームは運動器症候群ともいう

⑮食品表示のうち正しいものを選びなさい
1. 条件付き特定保健用食品は有効性の科学的根拠のレベルが十分な物を対象許可と認める
2. 特定原材料の食品は表示の推奨を求められている
3. 賞味期限は期限を過ぎたら食べないほうがよい
4. 特定保健用食品は，疾病リスク低減表示・規格基準型・条件付きに分けられる

解答

① 2　1：三大栄養素は，炭水化物・たんぱく質・脂質である.
　　　　3：ビタミンやミネラルは，身体の調子を整える.
　　　　4：炭水化物は，エネルギーになる栄養素である.

② 4　1：近年の食事は，経済の高度成長時代と比較して果物・緑黄色野菜の摂取量が増加しているのは正しいが，でんぷん性食品の摂取量減少の背景が加わり高脂肪・低脂肪食へと変化した.
　　　　2：現在の栄養摂取状況は，脂肪エネルギー比率が平均30％未満である.
　　　　3：アルコール1g当たりは7kcalのエネルギーに相当する.

③ 4　1：食品成分表は5年ごとに改訂される.
　　　　2：難消化性多糖類は消化されないが，生理作用は認められている.
　　　　3：穀類は未精製と精製食品においてビタミンの含有量に違いがある.

④ 2　肉類には，飽和脂肪酸が多く含まれている.

⑤ 1　生活習慣病予防　―　目標量

⑥ 4　1：消化管は口から肛門までに連なる管を指す.
　　　　2：口腔内による消化は咀嚼という機械的消化と消化酵素による化学的消化が行われる.
　　　　3：唾液腺からは，唾液アミラーゼが分泌される.

⑦ 2　ポリペプチド　―　トリプシン・キモトリプシン

⑧ 3　1：フルクトースの輸送担体のみがGLUT5により促進拡散される.
　　　　2：グルコースの吸収はSGLT1を介した能動輸送である.
　　　　4：フルクトースはSGLT1との親和性が低い.

⑨ 3　1：ショ糖はブドウ糖とフルクトースが結合された二糖類である.
　　　　2：グリコーゲンは動物食品に貯蔵されている多糖類である.
　　　　4：果糖は単糖のうちで最も甘味度が高い.

⑩ 2　食直後はインスリン分泌がグルカゴン分泌より上回る.

⑪ 1　中鎖脂肪酸の吸収は小腸毛細血管から門脈に送り込まれる.

⑫ 1　2：脂溶性ビタミンは過剰症が認められる.
　　　　3：ビタミンB群は補酵素としての役割が主な作用である.
　　　　4：ビタミンDの欠乏症は骨による障害である.

⑬ 3　1：アミノ酸スコアの評価は最小値が100を上回る場合のアミノ酸スコアを100とする.
　　　　2：たんぱく質は20種類のアミノ酸で構成されている.
　　　　4：たんぱく質はアミノ酸が構成された高分子化合物である.

⑭ 4　1：食事調査の精度が高いのは秤量法である.
　　　　2：食事調査の申告状況は対象者によって過小および過大申告がみられる.
　　　　3：低栄養については，エネルギーとたんぱく質がともに不足する状態が問題である.

⑮ 4　1：条件付き特定保健用食品は有効性の科学的根拠のレベルが届かない物を対象許可と認める.
　　　　2：表示の推奨を求められているのは，特定原材料に準じる食品である.
　　　　3：期限を過ぎたら食べないほうがよいのは消費期限である.

検印省略

健康運動指導士試験 要点整理と実践問題

定価（本体 2,800 円＋税）

2018 年 2 月 9 日	第 1 版	第 1 刷発行
2019 年 8 月 5 日	第 2 版	第 1 刷発行
2020 年 9 月 16 日	第 3 版	第 1 刷発行
2022 年 8 月 2 日	同	第 3 刷発行

監修者　稲次 潤子

編　者　上岡 尚代・野田 哲由・田辺 達磨

発行者　浅井 麻紀
発行所　株式会社 文 光 堂
　　　　〒113-0033　東京都文京区本郷7-2-7
　　　　TEL（03）3813 - 5478（営業）
　　　　　　（03）3813 - 5411（編集）

©稲次潤子・上岡尚代・野田哲由・田辺達磨, 2020　　　印刷・製本：藤原印刷

ISBN978-4-8306-5192-2　　　　　　　　　　Printed in Japan